Bartus/Holder
Das Kinder-Diabetes-Buch

Die Autoren

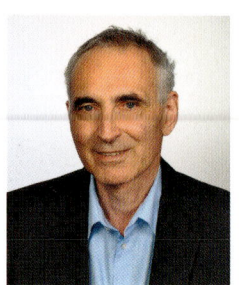

Diplom-Psychologe Béla Bartus. »Wenn Eltern erfahren, dass ihr Kind Diabetes hat, fühlen sie sich verunsichert und überfordert. Unser Anliegen ist es, die Familien aufzufangen und sie auf dem Weg zur richtigen Therapie und bei Problemen im Lebensalltag zu stärken.« Béla Bartus ist Fachpsychologe für Diabetes (DDG), hat die psychologische Betreuung von Kindern mit Diabetes am Stuttgarter Olgahospital in den 90er Jahren aufgebaut und ist heute als Kinder- und Jugendpsychotherapeut in der Abteilung für Kinder- und Jugendmedizin der Filderklinik in Filderstadt tätig. Bartus ist Gründungsmitglied des Vereins Diabetes und Psychologie und wissenschaftlicher Beirat der Stiftung Dianiño: »Kind sein. Trotz Diabetes«. Die Verhinderung von psychischen Belastungen und ein altersgemäßer Umgang mit dem Diabetes sind seine wichtigen Behandlungsziele.

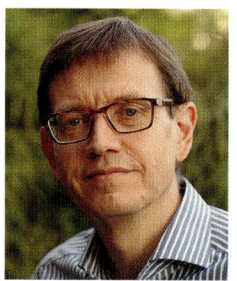

Dr. med. Martin Holder ist leitender Oberarzt am Klinikum Stuttgart, Olgahospital, in der Abteilung Pädiatrische Endokrinologie, Diabetologie, Nephrologie und Stoffwechselerkrankungen. Die steigende Zahl der Patienten zeigt die Bedeutsamkeit der Erkrankung: »Vor 20 Jahren haben wir jährlich rund 150 Kinder und Jugendliche mit Diabetes betreut. Inzwischen sind es über 400.« Gerade die Kommunikation zwischen Eltern, Kindern und auch dem Umfeld ist von allergrößter Bedeutung. Die behandelnden Ärzte sehen es als ihre Aufgabe an, zu vermitteln und zu helfen. Dr. Holder ist Leiter der Schulungs- und Behandlungseinrichtung für Kinder und Jugendliche mit Typ-1-Diabetes/Pädiatrie (DDG), Gründungsmitglied und Schatzmeister der Arbeitsgemeinschaft Pädiatrische Diabetologie AGPD.

Dipl.-Psych. Béla Bartus
Dr. med. Martin Holder

Das Kinder-Diabetes-Buch

Glücklich groß werden mit Diabetes Typ 1

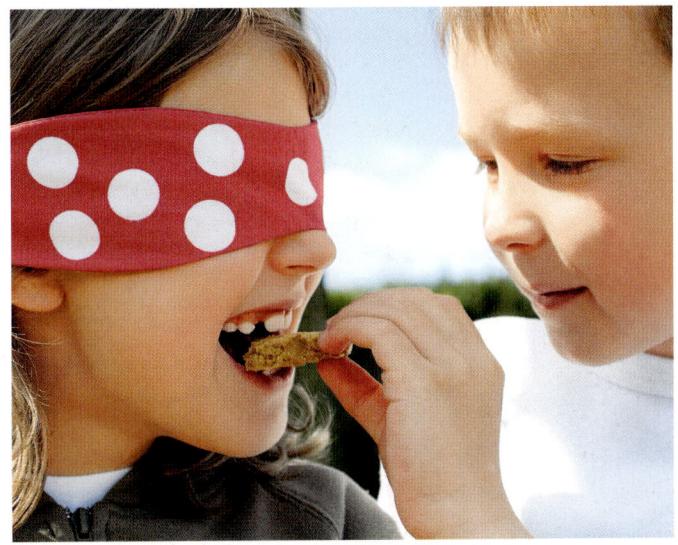

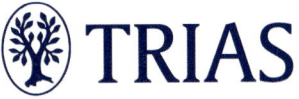

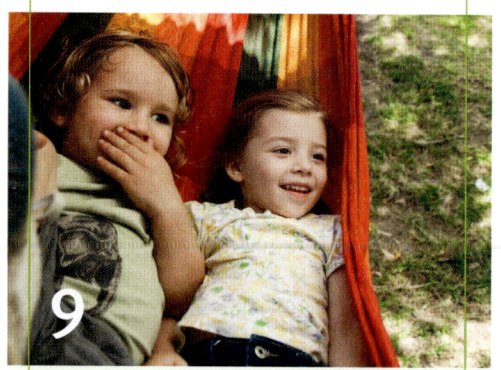

Die neue Situation verstehen

Wenn die Diagnose Diabetes im Raum steht, brauchen die Kinder und ihre Eltern erstmal Zeit, um sich mit der Erkrankung auseinanderzusetzen und die Veränderungen zu verstehen. Dann verschwinden viele Ängste.

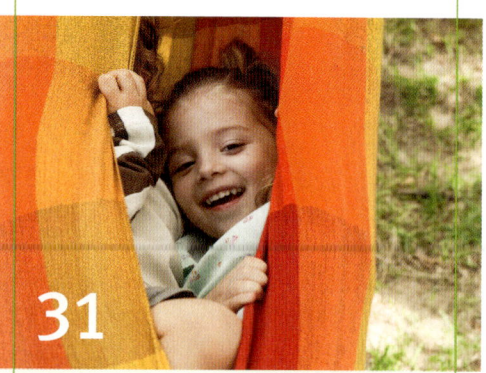

Alles dreht sich ums Insulin

Auch wenn Sie um die Insulinbehandlung nicht herumkommen, Sie können ganz individuell entscheiden, welche Behandlungsform für Ihr Kind infrage kommt. Lesen Sie, wie die Insulingabe erfolgen kann.

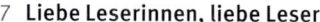

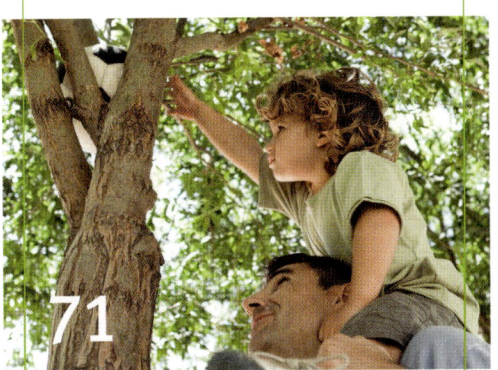

71

Der Diabetes im Alltag

Im Krankenhaus haben Sie alle wichtigen Behandlungsschritte kennengelernt. Worauf Sie zu Hause achten sollten, lesen Sie in diesem Buchteil.

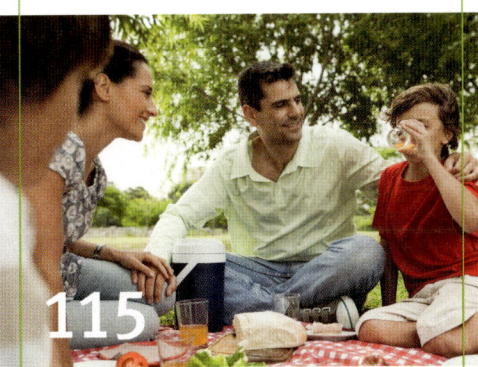

115

Essen ohne Reue

Auch wenn der Diabetes gute Blutzuckereinstellung nötig macht: Keine Diät, sondern gesunde Ernährung ist das Ziel!

Liebe Leserinnen, liebe Leser,

vieles hat sich getan und verändert in der Behandlung und Betreuung von Kindern und Jugendlichen mit Typ-1-Diabetes seit dem Erscheinen unseres ersten Ratgebers, der noch von unserem leider verstorbenen Kollegen Dr. Wolfgang Hecker initiiert wurde. Die Intensivierung der Insulintherapie ist in allen Altersgruppen weiter fortgeschritten. Schnell- und langwirksame Insulinanaloga werden nun auch im Kindes- und Jugendalter verstärkt und erfolgreich eingesetzt. Auch die enorme Zunahme und Weiterentwicklung der Insulinpumpentherapie war so nicht vorauszusehen. Ebenso wurden die Schulungen und die psychosoziale Betreuung stark ausgebaut und die umfassenden psychologischen Hilfen weiter verbessert.

Dabei gibt es für uns nur ein Ziel: Ihrem Kind ein so normales Leben wie möglich, quasi wie vor der Erkrankung, zu ermöglichen. Unterstützt werden wir dabei von unserem gesamten Diabetes-Team. Nur die interdisziplinäre Zusammenarbeit ermöglicht eine erfolgreiche Betreuung unserer Kinder und Jugendlichen mit Diabetes.

Danken möchten wir an erster Stelle unserem Diabetes-Team, das einige Kapitel dieses Buches mitgestaltet hat: »Warum sind Diabetes-Schulungen so wichtig?« wurde von unseren Diabetes-Beraterinnen Frau Ulrike Blank und Frau Tanja Wadien betreut. »Erlaubt ist, was schmeckt – keine Diät!« hat unsere Diätassistentin Frau Renate Hensler überarbeitet, »Soziale Hilfen und Diabetes – wo gibt es Hilfen?« wurde zusammen mit unserer Sozialarbeiterin, Frau Gabriele Wuttke, erstellt. Frau Christine Jung, Lehrerin an unserer Schule für Kranke, hat am Kapitel »Diabetes und Schule« mitgewirkt. Zum Team gehören auch unsere oberärztlichen Kollegen, Frau Dr. Kirsten Timmermann und Herr PD Dr. Martin Bald, bei denen wir uns ebenfalls bedanken möchten. Schlussendlich wurde dieses Buch nur möglich mit der Unterstützung unseres Ärztlichen Direktors, Herrn PD Dr. Heinz-Erich Leichter. Last but not least möchten wir uns bei unseren Familien bedanken, für die Hilfe und für die Zeit, die wir beim Schreiben am Buch und nicht mit ihnen verbracht haben.

Stuttgart im August 2014

Dipl.-Psych. Béla Bartus
Dr. med. Martin Holder

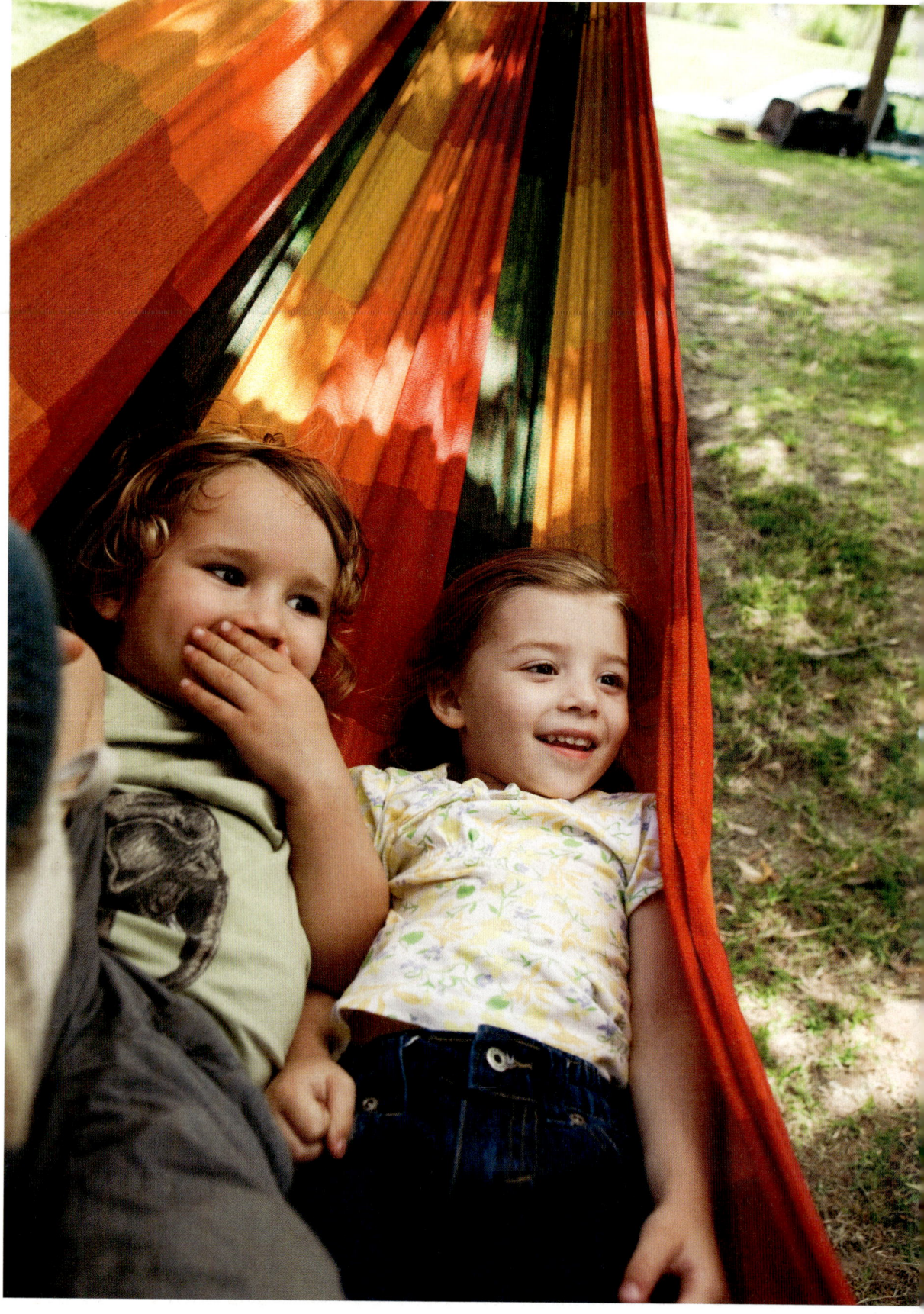

Plötzlich Diabetes

Die Diagnose Diabetes mellitus tritt meistens ganz unvermittelt ins Leben der betroffenen Kinder und ihrer Familien. Oft machen sich die Eltern große Vorwürfe und haben riesige Angst um die Gesundheit ihres Kindes. Wichtig ist für sie, von Anfang an zu wissen, dass niemand Schuld am Diabetes hat und diese Erkrankung gut zu behandeln ist.

Diabetes – was ist das?

In diesem Kapitel können Sie sich über die Geschichte des Diabetes und die verschiedenen Diabetes-Formen informieren. Sie erfahren außerdem, wie viele Kinder von Diabetes Typ 1 betroffen sind und welch wichtige Rolle die Bauchspeicheldrüse bei der Erkrankung spielt. Dreh- und Angelpunkt jeder Diabetesbehandlung ist die Insulingabe. Lesen Sie deshalb alles Wichtige über Insulin und seine Gegenspieler.

Geschichte des Diabetes

Diabetes ist keine Erkrankung unserer heutigen Zeit. Diabetes begleitet die Menschheit schon seit mehr als 3 500 Jahren.

Die erste ausführliche Beschreibung der Stoffwechselstörung stammt aus dem zweiten Jahrhundert n. Chr.: Der griechische Arzt Aretaios verfasste in Rom eine Schrift über die Erkrankung. Der Begriff »Diabetes« leitet sich von einem griechischen Wort ab,

das »Hindurchfließen« bedeutet. Das Wort »mellitus« kommt aus dem Lateinischen und bedeutet »honigsüß«. Es dauerte dann noch bis in die zweite Hälfte des 19. Jahrhunderts, bis klar wurde, dass in der Bauchspeicheldrüse bestimmte Zellen vorhanden sind, die das lebensnotwendige Hormon Insulin produzieren. Erst im Jahr 1922 konnte das aus solchen Zellen gewonnene Insulin dann zur Behandlung des Diabetes eingesetzt werden.

Diabetes mellitus Typ 1

Bei Kindern und Jugendlichen liegt in ca. 95 Prozent der Diabetes-Fälle ein insulinpflichtiger Diabetes mellitus vor. Bei dieser Form des Diabetes wird vom Körper Insulin nicht mehr in ausreichendem Maße produziert, es besteht also ein absoluter Insulinmangel, der durch eine künstliche Insulingabe behandelt werden muss. Im englischen Sprachraum heißt deshalb diese Form der Erkrankung »insulinpflichtiger Diabetes« (insulin dependent diabetes mellitus = IDDM). In Deutschland und auch in anderen Ländern wird die Bezeichnung »Diabetes mellitus Typ 1« verwendet.

Diabetes mellitus Typ 1 ist eine Autoimmunerkrankung, deren Ursache trotz intensiver Forschung bis heute noch nicht geklärt ist. Es kommt zu einer langsam voranschreitenden Zerstörung der insulinproduzierenden Zellen in den Langerhansschen Inseln der Bauchspeicheldrüse. Der Typ-1-Diabetes hat also nichts mit der Lebensführung oder dem Gewicht des Betroffenen zu tun und kann nach heutigem Wissensstand auch nicht verhindert werden. Kinder und Jugendliche mit Typ-1-Diabetes und Sie als Eltern können nichts für diese Erkrankung, Sie trifft keine Schuld, machen Sie sich keine Vorwürfe!

WISSEN

Diabetesspezifische Auto-Antikörper

In ungefähr 90 bis 95 Prozent können folgende Auto-Antikörper nachgewiesen werden:

- Inselzellantikörper (ICA)
- Insulin-Auto-Antikörper (IAA)
- Auto-Antikörper gegen Glutamat-Decarboxylase der Beta-Zelle (GADA)
- Auto-Antikörper gegen Tyrosinphosphatase der Beta-Zelle (IA-2)
- Auto-Antikörper gegen den Zinktransporter ZnT8 in der Beta-Zelle

Bei Kindern mit frisch diagnostiziertem Diabetes mellitus Typ 1 können in den meisten Fällen sogenannte Auto-Antikörper nachgewiesen werden. Das sind Antikörper, die gegen den eigenen Organismus gerichtet sind. Diese Antikörper können entweder Inselzellen, verschiedene Zellbestandteile der Beta-Zellen oder das Insulin selbst angreifen. Das Ergebnis ist dasselbe: Der Körper produziert nicht mehr genügend Insulin. Zusätzlich spielen bei der Entstehung eines Typ-1-Diabetes noch genetische und Umweltfaktoren eine Rolle. Oft tritt kurz vor Ausbruch der Erkrankung eine Infektion auf, häufig eine Virusinfektion mit Enteroviren, die möglicherweise wie ein Trigger wirkt.

GAD- und IA-2-Auto-Antikörper richten sich beispielsweise gegen Zellbestandteile der Beta-Zellen. Die Selbstzerstörung der Inselzellen macht sich leider erst dann bemerkbar, wenn bereits 80 bis 90 Prozent vernichtet sind. Bis dahin versucht der Körper selbst, gegen die Krankheit anzukämpfen. Intensiv wurde darüber geforscht, ob man nicht wenigstens diesen Zerstörungsprozess rechtzeitig aufhalten kann. Leider sind alle bisherigen Studien zu keinem eindeutigen Ergebnis gekommen. Heutzutage geht man davon aus, dass dieser autoimmunologische Prozess ein Leben lang stattfindet. Einige Studien beschäftigen sich aktuell damit, wie durch immunmodulatorische Substanzen – Substanzen, die das Immunsystem beeinflussen – entweder das Auftreten des Typ-1-Diabetes verhindert oder die Remissionsphase – die Phase der Erstbesserung nach Insulintherapie-Beginn – deutlich verlängert werden kann.

Wie häufig kommt Diabetes bei Kindern eigentlich vor?

Der Typ-1-Diabetes ist die häufigste Stoffwechselerkrankung im Kindesalter. Nach aktuellen Schätzungen leben in Deutschland derzeit ca. 17 500 Kinder und Jugendliche bis zu einem Alter von 14 Jahren mit Typ-1-Diabetes.

Unter 20 Jahren sind aktuell etwa 31 000 Kinder, Jugendliche und junge Erwachsene betroffen. In den letzten 20 Jahren hat sich die Zahl der Neuerkrankungen bei Typ-1-Diabetes für 0- bis 14-Jährige verdoppelt. Darüber hinaus konnte eine Vorverlagerung des Krankheitsbeginns in jüngere Lebensjahre, vor allem in die ersten vier, festgestellt werden.

In Baden-Württemberg wurde Ende der 1980er Jahre an der Universitätsklinik für Kinder- und Jugendmedizin Tübingen ein Diabetes-Register ins Leben gerufen. Ziel des Registers ist es u. a., alle Diabetes-Neuerkrankungen im Kindesalter in anonymisierter Form zu erfassen und zu registrieren.

Alle Kinderkliniken des Landes Baden-Württemberg und eine Diabetes-Fachklinik beteiligen sich an diesem Projekt. Das Register ist derzeit das größte in Europa sowie weltweit das viertgrößte und von der World Health Organization (WHO) anerkannt.

Die derzeitige Inzidenzrate, das heißt die Anzahl der Neuerkrankungen beträgt in Baden-Württemberg, 22 pro 100 000 Personen im Jahr. Das bedeutet rund 2500 Neuerkrankungen jährlich in Deutschland. Derzeit erkrankt also eines von 670 Kindern an einem Typ-1-Diabetes. In den letzten 20 Jahren kam es zu einer kontinuierlichen Zunahme der Diabetes-Neuerkrankungen. Die aktuelle Auswertung zeigt, dass sich dieser Anstieg möglicherweise einem Plateau nähert.

Derzeit erkranken 10- bis 14-Jährige am häufigsten, gefolgt von den 5- bis 9- und den 0- bis 4-Jährigen. In allen Altersgruppen wird es also zu einer Zunahme dieser Erkrankung kommen. Hochgerechnet wären das rund 3000 Neuerkrankungen im Alter von 0 bis 14 Jahren jährlich in Deutschland.

17 500

0-14 Jahre
2014

Anzahl der Kinder und Jugendlichen in Deutschland, die Diabetes mellitus Typ 1 haben

Parallel zum Anstieg von Übergewicht und Adipositas im Kindes- und Jugendalter hat auch die Häufigkeit des Typ-2-Diabetes in dieser Altersgruppe zugenommen. Adipositas (krankhaftes Übergewicht, Fettleibigkeit) ist die häufigste chronische Erkrankung im Kindes- und Jugendalter geworden. Erfreulicherweise sind es aber noch wenige Kinder und vor allem Jugendliche, die einer intensiven Insulintherapie bedürfen. Bisher sind rund 600 Kinder und Jugendliche mit Typ-2-Diabetes in den beiden bundesweiten Datenbanken DPV und APV registriert. Man schätzt, dass gegenwärtig ca. 200 Jugendliche und junge Erwachsene im Alter von 12 bis 19 Jahren in Deutschland jährlich an Typ-2-Diabetes erkranken. Jedoch hat sich die Anzahl der in der DPV-Datenbank erfassten Typ-2-Diabetes-Neuerkrankungen in den letzten zehn Jahren verfünffacht.

Ein besonderes Problem dürfte sein, dass überwichtige und adipöse Kinder und Jugendliche aus Migrantenfamilien deutlich stärker betroffen sind als Kinder und Jugendliche deutscher Abstammung. Ungefähr

WISSEN

Wird Diabetes vererbt?

Etwa zehn bis 15 Prozent aller Kinder und Jugendlichen unter 15 Jahren mit einem Typ-1-Diabetes haben erstgradige Verwandte mit einem Diabetes (positive Familienanamnese). Das Risiko für Kinder mit einem an Diabetes erkrankten Vater ist allerdings dreifach höher als für Kinder mit einer an Diabetes erkrankten Mutter.
Wenn die Erkrankung bei Ihrem jüngsten Kind aufgetreten ist, ist die Wahrschein-

lichkeit, dass die älteren Geschwister einen Diabetes entwickeln, kleiner als umgekehrt. Wenn Ihr Sohn die Stoffwechselstörung hat, liegt sein Risiko, dass seine Kinder diese Krankheit bekommen, bei etwa acht Prozent, bei Ihrer Tochter nur bei etwa drei Prozent. Der Diabetes tritt dann – wenn überhaupt – zum üblichen Zeitpunkt auf, zu dem auch sonst Kinder und Jugendliche erkranken: am häufigsten kurz vor der Pubertät.

WISSEN

Haben wir Schuld am Diabetes?

Nein! Da man den genauen Auslöser des Diabetes nicht kennt, kann auch niemandem die Schuld gegeben werden. Sicher haben Sie Ihrem Kind nicht zu viele Süßigkeiten erlaubt, es zu sehr verwöhnt oder unserem modernen Lebensstil einmal zu viel gefrönt! Diabetes war schon im Altertum bekannt, als es noch keinen weißen Zucker oder Limonade gab. Die Forschung geht weiter, und so kann die Ursache vielleicht bald gefunden und Diabetes geheilt werden.

gleich häufig wie der Typ-2-Diabetes treten bei Kindern und Jugendlichen genetische Defekte der Beta-Zellen (MODY Diabetes) auf.

Kann man den Diabetes verhindern?

Natürlich sind in den letzten Jahren alle möglichen Versuche unternommen worden, Auto-Antikörper gegen Inselzellen zu unterdrücken und dadurch einen sich anbahnenden Diabetes bei Kindern und Jugendlichen mit positivem Befund für die Diabetes-spezifischen Auto-Antikörper zu verhindern. Eingeteilt werden die verschiedenen Studien zur Verhinderung des Diabetes (Prävention) nach dem Krankheitsstadium: Bei erblich belasteten Personen, die aber bisher noch keine Diabetes-Auto-Antikörper aufweisen, spricht man von primärer Prävention. Studien bei Risikopatienten mit positivem Nachweis von Typ-1-Diabetes-spezifischen Auto-Antikörpern werden sekundäre Prävention genannt. Studien bzw. Interventionen nach Diabetes-Beginn heißen tertiäre Prävention.

Finnische Untersuchungen haben gezeigt, dass Kinder mit einem hohen genetischen Risiko durch zu frühe Kuhmilchgabe häufiger Diabetes bekommen. Somit scheint Stillen bei diesen Kindern einen vorbeugenden Effekt zu haben. Wichtig scheint auch der Zeitpunkt und die Art der Zufütterung zu sein. Studien konnten nachweisen, dass bei Säuglingen, die abweichend von den üblichen Ernährungsempfehlungen bereits in den ersten drei Lebensmonaten mit glutenhaltigen Cerealien gefüttert wurden, häufiger Auto-Antikörper gegen Inselzellen festzustellen waren.

In Amerika und Deutschland wurden Studien mit vorbeugendem Schlucken oder Spritzen von Insulin durchgeführt. Auch hochdosierte Gaben von Vitamin B (Nicotinamid) wurden getestet. Immer wieder wird auf die positive Wirkung von Vitamin D auf das Immunsystem hingewiesen. Bisher haben aber alle derartigen Versuche, den Diabetes zu verhindern, noch keine eindeutigen Erfolge gezeigt.

Nach Beginn der Insulintherapie setzt bei vielen Kindern und Jugendlichen eine Erholungs- oder Remissionsphase ein. Während dieser Zeit wird relativ wenig Insulin von außen gebraucht und trotzdem ist der Blutzucker gut eingestellt. Mithilfe von starken, das eigene Immunsystem unterdrückenden Medikamenten wurde versucht, diese Remissionsphase zu verlängern bzw. den Immunprozess aufzuhalten. Die dafür eingesetzten Medikamente konnten den Diabetes bestenfalls kurzfristig aufhalten, hatten aber dafür sehr häufige und teils erhebliche Nebenwirkungen. Aktuell wird versucht, bei Manifestation mithilfe sogenannter immunmodulatorischer Substanzen den Immunprozess zu stoppen, um so die körpereigene Teilproduktion von Insulin länger zu erhalten.

Bevor Sie sich entschließen, mit Ihrem Kind an solchen Studien teilzunehmen, sollten Sie sich die psychologischen Auswirkungen gut überlegen! Machen Sie sich klar, was es für Sie und Ihr Kind bedeutet, wenn beispielsweise eine Antikörperbestimmung positiv ausfällt. Sie sind möglicherweise nicht mehr so unbefangen wie vor dem Nachweis. Jede Veränderung des Befindens Ihres zu diesem Zeitpunkt noch gesunden Kindes könnte Sie verunsichern. Jedoch gibt es immer wieder Eltern, die genau wissen möchten, was auf sie zukommt.

Die Rolle der Bauchspeicheldrüse

Die Bauchspeicheldrüse, auch Pankreas genannt, bildet das zur Blutzuckerregulation notwendige Hormon Insulin. Das Organ liegt tief im Bauch, quer hinter dem Magen, zur linken Bauchseite hin reichend und oberhalb des Darms.

Die Pankreas ist beim Erwachsenen etwa 75 bis 150 g schwer. Die Hauptaufgabe der Bauchspeicheldrüse besteht darin, den Bauchspeichel zur Verdauung der Nahrung zu produzieren. Der Bauchspeichel fließt durch einen Hauptausführungsgang der Drüse in den Darm ab. Etwa 98 Prozent des Organs widmen sich dieser Aufgabe.

Innerhalb der Bauchspeicheldrüse befinden sich aber außerdem noch etwa ein bis zwei Millionen Zellgruppen – die Inselzellen –, die keine Verdauungssäfte in den Darm abgeben, sondern unterschiedliche Botenstoffe (Hormone) ins Blut freisetzen. Die Inselzellen bestehen aus Alpha- und Beta-Zellen. Die Alpha-Zellen produzieren das blutzuckersteigernde Hormon Glucagon, die Beta-Zellen das Insulin, das den Blutzucker senkt.

Wie wirkt Insulin im Körper?

Insulin ist das einzige Hormon in unserem Körper, das den Blutzucker senken kann. Die Hauptwirkung des Insulins besteht unter anderem in seiner Schlüsselfunktion beim Transport von Zucker (Glukose) aus dem Blut und aus der Gewebsflüssigkeit in das Zellinnere. Zucker ist unser wichtigster Energieträger und kann so mithilfe des Insulins in unsere Körperzellen eingeschleust werden. Vor allem die Leber- und Muskelzellen können in kurzer Zeit große Mengen von Zucker aufnehmen und ihn anschließend entweder in Form von Glykogen speichern oder in Energie umwandeln. Wenn zu wenig oder überhaupt kein Insulin mehr gebildet wird, kann kein Zucker mehr in unsere Körperzellen geschleust werden, sodass die Konzentration des Zuckers im Blut steigt. Es entsteht dann eine Hyperglykämie (Überzuckerung).

Der Ausfall des Insulins wirkt sich nicht nur auf den Zuckerstoffwechsel aus. Insulin hat noch andere wichtige Aufgaben, die beim Insulinmangel gestört sind bzw. nicht mehr wahrgenommen werden können. Insulin braucht der Körper nämlich auch zur Verwertung anderer Nahrungsbestandteile. Es fördert den Aufbau von Eiweiß und Zuckerreserven sowie den Aufbau von Muskeln und Fettdepots. Für das Längenwachstum ist Insulin deshalb unerlässlich und damit gerade für Kinder, die sich noch im Wachstum befinden, sehr wichtig. Ein ausreichender Insulinspiegel im Blut verhindert, dass unser Körper seine Energie durch Abbau der eigenen Fett- und Eiweißmasse bezieht. Genau das aber passiert bei Insulinmangel. Um das zu verhin-dern, wird bei Diabetes das Insulin künstlich zugeführt.

Insulin und seine »Gegenspieler«

Wie schon erwähnt, ist Insulin leider das einzige Hormon im Körper, das den Blutzucker senken kann, sein Ausfall führt also unweigerlich zum Blutzuckeranstieg. Seine Funktion kann nicht von anderen Hormonen übernommen werden. Im Gegenteil, das Insulin hat vier »Gegenspieler«, die den Blutzuckerspiegel wieder erhöhen: das Wachstumshormon, das Cortisol, das Adrenalin und das Glucagon:

- Das Wachstumshormon fördert die Zellteilung und das Knochenwachstum. Es wirkt indirekt über die Ausschüttung des insulinähnlichen Wachstumsfaktors IGF1. Es erhöht den Blutzuckerspiegel durch den Abbau von Glykogen (Glykogenolyse).
- Cortisol wird vor allem bei Stress ausgeschüttet. Durch Förderung der Glukoneogenese (Zuckerneubildung) dient es der Energiebereitstellung für den Körper in Belastungssituationen und führt zu einer besseren Durchblutung der Arbeitsmuskulatur.
- Adrenalin kennen Sie sicher gut aus eigener Erfahrung: Bei Stress führt es zu Stressreaktionen wie Zittern, wackeligen Knien und Schweißausbruch. Durch Adrenalin werden vermehrt Zucker und Fette für den höheren Energiebedarf bereitgestellt.
- Glucagon ist das wichtigste Hormon, um den Blutzuckerspiegel anzuheben. Es wird ja wie Insulin auch in den Langerhans-Inselzellen der Bauchspeicheldrüse hergestellt. Die Hauptwirkung von Glucagon beruht auf dem Stärkeabbau und der Zuckerneubildung. Über Rezeptoren kann Glucagon direkt in die Leberzellen gelangen und mittels eines Enzyms die Insulinwirkung aufheben. Stärke (Glykogen) wird dann in einzelne Zuckerbestandteile aufgespalten. Zucker wird neu über den Zuckerstoffwechsel gebildet und ins Blut abgegeben. Nur die Leber kann genügend Zucker neu bilden und freisetzen. Bei Kindern und Jugendlichen mit Diabetes mellitus kann deshalb Glucagon als Medikament gespritzt werden, wenn eine schwere Unterzuckerung (Hypoglykämie) auftritt, die mit Traubenzucker oder Nahrungsmitteln, deren Zucker schnell ins Blut aufgenommen werden kann, nicht mehr beherrschbar ist. Diese Spritze heißt auch Glucagon-Notfallspritze und wird allen Eltern und Patienten bei der Erstschulung nach dem Auftreten ihrer Erkrankung gezeigt. Ausführliche Informationen über die Notfallspritze finden Sie auch im Kapitel Glucagonspritze (Seite 87).

Normalerweise befinden sich das Insulin und seine vier Gegenspieler im Gleichgewicht.

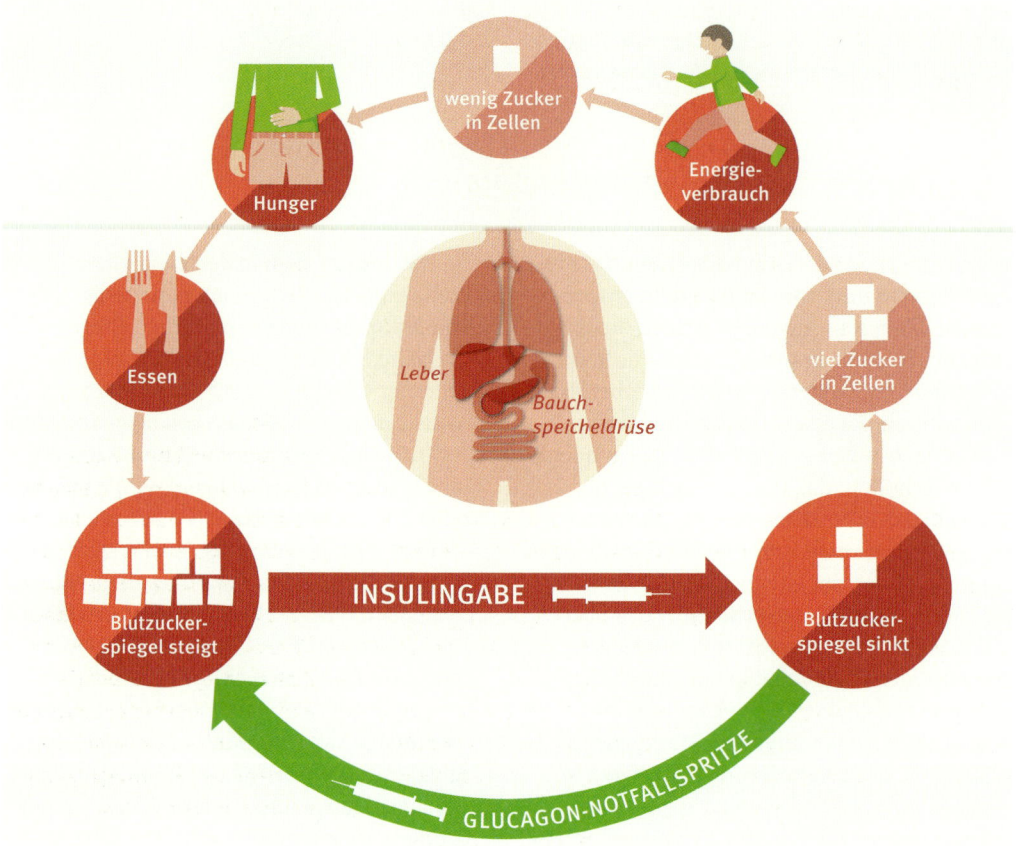

▲ Vier gegen einen: Wachstumshormon, Cortisol, Adrenalin und Glucagon wirken dem Insulin entgegen.

Woraus besteht eigentlich Insulin?

Das Hormon Insulin wird selbstständig im Körper produziert und automatisch je nach Blutzuckerhöhe in die Blutbahn abgegeben. Normalerweise muss es also nicht von außen zugeführt werden. Es ist aus 51 Aminosäuren, den Eiweißbausteinen, aufgebaut, die sich auf zwei miteinander verbundene Ketten verteilen.

Der Körper produziert zunächst eine Vorstufe des Insulins, das sogenannte Proinsulin.

Das ist eine bandförmig aufgerollte Kette aus 84 Aminosäuren. Aus dieser wird ein Mittelstück – das C-Peptid (connecting peptid) – abgespalten und so entsteht das Insulin. Die biologische Wirkung dieses C-Peptids ist noch nicht eindeutig geklärt, es scheint einen gefäßschützenden Charakter zu haben. Es kann im Blut oder im Urin gemessen werden, da es übers Blut in den Urin wandert und dort ausgeschieden wird.

Welche Formen des Diabetes gibt es neben Typ 1?

Die Ursachen für einen beeinträchtigten Zuckerstoffwechsel können unterschiedlich sein. Man spricht deshalb von unterschiedlichen Diabetes-Typen, je nachdem, wo im Zuckerstoffwechsel etwas nicht funktioniert. Das Resultat aller Zuckerkrankheiten ist jedoch dasselbe: Der Blutzuckerspiegel steigt.

Diabetes mellitus Typ 2

Bei dieser Form der Zuckerkrankheit produziert der Körper Insulin. Anders als beim Typ-1-Diabetes besteht kein Insulinmangel. Im Verlauf der Erkrankung reagieren die Körperzellen jedoch nicht mehr auf das Insulin, es kann deshalb kein Zucker in die Körperzellen geschleust werden (sogenannte Insulinresistenz). Der Zuckergehalt im Blut steigt deshalb ebenso an wie bei Typ-1-Diabetes und führt schließlich zu den gleichen Symptomen.

In 80 bis 90 Prozent handelt es sich bei den Menschen mit Typ-2-Diabetes um Personen mit Übergewicht. Ein ungesunder Lebensstil mit Fehl- bzw. Überernährung und Bewegungsmangel kann also der Auslöser sein. Deshalb besteht die Behandlung dieser Diabetes-Form zunächst darin, durch eine gesunde, gewichtsreduzierende Ernährung und mehr Bewegung die Blutzuckerwerte zu normalisieren. Reichen diese Maßnahmen nicht aus, können zunächst Medikamente (Tabletten) eingesetzt werden, die auch »orale Antidiabetika« genannt werden, siehe hierzu das Kapitel »Kontinuierliche Glukosemessung« (Seite 57).

Weltweit hat das Risiko, an einem Diabetes mellitus Typ 2 zu erkranken, bei übergewichtigen Kindern und Jugendlichen zugenommen. Daten einer großen nationalen Studie zur Gesundheit von Kindern und Jugendlichen in Deutschland, die sogenannte KIGGS-Studie, haben gezeigt, dass 15 Prozent, das heißt jedes 6. bis 7. Kind bzw. Jugendlicher in Deutschland übergewichtig ist. Zusätzlich spielen für das Auftreten eines Typ-2-Diabetes noch genetische Faktoren eine Rolle. Ein Typ-2-Diabetes tritt sehr viel häufiger bei Mitgliedern bestimmter ethnischer Gruppen auf, zum Beispiel bei Jugendlichen indianischer, afrikanischer, asiatischer und hispanischer Herkunft in den USA, aber auch in Japan. Neben dem Übergewicht, genetischen und ethnischen Faktoren sind Mädchen gefährdeter, einen Typ-2-Diabetes zu entwickeln als Jungen, ebenfalls Kinder, die zu klein oder zu leicht für ihr Geburtsgewicht auf die Welt kommen sowie Kinder von Müttern mit einem Diabetes während der Schwangerschaft (Gestationsdiabetes).

»Doppelter Diabetes«

Wenn bei Beginn des Diabetes nicht eindeutig klar ist, ob Ihr Kind einen Typ-1- oder Typ-2-Diabetes hat, spricht man von einem sogenannten »Double-Diabetes«, »Doppelten Diabetes« oder »Typ 1,5«. Dies ist der Fall, wenn ihr Kind übergewichtig oder adipös ist und zusätzlich eindeutig die typischen klinischen Anzeichen für einen Typ-1-Diabetes (viel Trinken (Polydipsie), viel Wasserlassen (Polyurie) und Gewichtsabnahme) zeigt. In diesem Fall kann es am Anfang schwierig sein, die richtige Diagnose zu stellen. Die Behandlung besteht dabei unabhängig vom Diabetes Typ 2 in einer intensivierten Insulintherapie.

Weitere Formen des Diabetes (früher Diabetes mellitus Typ 3)

Neben dem Diabetes mellitus Typ 1 und 2 gibt es bei Jugendlichen und jungen Erwachsenen noch andere, sehr seltene Erkrankungen, die mit einer gestörten Zuckertoleranz oder Diabetes assoziiert sind.

Andere Erkrankungen der Bauchspeicheldrüse

Mittelmeerblutarmut (Thalassämie). Sie beruht auf einer Störung in der Produktion des roten Blutfarbstoffs. Folge ist eine zum Teil massive Blutarmut, die durch wiederholte Bluttransfusionen behandelt werden muss. Das hierbei gehäuft anfallende Eisen lagert sich bevorzugt in inneren Organen ab, so auch in der Bauchspeicheldrüse und kann im Laufe der Jahre zum Funktionsverlust führen.

Mukoviszidose (CF = Cystische Fibrose). Sie ist eine Stoffwechselstörung mit einer gestörten Schweißproduktion, die neben Verdauungsstörungen zu einer schweren Lungenerkrankung führt. Bei mehr als 30 Prozent

aller Patienten mit Mukoviszidose im Alter von 15 Jahren entwickelt sich aufgrund von Umbauprozessen in der Bauchspeicheldrüse eine Zuckerstoffwechselstörung. Diese Umbauprozesse gehen langsam vonstatten, sodass der Diabetes oft erst nach der Pubertät auftritt. In den letzten Jahren hat man erkannt, dass beim Auftreten eines Diabetes bei Mukoviszidose frühzeitig mit Insulin behandelt werden sollte.

Genetische Defekte der Betazellfunktion. Moderne molekulargenetische Methoden haben gezeigt, dass nicht durch Auto-Antikörper verursachte, sondern molekulargenetisch bedingte Formen des Diabetes bei Kindern und Jugendlichen häufiger sind als früher angenommen. Besondere Bedeutung kommt dem Maturity-Onset Diabetes of the Young, dem MODY-Diabetes, zu. Dabei handelt es sich um angeborene, genetisch bedingte Störungen der Funktion der Beta-Zellen in der Bauchspeicheldrüse. Je nach Veränderung kommt es zu einer verminderten Bildung und Ausscheidung von Insulin. Die Insulinwirkung ist dabei nur wenig oder überhaupt nicht gestört. Durch die verminderte Insulinausschüttung kommt es vor allem nach dem Essen zu höheren Blutzuckerwerten (Hyperglykämien). Im Prinzip funktioniert bei diesen Defekten der »Zuckersensor« nicht

normal und je nach zugrundeliegender Störung kommt es zu unterschiedlich ausgeprägter Hyperglykämie. Die häufigsten MODY-Formen sind der Typ 2 und Typ 3. Beim MODY 2 besteht meist nur eine milde Hyperglykämie, die sich im Verlauf nicht verschlechtert. Oft ist keine Behandlung erforderlich. Beim MODY 3, aber auch bei den anderen, selteneren Formen kommt es relativ rasch zu stärkeren Hyperglykämien sowie zur klinischen Verschlechterung. In diesen Fällen muss relativ früh zunächst mit Tabletten, später mit Insulin behandelt werden. Auf jeden Fall sollte man an eine solche Erkrankung denken, wenn im Kindes- und Jugendalter, sowie im jungen Erwachsenenalter hohe Blutzuckerwerte – vor allem nach dem Essen – ohne die typischen klinischen Hinweise für einen Diabetes und ohne Bildung von Ketonkörper (Abbaustoffe des Fettstoffwechsels, die zur Ketoazidose, Übersäuerung des Körpers, führen), auftreten. Weitere Hinweise auf eine MODY-Erkrankung können sein:

- hohe Blutzuckerwerte – vor allem nach dem Essen –, ohne typische klinische Hinweise auf einen Diabetes und ohne Bildung von Ketonkörpern,
- kein Nachweis Diabetes-spezifischer Auto-Antikörper,
- ungewöhnlich geringer Insulinbedarf auch nach längerer Diabetes-Dauer,

- eine lang anhaltende Remissionsphase oder
- mehrere Familienmitglieder sind betroffen.

Andere genetische Erkrankungen, die gelegentlich mit Diabetes einhergehen

Kinder mit Down-Syndrom (Trisomie 21) haben ein etwas höheres Risiko, an Diabetes zu erkranken. Ebenfalls besteht bei Kindern mit anderen genetischen Erkrankungen, wie dem Turner-Syndrom, dem Klinefelter-Syndrom, dem Bardet-Biedl-Syndrom oder dem Prader-Willi-Syndrom, um einige der häufigeren zu nennen, ein erhöhtes Risiko.

Das Wolfram-Syndrom (DIDMOAD-Syndrom)

Dies ist ein sehr seltenes, familiär auftretendes Krankheitsbild. Die betroffenen Kinder haben neben dem Diabetes mellitus einen Diabetes insipidus, eine durch einen bestimmten Hormonmangel entstandene Krankheit, bei welcher der Körper zusätzlich große Mengen an Flüssigkeit verliert. Außerdem treten Veränderungen am Sehnerv auf, weshalb die Kinder ein eingeschränktes Sehvermögen haben. Das für diese komplexe Störung verantwortliche Gen wurde vor einigen Jahren entdeckt.

Diabetes bedingt durch Medikamente oder Chemikalien

Dies ist erfreulicherweise im Kindes- und Jugendalter eine absolute Rarität. Im Rahmen von Behandlungen mit hochdosierten Glukokortikoiden (Kortison) über eine längere Zeit, zum Beispiel bei Tumorpatienten, sehen wir gelegentlich anhaltend hohe Blutzuckerwerte, die mit Insulin behandelt werden müssen. Diese diabetische Stoffwechsellage ist nur vorübergehend. Die Blutzuckerwerte normalisieren sich langsam nach Ausschleichen des Medikamentes und die Insulininjektionen können beendet werden.

Die erste Begegnung mit Diabetes

Jedes Kind, jede Familie erlebt die Diagnose Diabetes anders. Meist haben die Eltern große Sorge um die Gesundheit ihres Kindes und müssen sich der eigenen Betroffenheit stellen. Auch wenn Ihnen zu Beginn Verzweiflung und Hilflosigkeit zu schaffen machen: Lassen Sie sich schon jetzt einen Weg aufzeigen, der Ihr Kind und Ihre Familie aus dieser zunächst verzweifelten Situation herausführen wird.

Aus heiterem Himmel

Caroline, Mutter von Lukas (10 Jahre)

》Wir waren schockiert.

Als unser Lukas an Diabetes erkrankte, war er knapp acht Jahre alt. Er stellte mir die folgenden drei Fragen: »Mama, ist das, was ich habe ansteckend?«, »Darf ich wieder in die Schule gehen?«, »Werde ich noch Freunde haben?« Mir kamen dabei die Tränen, denn ich selber wusste zu diesem Zeitpunkt noch überhaupt nicht, wie es weitergehen sollte. So unfassbar erschien mir und meinem Mann die Diagnose Diabetes. Wir haben unseren Lukas doch so liebevoll erzogen, normal und gesund ernährt und Diabetes gab es in unserer ganzen Familie nicht. Warum also das jetzt bei Lukas? Zu den bohrenden Fragen nach den Ursachen kam auch Angst und Sorge um die Zukunft unseres Sohnes. Wird er wieder gesund werden? Was kommt alles auf ihn zu? Was passiert mit uns, mit der Familie? Heute sind wir so froh, dass die Behandlung so super funktioniert und routiniert abläuft.

Wir möchten Sie mit diesem Buch unterstützen und ganz viele Ihrer Fragen beantworten. Der Typ-1-Diabetes ist zwar eine chronische Erkrankung und gegenwärtig nicht heilbar. Aber er gehört zu den Krankheiten, die man sehr gut behandeln kann und deren Verlauf die betroffenen Kinder und ihre Eltern direkt beeinflussen können. Sie können die Behandlung Ihres Kindes selbst in die Hand nehmen und ihm ein gutes Beispiel sein, damit es lernt, seinen Diabetes selber zu behandeln, wenn es alt genug ist. Eltern sind dafür sehr gute Vorbilder. Dafür ist es notwendig, sich mit dem Diabetes zu beschäftigen. Sie sollten wissen, wie der Typ-1-Diabetes bei Ihrem Kind entstanden ist, wie die Behandlung erfolgt und worauf sie dabei achten sollten. Sie werden sehen, je mehr Sie über den Diabetes wissen und je besser Sie die Behandlung verstehen, umso mehr Kraft wird das Ihnen und Ihrem Kind geben, mit der Situation fertigzuwerden. Die Mutter von Lukas konnte schon bald – nachdem sie mit den Ärzten gesprochen hatte und von der Diabetesberaterin geschult wurde – die Fragen ihres Sohnes beantworten: Natürlich ist der Diabetes nicht ansteckend und kein Grund zu Ausgrenzung. Und Kinder mit Diabetes nehmen die gleiche schulische Laufbahn wie ihre Altersgenossen und sie habe nicht mehr und nicht weniger Freunde als andere Kinder. In unserem Buch finden sie einen Überblick über die neuesten Behandlungsmöglichkeiten des Diabetes sowohl aus medizinischer als auch aus psychologischer Sicht. Da der Diabetes bei Kindern immer von einem Team von Spezialisten betreut wird, haben wir auch die Erfahrungen unserer Diabetesberaterinnen, unserer Ernährungsberaterin, unserer Lehrerin und unserer Sozialarbeiterin eingebracht, damit Sie ein möglichst umfassendes Bild bekommen. Die ersten Informationen und die Schulungen über den Diabetes werden Sie und Ihr Kind in der Klinik erhalten, in der Sie behandelt werden. Ihr Diabetologe bzw. Ihre Diabetologin und das jeweilige Diabetesteam sind für Sie die wichtigsten Ansprechpartner – und das weit über die Ersteinstellung und Erstschulung hinaus. In den Nachfolgeschulungen steht Ihnen das Diabetesteam mit Rat und Tat zur Seite, denn so, wie sich Ihr Kind verändert, verändert sich auch der Diabetes in den unterschiedlichen Altersphasen. Das Buch ist als Ergänzung und Vertiefung gedacht und wir hoffen, Ihnen und Ihrem Kind damit beim Umgang mit dem Diabetes eine weitere Hilfestellung geben zu können.

Welche Anzeichen gibt es?

Fehlt das Insulin, um den Zucker aus der Nahrung in die Zellen zu transportieren, steigt die Blutzuckerkonzentration an. Wenn ein Wert von etwa 160 bis 180 mg% überschritten wird, versucht der Körper, den überschüssigen Zucker über die Nieren »loszuwerden«. Diesen Blutzuckerbereich nennt man deshalb auch »Nierenschwelle«.

Jochen, Vater von Lena (5 Jahre)

›› Lena wurde furchtbar müde – und sie trank so viel!

Lena war erst zwei Jahre alt, als wir bemerkten, dass etwas nicht mit ihr stimmte. In den letzten Tagen fiel uns auf, das sie deutlich mehr und gieriger trank und dass ihre Windeln immer ganz voll und schwer waren. Auch wollte sie plötzlich nachts wieder etwas zu trinken, teilweise mehrmals. Tagsüber bemerkten wir, dass sie zunehmend müder, knatschiger und vor allem schwächer wurde. Trotz ihres noch jungen Alters dachte unser Kinderarzt an die Möglichkeit eines Typ-1-Diabetes und veranlasste sofort eine kapilläre Bestimmung des Blutzuckers. Als dieser enorm erhöht war, erfolgte sofort die stationäre Aufnahme in die nächstgelegene Kinderklinik.

Eines der ersten typischen Anzeichen (Symptome) ist häufig der **erhöhte Flüssigkeitsverlust**. Zur Ausscheidung wird der Zucker im Urin gelöst, und da wegen des Insulinmangels viel Zucker anfällt, produziert Ihr Kind täglich mehrere Liter Urin, deutlich mehr als sonst. Das ständige »Auf-die-Toilette-Laufen« – die Mediziner sprechen von **Polyurie** – hat Sie vielleicht schon an eine Harnwegsinfektion denken lassen. Auch nachts müssen die Kinder »raus«. Der Fachausdruck dafür lautet Nykturie. Mitunter können sie die großen

Harnmengen aber gar nicht mehr halten und es kommt zum nächtlichen Einnässen. Dies kann selbst bei älteren Kindern, die schon seit Jahren nachts trocken sind, passieren. Um die Flüssigkeitsverluste auszugleichen, trinken die Kinder ungewöhnlich viel. Selbst nachts stellen sie sich eine Wasserflasche ans Bett. Der Fachausdruck dafür lautet **Polydipsie**. Vermehrt anfallende Ketonkörper führen zur Übersäuerung des Blutes. Infolge des Insulinmangels kommt es zu einem vermehrten Fettabbau, der Körper geht an seine Reserven. Die im Fettabbau anfallenden Stoffwechselprodukte sind die Ketonkörper. Ketonkörper lassen sich mit entsprechenden Teststreifen im Urin nachweisen, da sie ebenfalls zum Teil über die Niere ausgeschieden werden. Ebenso wie beim Zucker gelingt diese Ausscheidung aber auch nur bis zu einem gewissen Grade. Sie steigen deshalb im Blut an.

Ketonkörper, von denen Aceton der bekannteste ist, gehören zu den organischen Säuren. Durch ihre Anhäufung im Blut kommt es deshalb allmählich zu einer Übersäuerung des Blutes. Diese Situation bezeichnet man als **ketoazidotische Stoffwechsellage**. Sie können das Aceton in der Ausatemluft wahrnehmen – es riecht süßlich-faul wie ganz gewöhnlicher Nagellackentferner. Durch eine vertiefte Atmung versucht der Körper der Übersäuerung entgegenzusteuern. Vor allem bei jungen Kindern denken Sie vielleicht in einer solchen Situation am ehesten an eine Lungenerkrankung, denn an Diabetes wird oft erst zu spät gedacht. Hausmittel helfen jedoch in dieser Situation nicht. Solange kein Insulin zugeführt wird, steigen der Zucker und die Ketonkörper unaufhaltsam weiter an, eine Überzuckerung tritt ein. Bei vielen Kindern kommt es zu einem regelrechten Heißhunger. Die Kinder versuchen unbewusst, durch ver-

mehrtes Essen die Kalorienverluste durch den Insulinmangel auszugleichen. Ärzte bezeichnen dieses Symptom als Polyphagie. Die Zuckerausscheidung nimmt dadurch jedoch nur weiter zu, es ist wie eine Spirale ohne Ende. Ein letztes und gefürchtetes Symptom ist das Koma. Bis zum Eintritt dieser schweren Komplikation vergeht jedoch eine ganze Zeit. Zunächst klagen die Kinder über Kopfschmerzen, werden ganz matt, müde und schläfrig. Wird jetzt nicht schnellstens gehandelt, führen die zunehmende Übersäuerung des Blutes und der durch noch so viel Trinken nicht mehr aufzufangende Wasserverlust schließlich zum Stadium des diabetischen Komas. Wenn bis dahin der Diabetes nicht erkannt und eine entsprechende Behandlung eingeleitet wurde, hilft jetzt nur noch die schnelle Einweisung in die Klinik, wo das Koma auf der Intensivstation behandelt werden muss. Die wichtigsten Anzeichen für einen Diabetes mellitus Typ 1 sind also vermehrtes Trinken, vermehrte Urinausscheidung und Gewichtsverlust. Wird bei diesen Symptomen dann noch ein Blutzucker von mehr als 200 mg% gemessen, ist die Diagnose Diabetes eigentlich gesichert.

Eltern denken beim Auftreten solcher klinischer Veränderungen zunächst oft an eine Infektion der Harnwege, im Sommer an zu heißes Wetter, an eine Bronchitis oder eventuell beginnendes Asthma, vielleicht an psychische Probleme, wie zum Beispiel Schulstress. Deshalb ist es wichtig, die typischen Anzeichen für einen Diabetes zu kennen und rechtzeitig die entsprechenden Untersuchungen durchführen zu lassen. Für eine frühe Diagnosestellung ist enorm hilfreich zu wissen, dass immer mehr sehr junge Kinder einen Typ-1-Diabetes entwickeln.

In der Klinik

Die ersten Tage im Krankenhaus, nach der Diagnosestellung , sind meist die beschwerlichsten, die eine Familie erlebt. Der gesundheitliche Zustand Ihres Kindes kann zu diesem Zeitpunkt sehr unterschiedlich sein. In dieser Zeit werden Sie jedoch sehr gut auf die selbstständige Behandlung zuhause vorbereitet, sodass Sie nach der Entlassung Ihres Kindes schon sehr fit im Umgang mit der Erkrankung sind.

Wenn der Diabetes sehr spät entdeckt wird, sind die Kinder bei der stationären Aufnahme sehr krank und schwach. Manche müssen sogar einige Tage auf der Intensivstation verbringen. Glücklicherweise ist das in den letzten Jahren aber immer seltener geworden, da die Kinderärzte den Diabetes immer früher diagnostizieren und auch das Wissen in der Bevölkerung zugenommen hat. In diesen ersten Tagen mit dem Diabetes haben Sie als Eltern drei große Aufgaben gleichzeitig zu bewältigen: Zum einen müssen Sie mit Ihrer eigenen Betroffenheit und Ihren Ängsten fertigwerden. Zum anderen braucht das Kind Ihre volle Unterstützung, um sich sicher zu fühlen und wieder Hoffnung und Zuversicht zu schöpfen. Drittens prasseln auf Sie als Eltern eine Menge an Informationen und Eindrücken ein, und es kommen viele Aufgaben auf Sie zu, die Sie bewältigen müssen. Die gute

Nachricht lautet: Je mehr Sie über den Diabetes und seine Behandlung lernen, umso sicherer können Sie Ihr Kind unterstützen und seine Fragen beantworten. Im Krankenhaus werden Sie ein Diabetes-Team bestehend aus Vertretern verschiedener Berufsgruppen vorfinden, das Ihnen und Ihrem Kind von Beginn der Erkrankung an zur Seite stehen wird. Auf jeden Fall gilt für Sie als Eltern und für Ihr Kind: Alle Fragen sind erlaubt!

Wie schon kurz angesprochen, hängt es vom klinischen Zustand Ihres Kindes ab, ob es am Anfang eine Infusionstherapie benötigt oder nicht. Besteht bereits eine leichte oder sogar schwere Stoffwechselentgleisung (diabetische Ketoazidose), müssen das lebensnotwendige Insulin als auch die Flüssigkeit und die Elektrolyte zum Ausgleich der gleichzeitig bestehenden Wasser-Elektrolyt-Störungen als Infusionen über die Vene (intravenös) gegeben werden. Dabei müssen die Blutwerte engmaschig und regelmäßig kontrolliert werden. Ebenfalls wird darauf geachtet, dass sich die anfangs stark erhöhten Blutzuckerwerte langsam und nicht zu schnell normalisieren. Ist der Diabetes bei Ihrem Kind früh erkannt worden und besteht bei Ihrem Kind keine Stoffwechselentgleisung, kann mit der normalen Insulinbehandlung sofort begonnen werden.

Warum sind Diabetesschulungen so wichtig?

Schulung – das klingt im Vergleich zu den anderen Begriffen aus der Diabetesbehandlung, wie Insulin, Pen, Katheter usw., zunächst nicht wirklich medizinisch. Und doch ist die Diabetesschulung der Dreh- und Angelpunkt einer guten Blutzuckereinstellung.

In der Schulung lernen Eltern und ältere Kinder, was Diabetes bedeutet, welche Behandlungsmöglichkeiten es gibt und wie diese praktisch durchgeführt werden. Schulung heißt, dass eine Familie schon im Krankenhaus beginnt, alles Wichtige über den Diabetes und den Umgang damit zu lernen. Das wird »Erst-Schulung« oder »Initial-Schulung« genannt, weil sie gleich nach der Diagnose des Diabetes losgeht und bis zur Entlassung dauert. Im weiteren Verlauf des Diabetes können Kinder und Jugendliche an »Folge- oder Auffrischungs-Schulungen« teilnehmen. Folgeschulungen werden nach Altersstufen für Schulkinder und für Jugendliche angeboten und in Gruppen von vier bis acht Kindern über drei bis fünf Tage durchgeführt. Momentan sind die Schulungen noch überwiegend stationär, wobei auch zunehmend Tagesschulungen angeboten werden. Im besten Fall hat z. B. ein Kind, das mit acht Jahren Diabetes bekommen hat, relativ rasch nach der Diagnose eine erste Folgeschulung. Diese folgt mit elf bis zwölf Jahren. Eine weitere Auffrischungs-Schulung wird mit 15 bis 16 Jahren durchgeführt und ist die abschließende Jugendlichen-Schulung. So wächst das Wissen und über den Diabetes gemeinsam mit den Kindern. In den deutschsprachigen Kinder-Diabetes-Zentren werden die von Frau Prof. Karin Lange entwickelten Diabetesschulungsprogramme angeboten, die auf die besonde-

ren Bedürfnisse der verschiedenen Altersstufen eingehen.

Erstschulung

Durch die plötzliche Erkrankung Ihres Kindes stehen Sie als Eltern vor einer enormen Herausforderung: einerseits der emotionale Schock, der überwunden werden muss, und dann die Sorge um das Kind und die ganze Familie. In diesem Zustand den Kopf frei zu bekommen, um sich das nötige Wissen und die praktischen Fertigkeiten der Diabetesversorgung anzueignen, kann extrem belastend und anstrengend sein. Gleichzeitig bietet Ihnen die Schulung aber eine Chance, das, was auf Sie zukommt, besser einzuschätzen und entsprechend darauf zu reagieren. Versuchen Sie so bald wie möglich an den Schulungen teilzunehmen und lassen Sie sich nicht entmutigen, wenn es Ihnen am Anfang schwerfallen sollte, sich zu konzentrieren. Die Schulungen werden von erfahrenen Diabetesberaterinnen durchgeführt, die auf Sie und Ihre Sorgen ganz gezielt eingehen können.

Caroline, Mutter von Lukas (10 Jahre)

» Ich war total geschockt.

Am Anfang dachte ich, jetzt ist mein Kind für immer krank, für immer, und ich soll mich hinsetzen und lernen. Bis ich merkte, dass es um ganz praktische Sachen geht und ich auch mehr über die Krankheit meines Sohnes erfahren habe. Das hat mir Sicherheit zurückgegeben. Ich wusste nach der Schulung so vieles mehr über Diabetes und vor allem, wie ich Lukas helfen konnte. ▮

Schulungsinhalte

Die Schulung gliedert sich in einen praktischen und einen theoretischen Teil. Den praktischen Teil übernehmen vorwiegend die Schwestern und Pfleger der Stoffwechselstation. Hier lernen Sie die Durchführung der Blut-

zuckerkontrolle, den Umgang mit dem Insulin, die Verabreichung des Insulins mit der Spritze/dem Pen oder die Bolusgabe über die Insulinpumpe sowie die Zusammenstellung und Berechnung der Mahlzeiten. Der theoretische Teil beinhaltet die Grundlagen der Diabetestherapie, denn Sie sollen die Behandlung Ihres

Kindes ja verstehen und nach dem Klinikaufenthalt zu Hause selbstständig durchführen.

Vorbereitende Schulung

Durch spezielle Schulungen, auch »Therapieoptimierung« genannt, werden die Kinder auf längere Zeiten außer Haus und auf die selbstständige Abgabe von Insulin vorbereitet. Da meist mehrere gleichaltrige Kinder dabei sind, entsteht eine positive Gruppendynamik und die Kinder sind motiviert zu lernen. Das gemeinsame Lernen in der Gruppe hat also viele Vorteile gegenüber dem einsamen Büffeln zu Hause. Zum Beispiel können die Kinder gemeinsam eine neue Spritzstelle ausprobieren. Es ermöglicht den Kindern auch eine andere Sichtweise auf ihre Situation und den Diabetes. »Ich bin nicht allein, es gibt auch noch andere Kinder, die Diabetes haben.« Die Kinder lernen durch »learning by doing« – natürlich mit fachkundiger Unterstützung – sehr leicht, die Therapie durchzuführen.

Tipp

Unsere Erfahrung hat gezeigt: Je mehr Vertrauen und Geduld Sie in der Umsetzung der Therapie aufbringen, umso besser wird Ihr Kind die Erkrankung annehmen.

Folgeschulungen

Das Diabetes-Team lädt zu den Schulungen immer Kinder und Jugendlich ein, die ein ähnliches Alter haben und eine ähnliche Behandlung erhalten. Damit der normale Schulbesuch nicht gestört wird, finden die meisten Diabetesschulungen in den Ferien statt. Das ist für manches Kind erst mal bitter, denn wer möchte schon seine schulfreie Zeit im Krankenhaus verbringen, um etwas über den Diabetes zu lernen. Deshalb sind diese Schulungen attraktiv gestaltet und bieten Ausflüge, Kinobesuche, Sport oder Restaurantbesuche. Diese (alltäglichen) Aktivitäten sind wichtig, weil sie zum alltäglichen Leben der Kinder gehören. Je nach Alter lernen die Kinder entweder, sich auf einen Tagesausflug vorzubereiten, im Kino den Blutzucker zu messen, beim Sport die Insulindosis anzupassen oder beim Essengehen die Speisen nach ihrem Kohlenhydratgehalt zu berechnen. So wird der theoretische Lernstoff lebensnah und spaßig!

Kleinkinder

Im Kleinkindalter sind Sie als Eltern sehr gefordert, da Sie für Ihr Kind viele Entscheidungen treffen müssen.

Jüngere Kinder können den Diabetes noch nicht verstehen und somit zur Behandlung selbst wenig beitragen. Neben den Blutzuckerschwankungen und der hohen Insulinempfindlichkeit stellt der übermäßige Bewegungsdrang eine weitere Besonderheit dar. Nicht selten muss Ihr Kind bei der Injektion des Insulins oder beim Legen des Pumpenkatheters festgehalten werden. Welches Kleinkind möchte sich schon freiwillig drei- bis viermal am Tag spritzen oder alle zwei Tage einen Katheter legen lassen? Allerdings verfliegt diese Abwehr nach der Injektion oder des Katheterwechsels so schnell, wie sie gekommen ist. Für Ihr Kind sind Sie ein wichtiges Vorbild: Wenn Sie Ihrem Kind vermitteln, dass trotz Diabetes »alles in Ordnung ist«, kann es mit der neuen Situation viel schneller und besser umgehen. Positiv haben sich sogenannte Rituale während des Spritzens oder des Katheterwechsels erwiesen, z.B. das Anhören eines Hörspiels, die Ablenkung durch eine DVD oder eine Fernsehsendung. Zur Schmerzlinderung beim Katheterwechsel hat sich das Auftragen einer anästhesierenden Creme, Emla®, bewährt.

Kindergartenkinder

Damit Ihr Kind einen optimalen Start in den Kindergarten hat, bietet das Diabetes-Team individuelle Schulungen für die Mitarbeiter des Kindergartens an. So kann auch im Kindergarten eine angepasste Therapie erfolgen. Der Wiedereinstieg Ihres Kindes in den Kindergarten – nach der Diabetes-Diagnose und der Ersteinstellung – ist durch eine gute Vorbereitung und Absprachen problemlos möglich. Ein weiterer Schwerpunkt der Schulung ist, Ihr Kind in seiner Selbstständigkeit zu fördern. So lernt es durch die Unterstützung der Erzieherin Schritt für Schritt, selbst den Blutzucker zu messen. Hierbei haben sich Blutzucker-Messgeräte mit integrierten Messstreifen bewährt. Die Handhabung ist einfach und weist kaum Fehlerquellen auf. Sollte eine Insulingabe während der Betreuung notwendig sein, kann dies die Mobile Kinderkrankenpflege übernehmen. Aus rechtlicher Sicht müssen Erzieher/innen kein Insulin verabrei-

chen. In der Regel finden sich jedoch individuelle Lösungen.

Grundschüler

Grundschulkinder sind längere Zeit außer Haus und sollten in der Lage sein, einen Teil der Aufgaben bei der Diabetes-Versorgung zu übernehmen. Praktische Tätigkeiten, wie die Kontrolle des Blutzuckers und die Einnahme von Zwischenmahlzeiten, sind für die Kinder dieser Altersgruppe kein Problem. Schulkinder wollen lernen! Sie sind alt genug und bereit, erste Verantwortung zu übernehmen. Sie können jetzt kleine Absprachen einhalten und Regeln beachten. Allerdings benötigen die Kinder noch Unterstützung, da sie in der ersten Klasse noch ein eingeschränktes Zahlenverständnis besitzen, das nur von 1–20 reicht. Gute Erfahrung konnten wir mit speziellen Diabetesschulungstagen zur Vorbereitung auf die Einschulung machen. Gerade

---

WISSEN

Mehr Freiheit durch die Schulung

Die Teilnahme an Schulausflügen und der Aufenthalt in Schullandheimen ist überhaupt kein Problem, wenn der Lehrer individuell geschult wird. Bei sehr jungen Kindern ist es ratsam, dass Sie Ihr Kind begleiten und ihm in der Freizeit dennoch zugestehen, selbst Verantwortung für sich tragen zu dürfen. Wie bei allen Kindern mit Diabetes im Grundschulalter kann es jetzt sein, dass Ihr Kind ab und zu auch Geheimnisse im Bereich des Diabetes hat. Meist fangen die Kinder ab der 3. Klasse an, gelegentlich zu »mogeln«. Dies kann unerwünschte Nebenwirkungen auf den Blutzuckerwert haben. Viele Grundschulkinder lieben beispielsweise Süßigkeiten. Dies führt nicht selten dazu, dass es zum heimlichen Naschen kommt.

Hier ist es wichtig, dass Sie Ihrem Kind das Gefühl vermitteln, dass es – natürlich in Maßen – naschen darf, aber ehrlich sein sollte. So haben Sie den Grundstein für die Zukunft gelegt. Für Sie als Eltern ist dies sicherlich nicht einfach, da Sie sich für ihr Kind einen optimalen Gesundheitsverlauf wünschen. Ihr Kind hat dennoch, wie alle anderen Kinder auch, Vorlieben und lebt diese aus. Sollten Sie als Eltern das Gefühl haben, dass Ihr Kind Schwierigkeiten bei der Durchführung der Therapie hat, so lässt sich durch den Einsatz von beispielsweise Smiley- Listen das Kind zur Mitarbeit motivieren. Lob und Anerkennung sind immer der richtige Weg, um ein Kind positiv zu bestärken und zu fördern.

Schulkinder profitieren von spielerisch gestalteten Kursen. Wir empfehlen den Lehrern, an einer Fortbildung zum Thema Diabetes teilzunehmen oder sich bei Bedarf individuell schulen zu lassen. Von großem Vorteil sind klare Absprachen am Anfang des Schuljahres. Der Stundenplan und feste Strukturvorgaben im Grundschulalltag ermöglichen eine günstige Planbarkeit der Diabetesbehandlung. Es ist wichtig, die benötigte Therapie an die Veränderung durch den Schuleintritt anzupassen. Dies verhindert Ängste und Sorgen. Viele Kinder zeigen sich interessiert, wenn es um die Wahl der Kohlenhydrate und das Abwiegen der benötigten Menge geht. Viele Erstklässler sind Experten auf dem Gebiet, was sie essen dürfen und was nicht.

Ältere Grundschulkinder

In der dritten bis vierten Grundschulklasse geben uns die Kinder klare Signale und fordern mehr Freiheiten ein. Die Kinder erlernen sehr schnell die selbstständige Messung ihres Blutzuckers und können diese dann ohne große Probleme außer Haus durchführen. Damit sie dies verantwortungsbewusst durchführen können und an die Zwischenmahlzeiten denken, hat sich eine Uhr mit akustischem Signal bewährt.

Mit zunehmendem Alter lernen die Kinder die Symptome einer Unterzuckerung besser wahrzunehmen und eigenständig zu behandeln. Eine gute Vorbereitung auf die Behandlung einer Unterzuckerung hat sich auch in dieser Altersgruppe als Vorteil gezeigt. Sehr interessiert zeigen sich die Kinder beim Aufziehen der Insulinspritze und beim Legen des Pumpenkatheters. Meist beginnen sie schon nach kurzer Zeit, das Insulin unter Aufsicht aufzuziehen. Ein großer Vorteil der Schulung ist, dass häufige Spritzfehler, wie das Verkrampfen der Spritzstelle oder ein zu zögerlicher Wechsel der Spritzstelle, gleich erkannt und korrigiert werden kann.

Peter und Ines, Eltern von Annika (12 Jahre)

» Unsere Tochter wollte nie selber spritzen.

Wir mussten das Spritzen immer übernehmen. Manchmal hat sie die Hautfalte gehalten, das war schon alles. Dann war sie bei der Diabetesschulung und hat gesehen, dass andere Kinder sich schon selber spritzen. Und die Diabetesberaterin hat geduldig mit ihr geübt. Das Schönste ist: Seit sie das macht, kann sie auch allein bei den Großeltern übernachten. Die sind in ihrem Alter nicht mehr in der Lage, ihre Enkelin zu spritzen. Das macht aber gar nichts, denn das kann sie ja jetzt selber. ■

Kinder in weiterführenden Schulen

Der Eintritt in die weiterführende Schule ermöglicht Ihrem Kind, schrittweise mehr Verantwortung für seine Krankheit zu übernehmen. Genau das sollte auch gefördert werden. Als sehr effektiv haben sich klare Absprachen über die Verantwortung in der Therapie erwiesen. Das Kind sollte durch eine gezielte Schulung in der Lage sein, die Insulindosis nach dem KHE-Faktor zu berechnen, und im Schätzen der Mahlzeiten sicher sein. Das Spritzen in der Öffentlichkeit und ein sicherer Umgang mit dem Diabetes im neuen Klassenverband lassen sich durch eine Gruppenschulung üben und etablieren. Auch die Therapie sollte flexibel an den Schulalltag angepasst werden.

Elke, Mutter von Torsten (13 Jahre)

» Die Schulung unterstützt uns Eltern sehr!

Torsten hat die Diabetesbehandlung dank der Nachfolgeschulungen mittlerweile sehr gut im Griff. Aber wir merken gerade jetzt, wo die Pubertät beginnt, dass er sich von uns Eltern nicht immer sagen lassen will, auf was er achten muss. Da ist die Schulung schon eine riesen Hilfe für uns. Dort ist er mit Gleichaltrigen und Diabeteshelfern zusammen, auf die er momentan einfach mehr hört als auf uns. Wir können damit gut leben. Die Hauptsache ist, dass Torsten weiß, was zu tun ist – ganz egal, ob er das nun von uns lernt oder dort. ▬

Wer kann und sollte geschult werden?

Neben dem Kind und seinen Eltern können nahe Angehörigen und alle Personen über den Diabetes geschult werden, die mit dem Kind zu tun haben und seine Betreuung übernehmen. Das können die Kindergärtnerin, der Lehrer aber auch der Sport-Trainer oder andere Aufsichtspersonen sein, mit denen das Kind Zeit verbringt. Wichtig ist es, zusammen mit dem Diabetes-Team zu entscheiden, welche Personen durch eine Diabetesschulung zu einer besseren Versorgung des Kindes beitragen können.

Wieder zu Hause

Sie werden sehen: Ihr Kind wird unter der Insulinbehandlung bald wieder Kraft und Energie gewinnen und schnell wieder »in die alte Form kommen«. Gleichzeitig beginnt auch die Diabetesschulung, die sowohl Sie als Eltern als auch Ihr Kind mit der Diabetesbehandlung vertraut machen wird und Ihnen Sicherheit gibt. Sie müssen sich keine Sorgen machen – Sie sind nicht allein!

Erfreulicherweise haben sich die Liegezeiten für Kinder mit Diabetes im Krankenhaus in den letzten Jahren auf durchschnittlich 13 Tage verkürzt, während sie früher fast drei Wochen betrugen. Der endgültige Entlassungstermin hängt davon ab, wie gut es Ihrem Kind wieder geht und wie es mit der Diabetesschulung läuft. Vor allem hängt aber alles davon ab, wie sicher Sie sich fühlen. Erst, wenn Sie sich gut informiert und auf die eigenständige Behandlung vorbereitet fühlen – also mit einem guten Gefühl nach Hause gehen können! –, sollten Sie das auch tun.

Entlassung mit gemischten Gefühlen

Die Entlassung aus dem Krankenhaus kann unterschiedliche Gefühle auslösen. Die Kinder freuen sich auf zu Hause, auf ihr Spielzeug, das eigene Zimmer und ihre Freunde. Bei kleineren Kindern kann es jedoch vorkommen, dass sie enttäuscht sind, dass der Diabetes mit nach Hause genommen werden muss und nicht einfach verschwunden ist. Deshalb ist es wichtig, dass sie Ihr Kind bereits im Krankenhaus auf die Rückkehr nach Hause vorbereiten.

Bei Ihnen als Eltern kann manchmal Unsicherheit aufkommen, wenn es um den Umgang mit dem Diabetes zu Hause geht. Eine Mutter sagte einmal am Entlassungstag zu unserer Diabetesberaterin: »Am besten ginge es mir, wenn Sie bei uns einziehen würden«. Diese anfänglichen Zweifel verschwinden aber schnell, wenn Sie merken, dass Sie sich durch die Schulung die notwendigen Kenntnisse und Fertigkeiten angeeignet haben, um den Alltag zu meistern. Das heißt nicht, dass alles sofort klappt, aber Sie werden Lösungen finden. Vergessen Sie bitte nicht: Sie sind nicht allein! Bei Fragen oder Unsicherheiten können Sie jederzeit die Diabetesambulanz Ihrer Klinik anrufen. Alltagsleben mit Diabetes – wie ist das möglich?

Die ersten acht bis zehn Monate nach der Erkrankung werden oft als eine sehr schwierige Zeit empfunden. Die Diagnose, der Krankenhausaufenthalt und die ersten Monate zu Hause sind mit seelischen und körperlichen Belastungen verbunden, die nicht spurlos an der Familie vorbeigehen. Sowohl die Behandlung als auch die Veränderungen im Tagesablauf bringen für viele Kinder einen erheblichen psychischen Stress mit sich. Deshalb reagieren Kinder und Jugendliche in dieser Zeit öfter gereizter, sind schneller frustriert sind und ziehen sich manchmal auch zurück. Meistens verschwinden diese »Anpassungs-Reaktionen« spätestens nach einem Jahr. Soll-ten Sie trotzdem das Gefühl haben, dass Ihr Sohn oder Ihre Tochter nicht so einfach in den Alltag zurückfindet, sprechen Sie mit Ihrem Diabetes-Team darüber. Auch wenn es Ihnen zu Beginn schwerfällt zu glauben: Irgendwann wird der Tag für Ihre Familie kommen, an dem mehr oder weniger unbemerkt der Diabetes an Bedeutung verloren hat. Plötzlich werden andere Ereignisse viel wichtiger als der Blutzucker oder das HbA1c. Der Diabetes »läuft« mit, aber sein Schatten wird kleiner.

Als Eltern werden Ihnen viele Fragen durch den Kopf gehen: »Wie geht es mit der Schule weiter?«, »Wie gut kann mein Kind mit den anderen mithalten?«, »Was wird später beruflich aus ihm werden?«, »Wird es eine Familie haben?« Der Diabetes macht aus »Zukunftsfragen« oft »Zukunftssorgen«. Das ist ganz normal, denn das Leben mit Diabetes braucht immer ein wenig mehr Engagement, ein wenig mehr Aufmerksamkeit und ein wenig mehr Geduld.

Allerdings können Sie auf unsere klinische Erfahrung vertrauen: Die Persönlichkeit Ihres Kindes, Ihre Erziehung und familiäre Unterstützung haben meist mehr Einfluss auf den Werdegang Ihres Kindes als der Diabetes allein. Wie der schulische Erfolg ausfällt, hängt mehr von der Begabung und den schulischen Umständen ab als vom Diabetes.

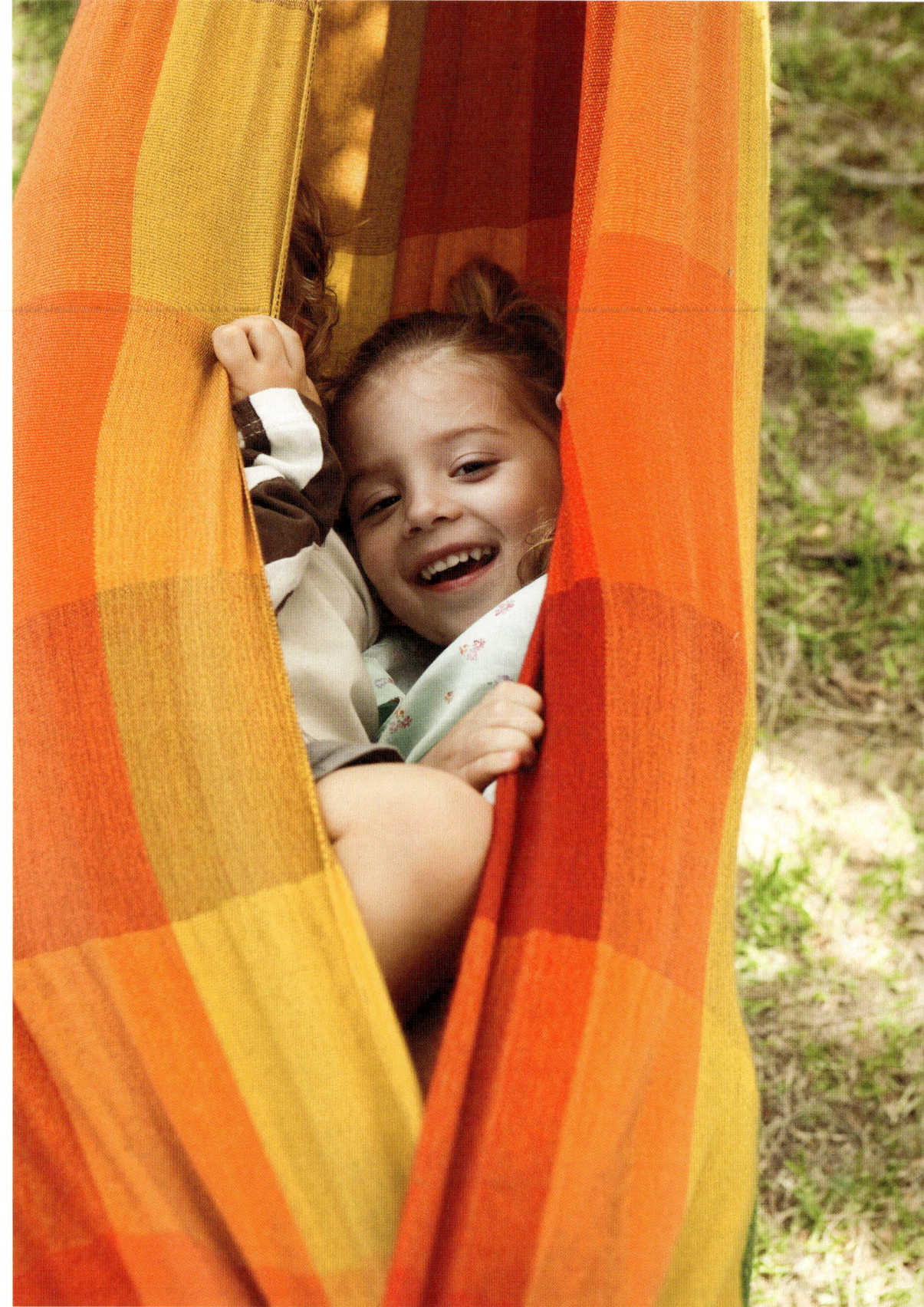

Diabetes muss behandelt werden

In diesem Kapitel möchten wir Sie mit der grundlegenden Diabetesbehandlung und dem aktuellen Stand der Behandlungsmöglichkeiten vertraut machen. Neben unterschiedlichen Insulinen gibt es verschiedene Möglichkeiten, Insulin zu verabreichen. So können Sie mitentscheiden, wenn es um die Frage geht: Welche Behandlung ist für mein Kind die richtige?

Ohne Insulin geht nichts

Leider gibt es nur zwei zuverlässige Möglichkeiten, Insulin zuzuführen: Entweder über eine Spritze oder über einen Insulinkatheter, der das Insulin mithilfe einer Pumpe abgibt. Egal, ob Spritzen, Pens oder Pumpen, gepiekst werden muss immer! Wichtig ist für Sie zunächst zu erfahren, welche Insuline es überhaupt gibt und wie sie wirken.

Woher kommt das Insulin?

Vor der Einführung des rein gentechnisch hergestellten Humaninsulins gab es lange Zeit nur Insuline von Schlachttieren (Rinder- und Schweineinsulin). Heute erhalten die Kinder von Anfang an nur noch menschliches Insulin, das Humaninsulin, und dessen Weiterentwicklungen. Durch diese Weiterentwicklungen der gentechnischen Verfahren können können sogenannte **Insulinanaloga** hergestellt werden, die dem menschlichen Insulin ähnlich sind. Sie entsprechen zwar ihrer Herkunft und Wirkung nach, aber nicht im chemischen Aufbau dem Insulin. Der Aufbau des Insulinmoleküls kann so verändert werden, dass die Wirkung entweder stark verkürzt wird – man spricht dann von schnell wirksamen Insulinanaloga oder »Turbo-Insulinen« – oder künstlich verlängert wird – das sind die sogenannten lang wirksamen Insulinanaloga oder kurz: Langzeit- oder Basalinsuline.

Lagerung und Haltbarkeit von Insulin

Insulin, das Sie ständig benutzen, brauchen Sie nicht im Kühlschrank zu lagern. Es ist für einen Temperaturbereich zwischen 0 und 40 Grad Celsius ausgelegt. Allerdings darf es nicht der prallen Sonne ausgesetzt sein. Der Vorrat gehört in den Kühlschrank. Wichtig: Eine überalterte Flasche oder Patrone darf nicht mehr verwendet werden (s. Haltbarkeitsdatum) und eine angebrochene Flasche oder Patrone muss nach 30 Tagen aufgebraucht sein. Am besten machen Sie sich eine Notiz in Ihr Blutzucker-Tagebuch oder schreiben das Datum des Anbruchs auf das Etikett.

Verschiedene Insuline wirken unterschiedlich

Je größer die Insulindosis ist, umso länger hält die Wirkung an. Bei der Berechnung des Wirkeintritts muss man den Injektionsort berücksichtigen. Am schnellsten wird das Insulin freigesetzt, wenn es unter die Bauchhaut gespritzt wird. In der Reihenfolge Oberarm, Oberschenkel und schließlich Gesäß nimmt die Geschwindigkeit der Aufnahme des Insulins in die Blutbahn ab. Dies bedeutet in aller Regel, dass die Kinder zwischen dem Spritzen und dem Essen länger warten müssen.

Auch die Temperatur ist für die Insulinfreisetzung entscheidend. Nimmt Ihr Kind noch ein Vollbad zwischen dem Spritzen und dem Essen oder duscht es nach dem Spritzen noch schnell heiß bzw. war es gerade in der Sauna, so müssen Sie mit einer Unterzuckerung rechnen, da durch die Wärme die Durchblutung verbessert wird und das Insulin deshalb sehr viel schneller anflutet.

Das Gleiche gilt nach dem Sport. Wird das Insulin nach einer Fahrradtour am Nachmittag in das Fettgewebe am Oberschenkel gespritzt, tritt das Insulin rascher in die Blutbahn über.

Am stärksten verändert sich die Insulinwirkung, wenn versehentlich in den Muskel gespritzt wird, was vor allem bei Injektionen am Arm vorkommen kann. So können immer wieder schwere Unterzuckerungen durch die deutlich schnellere Insulinfreisetzung auftreten. Deshalb empfehlen wir schon seit einigen Jahren nicht mehr, den Oberarm als regelmäßige Injektionsstelle zu benutzen. Bei Kälte oder schwerer Überzuckerung, der diabetischen Ketoazidose, ist es genau umgekehrt, hier kann es sehr lange dauern, bis das Insulin überhaupt wirkt. Deshalb wird bei einer diabetischen Ketoazidose in der Klinik das Normalinsulin nicht mehr unter die Haut (subkutan) gespritzt, sondern mit einer großen Perfusor-Spritze langsam direkt in die Vene (intravenös) gepumpt. Man spricht dann auch von einem Insulin-Bypass.

▶ Individuelle Therapie – mit vier unterschiedlichen Insulinformen kein Problem.

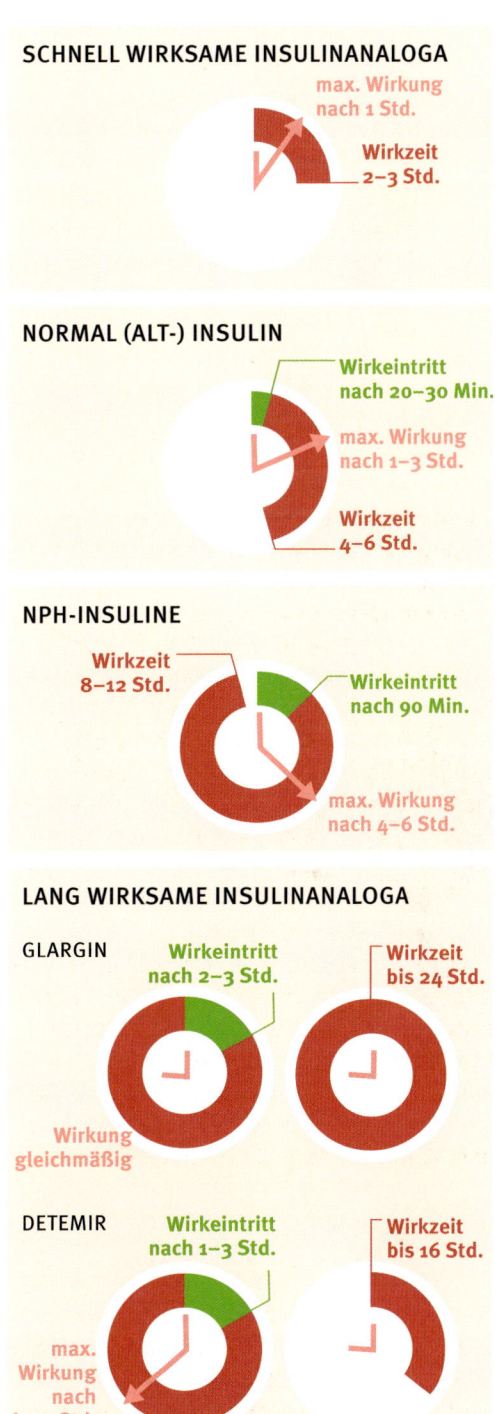

SCHNELL WIRKSAME INSULINANALOGA

max. Wirkung nach 1 Std.

Wirkzeit 2–3 Std.

NORMAL (ALT-) INSULIN

Wirkeintritt nach 20–30 Min.

max. Wirkung nach 1–3 Std.

Wirkzeit 4–6 Std.

NPH-INSULINE

Wirkzeit 8–12 Std.

Wirkeintritt nach 90 Min.

max. Wirkung nach 4–6 Std.

LANG WIRKSAME INSULINANALOGA

GLARGIN

Wirkeintritt nach 2–3 Std.

Wirkzeit bis 24 Std.

Wirkung gleichmäßig

DETEMIR

Wirkeintritt nach 1–3 Std.

Wirkzeit bis 16 Std.

max. Wirkung nach 6–10 Std.

Normalinsulin/(Alt-)Insulin

Normalinsulin ist ein schnell wirkendes Humaninsulin ohne Verzögerungseffekt. Es war das erste Insulin, das zum Einsatz kam und wurde deshalb lange als Altinsulin bezeichnet. Später wurden dann die Insulinanaloga zugelassen. Der Wirkeintritt liegt bei allen Produkten (herstellerunabhängig) bei etwa 20 bis 30 Minuten. Daraus erklärt sich übrigens auch der Spritz-Ess-Abstand, die Zeit zwischen dem Spritzen und dem Essen, auf den wir später noch ausführlich eingehen. Das Normalinsulin wirkt nach ein bis drei Stunden am stärksten, nach vier bis fünf Stunden praktisch gar nicht mehr.

Wird bei einem Kind oder Jugendlichen ein Typ-1-Diabetes festgestellt, beginnen wir die Behandlung – sei es subkutan oder bei Ketoazidose zunächst über die Vene – immer erst mit Normalinsulin. Erst wenn in der Schulung Sie und Ihr Kind über die gentechnisch veränderten Insuline informiert worden sind und Sie Ihre Zustimmung zu deren Einsatz gegeben haben, setzen wir diese Insuline bei Bedarf ein.

Schnell wirksame Insulinanaloga (»Turbo«-Insuline)

Beim normalen Humaninsulin lagern sich sechs Moleküle Insulin um ein Zink-Molekül und ergeben so ein recht großes Gesamtmolekül. Wenn Insulin gespritzt wird, müssen am Injektionsort erst einmal diese »6er-Packs« – wie der Fachbegriff Hexamer aus der Fachsprache salopp übersetzt wird – in jeweils drei »2er-Packs« bzw. sechs Einzelmoleküle gespalten werden, damit sie in die winzigen Blutgefäße übertreten können. Dies dauert etwa 20 Minuten und erklärt den Spritz-Ess-Abstand. Durch den Austausch von Aminosäuren bei gentechnisch veränderten schnell wirksamen Insulinen lagert sich das Insulin nicht wie gewohnt zusammen. Es liegt als Einzelmoleküle am Injektionsort vor und wird deshalb sofort aufgenommen. Dafür hält die Wirkung nur zwei bis drei Stunden an.

- Lis-Pro-Insulin (Handelsname Humalog®) ist das erste in Deutschland zugelassene Präparat (seit 1996 erhältlich). Der Name leitet sich vom Austausch der beiden Aminosäuren Lysin und Prolin ab.
- Insulin Aspart (Handelsname NovoRapid®) wurde 1999 in Deutschland zugelassen. Bei diesem Produkt ist die Aminosäure Prolin gegen die Aminosäure Aspart ausgetauscht worden.
- Beim Insulin Glulisin (Handelsname Apidra®), welches in Deutschland 2004 zugelassen wurde, führt der Austausch der Aminosäure Asparagin durch Lysin sowie von Lysin durch Glutaminsäure zu einer schnelleren Aufnahme. Das Insulin Glulisin ist das erste Insulin, das aufgrund seiner Struktur auf Zink als Stabilisator verzichten kann. Dadurch wird die Wirkung zusätzlich beschleunigt.

Die Anwendung schnell wirksamer Insulinanaloga stellt einen wichtigen Bestandteil der sogenannten intensivierten konventionellen Insulintherapie, kurz ICT, dar. Auch für die Pumpentherapie , die auf dem Basis-Bolus-Konzept beruht, ist die Verwendung der schnell wirksamen Insulinanaloga enorm wichtig. Ausführlichere Informationen finden Sie auch im Kapitel »Therapieformen – Insulinpumpentherapie«.

Verzögerungsinsulin (NPH)

NPH-Insuline sind Verzögerungsinsuline. Sie werden eingesetzt, um den Basalinsulinbedarf des Körpers zu decken. Der 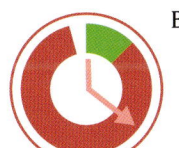 Basalinsulinbedarf ist der Grundbedarf an Insulin, den der Körper ganz unabhängig von den Mahlzeiten hat.

»N« steht dabei für neutral, das bedeutet, dass dieses Insulin, anders als die früher produzierten Insuline, dem Säuregrad der Körperflüssigkeit angepasst ist. »P« ist die Abkürzung für Protamin, ein Fischeiweiß, welches das Insulin bindet und so den Verzögerungseffekt ausmacht. Der Buchstabe »H« steht schließlich für den dänischen Arzt Dr. Hagedorn, der in den 30-er Jahren dieses Verfahren entwickelt hat. Das Insulin liegt also in präzipitierter Form, das heißt als Suspension, vor. Eine Suspension ist ein Stoffgemisch aus einer Flüssigkeit und darin fein verteilten Festkörpern. Es muss daher vor Gebrauch sorgfältig durchmischt werden. Im Ausland finden Sie das Verzögerungsinsulin Ihres Kindes manchmal unter diesem Begriff und nicht unter dem Ihnen vertrauten Namen.

Die NPH-Insuline entwickeln ihre Wirkung etwa 90 Minuten nach Injektion. Ihren Wirkgipfel haben sie nach vier bis sechs Stunden, die Wirkung lässt nach 12 Stunden schon deutlich nach, 20 Stunden später ist sie nicht mehr vorhanden. Bei jüngeren Kindern wirkt das NPH-Insulin manchmal noch kürzer. Neben dem Alter des Kindes ist auch die kleinere Dosis der Grund.

NPH-Insulin lässt sich mit Normalinsulin und schnell wirksamen Insulinanaloga in jedem Verhältnis stabil mischen. Daher gibt es auf dem Markt eine Vielzahl von Kombinationsinsulinen mit einer konstanten, festen Mischung. Bei Kindern und Jugendlichen mit Typ-1-Diabetes wird in der Regel eine freie Mischung von NPH- und Normalinsulin in einer Spritze unmittelbar vor der Injektion benutzt, vereinzelt – vor allem morgens – kann auch ein »Cocktail« aus Normalinsulin, »Turbo«-Insulin und NPH-Insulin zur Anwendung kommen. Kombinationsinsuline finden in der Therapie von Kindern und Jugendlichen mit Typ-1-Diabetes kaum noch Anwendung.

Lang wirksame Insulinanaloga

Glargin (Handelsname Lantus®), seit 2000 in Deutschland auf dem Markt, ist ein Insulinanalogon mit verlangsamter Aufnahme und langer Wirkungsdauer (bis zu 24 Stunden). Durch eine Verlängerung um zwei Arginin-Aminosäuren und den Austausch der Aminosäure durch Glycin wird die gewünschte, sehr lange Wirkung erzielt. Die Kinder und Jugendlichen müssen sich meistens nur noch einmal am  Tag, in der Regel am Abend, das Glargin spritzen, was zu einer deutlichen Vereinfachung der Behandlung führt.

Tipp

Glargin darf nicht mit anderen Insulinen gemischt werden. Es ist darauf zu achten, dass die Injektionsspritzen keine Spuren eines anderen Materials enthalten. Deshalb wird Glargin meistens mit einem speziellen Pen extra gespritzt.

Ein weiteres lang wirksames Insulinanalogon ist Detemir (Handelsname Levemir®), welches 2004 in Deutschland zugelassen wurde. Bei Detemir wurde eine Fettsäure an das Insulinmolekül angekoppelt. Der Verzögerungseffekt

Übersicht über die aktuellen Insuline für Kinder und Jugendliche

Insulinart	Sanofi-Aventis	Lilly	Novo Nordisk	Berlin-Chemie
Normalinsulin – (Alt-)Insulin	Insuman® Rapid U100 und U40 Insuman® Infusat (U100-Lösung für Pumpe)	Huminsulin® Normal U100	Actrapid® U100	Normal® U100
Schnell wirksame Insulinanaloga	Glulisin (Apidra®) U100	Lispro (Humalog®) U100	Aspart (Novorapid®) U100	Lispro (Liprolog®) U100
NPH-Insuline	Insuman® Basal U100 und U40	Huminsulin® Basal U100	Protaphane® U100	Basal® U100
Lang wirksame Insulinanaloga	Glargin (Lantus®) U100	/	Detemir (Levemir®) U100	/

entsteht dadurch, dass das lösliche Insulinanalogon nach relativ schneller Aufnahme im Blut über die Fettsäure an Albumin, ein Körpereiweiß, gebunden wird. Erst nach verzögerter Freisetzung aus der Albumin-Bindung kommt es zur Insulinwirkung. Wenn Detemir mit anderen Insulinarten gemischt wird, verändert sich das Wirkprofil. Das Mischen von Detemir mit einem schnell wirksamen Insulinanalogon, beispielsweise mit dem Insulin Aspart, führt zu einer veränderten Wirkung mit einer geringeren oder verzögerten Maximalwirkung, verglichen mit Einzelinjektionen. Deshalb ist das Mischen von schnell wirksamen Insulinen mit Detemir zu vermeiden.

Über die Anwendung der lang wirksamen Insulinanaloga und über unsere Erfahrungen mit diesen Insulinen können Sie sich im Kapitel »Die intensivierte Insulintherapie« informieren.

In der Entwicklung befinden sich momentan sehr lang und sehr kurz wirksame Insulinanaloga, sogenannte ultralong und ultrashort acting Analoginsuline. Eines davon ist das seit 2012 in Europa zugelassene, sehr lang wirksame Insulinanalogon Degludec (Handelsname Tresiba). Seine verzögerte Wirkung ist durch Multi-Hexamer-Bildungen und die Bindung an Albumin (Eiweiß) bedingt. Erste Untersuchungen an Kindern und Jugendlichen zeigten, dass die Maximalwirkung nach 11–15 Stunden erreicht ist und das Insulin noch bis zu drei Tage nachweisbar ist. Erste Studien, vor allem an Erwachsenen mit Typ-2-Diabetes, zeigten eine geringere Variabilität und weniger Unterzuckerungen.

Konzentration der Insuline

In Deutschland gibt es Insuline mit zwei unterschiedlichen Konzentrationen auf dem Markt: U-40- und U-100-Insulin. Dementsprechend gibt es U-40- und U-100-Spritzen. Die meisten der heute bei Kindern und Jugendlichen eingesetzten Insuline werden jedoch nur noch in U-100-Konzentrationen hergestellt.

U-40-Insulin

Eingesetzt wird dieses Insulin bei sehr jungen Kindern, denen sehr kleine Mengen Insulin gespritzt werden müssen. Durch die Verdünnung können auch winzige Insulin-Einheiten, zum Beispiel in $1/4$-Schritten, injiziert werden. Durch den vermehrten Einsatz der Pumpentherapie mit einem rasch wirksamen Insulinanalogon bei sehr jungen Kindern ist die Anwendung dieses Insulins deutlich zurückgegangen. U-40 bedeutet, dass 40 Einheiten in 1 ml enthalten sind. Die dafür vorgesehenen Insulinspritzen sind entsprechend markiert.

U-100-Insulin

Die meisten Insuline werden unverdünnt, in einer Konzentration von U-100, angeboten. Dabei sind 100 Einheiten in 1 ml Insulin enthalten. U-100-Insulin kann entweder mit einer U-100-Spritze oder einem Pen injiziert werden. Die Insulinpatronen für den Pen enthalten 3 ml, was 300 Einheiten Insulin entspricht. Für den Pumpengebrauch gibt es von den schnell wirksamen Insulinanaloga jeweils 10-ml-Fläschchen. Dabei entsprechen 10 ml 1000 Einheiten Insulin. Es gibt noch ein spezielles Normalinsulin-Produkt, welches für die Anwendung in einer Insulinpumpe zugelassen ist: Insuman Infusat®.

Bei sehr jungen Kindern, die noch nicht mit dem Pen spritzen können oder möchten, wird meist die U-100-Spritze angewendet. Sie wird auch eingesetzt, wenn zwei Insuline gemischt werden, damit das Kind nicht zweimal mit dem Pen spritzen muss. Wir betreuen auch größere Kinder und Jugendliche mit Typ-1-Diabetes, die trotz der Vorteile des Pens Spritzen bevorzugen. Bei der Nutzung von Pens ist es dennoch empfehlenswert, für den Notfall U-100-Spritzen bereitzuhalten, falls alle Pens versagen oder verlegt sind oder die Pumpe ausfällt.

Falls Sie noch U-40-Insulin-Spritzen verwenden, müssen Sie beim Wechsel auf U-100-Insulin vorsichtig sein. Es ist nämlich gefährlich, eine Pen-Patrone (U-100) mit normalen U-40-Spritzen anzustechen. Dies führt zu starken Dosierungsfehlern, die schwere Unterzuckerungen hervorrufen können. Denn beim Ausfall des Pens würden Sie die 2,5-fache Insulin-Konzentration injizieren. Beim Wechsel auf U-100 sollten deshalb alle früheren U-40-Spritzen unbedingt ausgetauscht werden.

Tipp

Es gibt die U-100-Spritzen in drei Größen:
0,3 ml = 30 Einheiten (»Demi«)
0,5 ml = 50 Einheiten
1 ml = 100 Einheiten.

Im Rahmen der europäischen Vereinheitlichungsbestrebungen ist es wahrscheinlich nur noch eine Frage der Zeit, wann auch in Deutschland generell auf U-100-Insuline umgestellt wird und damit Verwechslungen nicht mehr möglich sind.

Wie ziehe ich Insulin richtig auf?

Übung macht den Meister. Wenn Sie das Aufziehen der Spritze einige Male versucht haben, werden Sie schnell merken, wie routiniert Sie das nach nur kurzer Zeit können.

Die einzelnen Schritte werden Ihnen wie von selbst in Fleisch und Blut übergehen – nur keine Angst.

U-40 richtig aufziehen und mischen

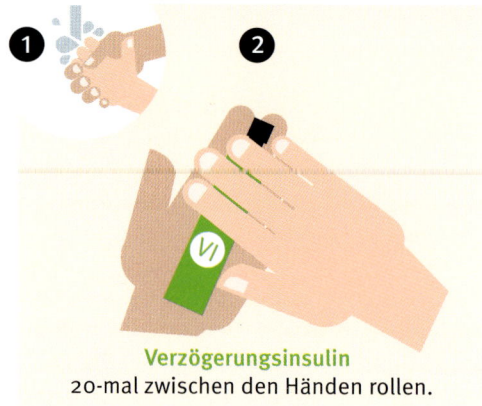

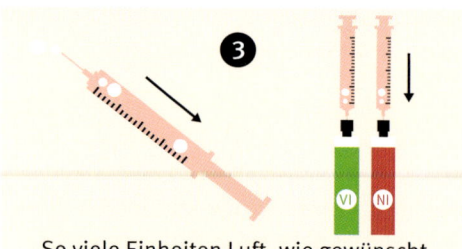

Verzögerungsinsulin
20-mal zwischen den Händen rollen.

So viele Einheiten Luft, wie gewünscht, in die Spritze aufziehen und in die Flasche des **Verzögerungsinsulins** spritzen. Danach wieder so viele Einheiten Luft, wie gewünscht, plus eine Einheit mehr in die Flasche des **Normalinsulins** gespritzt.

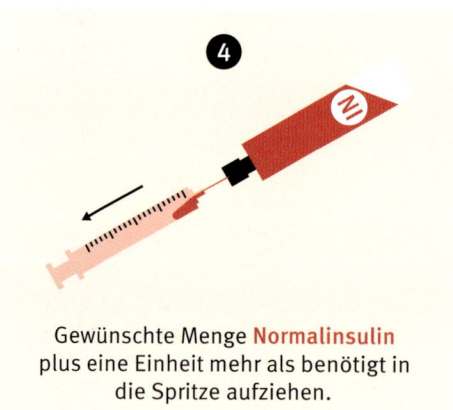

Gewünschte Menge **Normalinsulin** plus eine Einheit mehr als benötigt in die Spritze aufziehen.

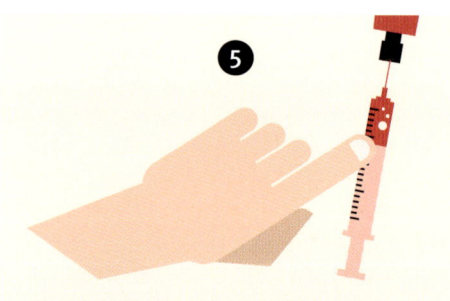

Eventuell vorhandene Luftblasen durch Klopfen an die Spitze der Spritze bringen und herausdrücken, bis die korrekte Insulindosis in der Spritze ist.

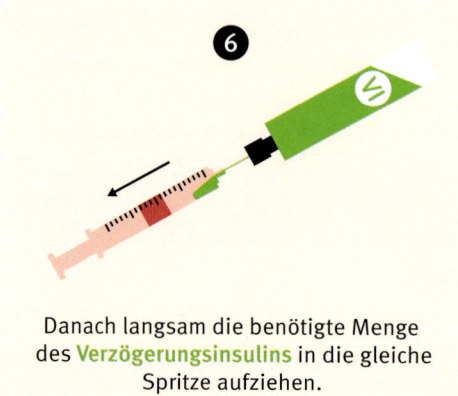

Danach langsam die benötigte Menge des **Verzögerungsinsulins** in die gleiche Spritze aufziehen.

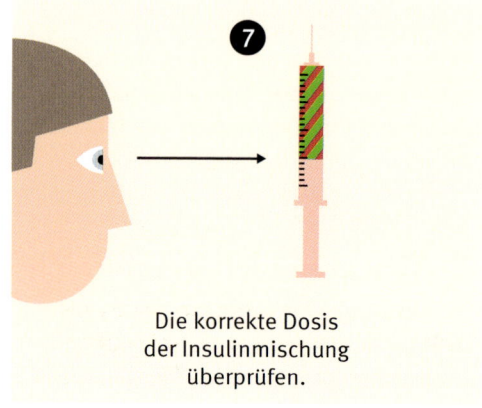

Die korrekte Dosis der Insulinmischung überprüfen.

▲ **U-40 Insulin richtig spritzen – so geht's.**

U-100 richtig aufziehen und mischen

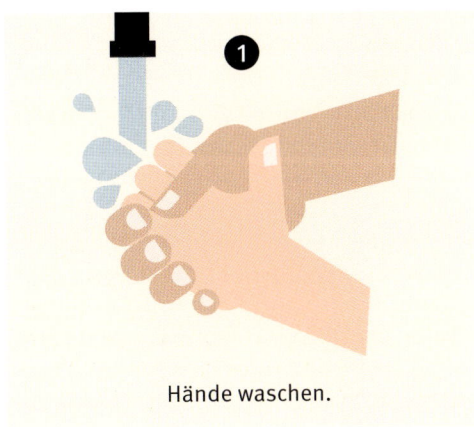

1

Hände waschen.

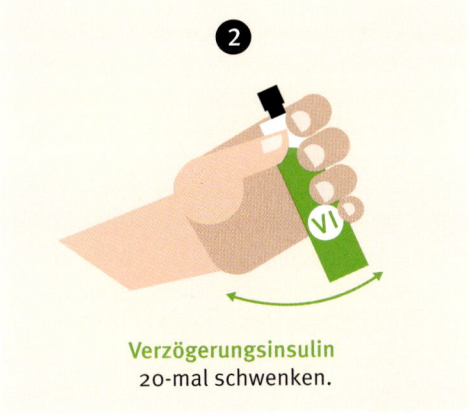

2

Verzögerungsinsulin
20-mal schwenken.

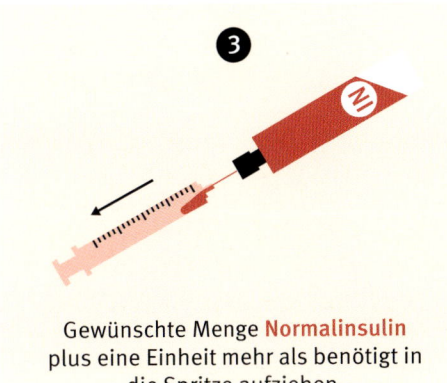

3

Gewünschte Menge Normalinsulin
plus eine Einheit mehr als benötigt in
die Spritze aufziehen.

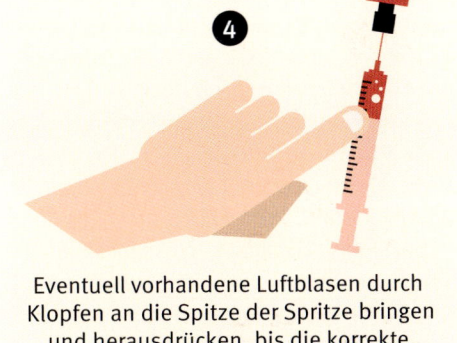

4

Eventuell vorhandene Luftblasen durch
Klopfen an die Spitze der Spritze bringen
und herausdrücken, bis die korrekte
Insulindosis in der Spritze ist.

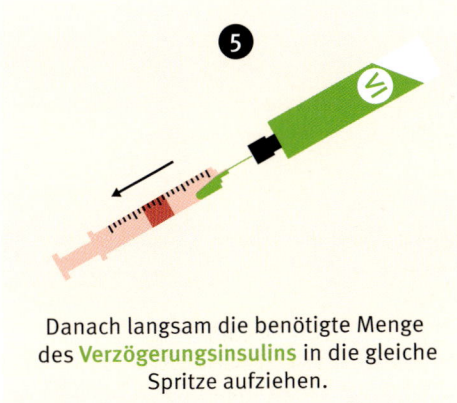

5

Danach langsam die benötigte Menge
des Verzögerungsinsulins in die gleiche
Spritze aufziehen.

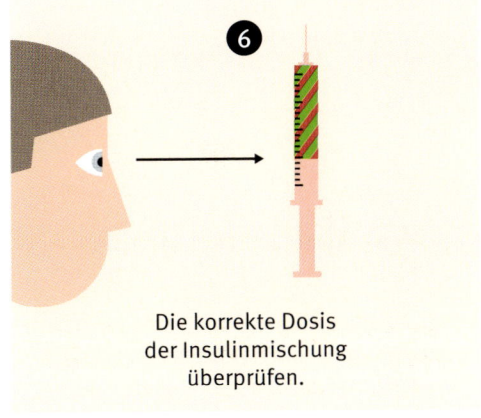

6

Die korrekte Dosis
der Insulinmischung
überprüfen.

▲ U-100 Insulin richtig aufziehen – so geht's.

U-40-Insulin

Zu Beginn legen Sie das Zubehör zum Aufziehen des Insulins bereit. Bevor Sie U-40-Insulin in die Spritze aufziehen, nehmen Sie die Insulinampulle mit dem Verzögerungsinsulin (NPH-Insulin) in die Hand und rollen es ca. 20-mal zwischen den Handflächen hin und her. Dies ist nur beim Verzögerungsinsulin, nicht beim Normalinsulin erforderlich. Die Lösung mit dem Verzögerungsinsulin sollte gleichmäßig durchgemischt sein, damit das Insulin richtig wirken kann. Bitte nicht schütteln, sonst schäumt die Flüssigkeit und macht Ihnen das Aufziehen sehr schwer.

Als nächsten Schritt sollten Sie zuerst den Gummi-Stopfen der Insulinampulle mit einem Alkohol-Tupfer bzw. alkoholgetränkter Watte abwischen. Sie verhindern dadurch, dass durch eindringende Erreger das Insulin verdirbt. Damit bei der Entnahme des Insulins nicht nach und nach ein Unterdruck in der Ampulle entsteht, spritzen Sie jedes Mal so viel Luft in das Fläschchen, plus einer Einheit mehr, wie Sie an Einheiten entnehmen wollen. Dann drehen Sie die Insulinflasche um und ziehen das Insulin in die Spritze auf. Bringen Sie evtl. vorhandene Luftblasen durch Klopfen an die Spitze der Spitze und drücken sie sie heraus. Auch überschüssige Insulinmengen sollten Sie wieder herausdrücken.

U-100 Insulin

Bevor Sie U-100-Insulin in die Spritze aufziehen, schwenken Sie das Verzögerungsinsulin ca. 20-mal. Säubern Sie den Gummistopfen der Insulinpatrone mit einem Alkoholtupfer. Ziehen Sie nun so viele Insulin-Einheiten in der Spritze auf, wie Sie wünschen, plus einer Einheit mehr. Eventuell vorhandene Luftblasen bringen Sie durch Klopfen an die Spitze der Spritze und drücken sie und überschüssiges Insulin heraus, bis die korrekte Insulindosis in der Spritze ist. Normalinsulin und die Insulinanaloga brauchen Sie nicht zu schwenken, da sie in einer einheitlichen Lösung vorliegen.

Wie »mische« ich Insuline richtig?

Zunächst verfahren Sie wie oben geschildert. Sie spritzen so viel Luft in die NPH-Verzögerungsinsulin-Ampulle wie Sie an Einheiten von diesem Insulin spritzen wollen. Anschließend spritzen Sie so viel Luft in die Normalinsulin-Ampulle, wie Sie an Einheiten von diesem Insulin spritzen wollen. Dann ziehen Sie aus der Ampulle die gewünschte Menge an Normalinsulin auf. Anschließend wird die vorgesehene Menge an Verzögerungsinsulin aufgezogen. Wichtig ist, dass die lang wirksamen Insulinanaloga nicht mit anderen Insulinen gemischt werden sollten. Sie müssen getrennt entweder mit dem Pen oder der U-100-Spritze injiziert werden.

Wie spritze ich Insulin richtig?

Zu Beginn ist es völlig normal, eine gewisse Hemmung und Berührungsängste zu haben, wenn es um das Spritzen von Insulin geht. Sich selbst oder eine andere Person zu spritzen ist eine ungewohnte Situation, die aber schnell zur Routine wird – vor allem, wenn man sicher in der Dosierung und der Handhabung der Spritze ist. Damit Sie schnell wissen, wie das Spritzen funktioniert, finden Sie im Folgenden einige Hinweise und Tipps.

Spritzen mit der Spritze

Da jüngere Kinder nur kleine Insulinmengen benötigen, ist es wichtig, genau zu dosieren. Sie sollten entweder die kleinen U-40-Spritzen mit 0,5 ml = 20 Einheiten mit U-40-Insulin verwenden oder die kleinen U-100-Spritzen mit 0,3 ml = 30 Einheiten (»Demi«) mit U-100-Insulin. »Demi« bedeutet, dass auch bei U-100-Spritzen eine Dosierung von halben Einheiten möglich ist. Die Dosiergenauigkeit ist deshalb entscheidend, da bei Kindern mit einem Körpergewicht unter 20 kg schon 0,5 Einheiten den Blutzucker um etwa 50 mg% absenken. Die meisten derzeit verfügbaren Pens sind für jüngere Kinder deshalb nicht geeignet, da sie das Insulin in 1-Einheits- oder gar in 2-Einheits-Schritten abgeben. Manche Eltern sind im Lauf der Jahre so routiniert im Aufziehen, dass sie das Insulin in 0,25-Einheits-Schritten mit der U-40-Spritze dosieren können, selbst wenn dies von den Herstellern der Spritzen gar nicht vorgesehen ist.

Achten Sie nach dem Aufziehen des Insulins besonders darauf, dass Sie durch Schnippen mit dem Zeigefinger an die Spritze alle kleinen Luftblasen nach oben »rausklopfen«. Bei den kleinen Insulin-Mengen, die ein junges Kind braucht, können solche Luftblasen die Dosis ganz erheblich verändern. Dann nehmen Sie eine Hautfalte an Oberschenkel, Gesäß oder Bauch – hier spritzen Sie das Insulin auf jeden Fall ins Unterhautfettgewebe, so wie es sein soll. Anschließend stechen Sie die Nadel senkrecht durch die Haut. Danach warten Sie einige Sekunden und lassen dann die Hautfalte los. Zeitgleich ziehen Sie die Spritze oder den Pen heraus. So vermeiden Sie, dass Insulin aus dem Stichkanal zurückläuft. Die Insulinspritzen sind für den einmaligen Gebrauch vorgesehen. In Ausnahmefällen können sie aber auch mehrfach verwendet werden, wenn zum Beispiel im Urlaub der Vorrat nicht mehr ausreicht. Nach dem fünften Gebrauch etwa wird das Stechen allerdings zunehmend schwieriger. Die Kanülen sind so dünn, dass sie sich durch das Durchstechen der Haut zurückbiegen und kleine Widerhaken bilden, die beim Herausziehen schmerzen. Wichtig ist auch eine korrekte Entsorgung der Spritze. Setzen Sie vorher die Kappe

▼ Das Spritzen werden Sie mit etwas Übung bald sehr routiniert durchführen können.

Insulin richtig spritzen

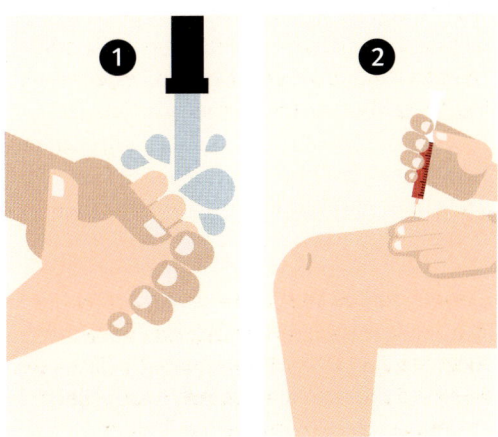
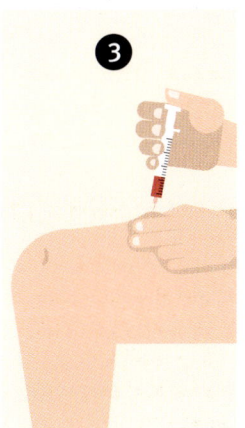
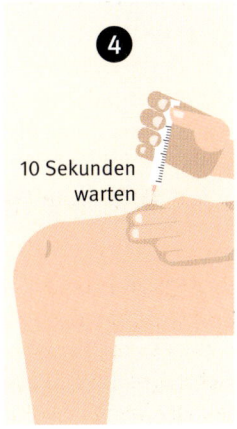

10 Sekunden warten

wieder auf die Spritze. Aber Vorsicht, stechen Sie sich nicht dabei!

Tipp

Nie Spritzen oder Pens tauschen! Jedes Kind hat seine eigene Spritze. Keine gebrauchte Spritze und keinen benutzten Pen weitergeben lassen.

Spritzen mit dem »Pen«

Das Insulin lässt sich mit einem »Pen« einfacher spritzen als mit einer Spritze. Wie ein Füller in der Schule, von dem sich ja auch das englische Wort Pen ableitet, besteht ein solches Gerät aus nur wenigen Einzelteilen. Es gibt mittlerweile viele verschiedene Pen-Modelle auf dem Markt. Sie werden ständig weiterentwickelt und verfügen teilweise über modernste Anzeigen und Memory-Funktionen. Ihr Diabetes-Team wird Sie bei der Auswahl beraten und in den Gebrauch gründlich einweisen. Allen Pens gemeinsam ist, dass Sie zuerst Ihren Pen auseinanderschrauben und dann die für das jeweilige Gerät passende Insulin-Patrone einlegen. Das Gestänge, das den Gummistopfen am Ende der Patrone vorwärtstreibt, muss dazu so zurückgedreht oder -geschoben werden, dass das Gerät wieder zusammengedreht werden kann. Um das Insulin zu spritzen, müssen Sie jetzt nur noch die Pen-Kanülen aus den Kappen, die wie kleine »Hütchen« aussehen, herausholen. Die Papier- oder Alu-Membran wird abgezogen und der Inhalt dieses »Hütchens« auf das Gewinde am Ende des Pens aufgeschraubt. Wenn Sie die Schutzkappe von der Nadel ziehen, ist das Gerät einsatzbereit. Sie stellen am Dosier-Knopf die gewünschte Zahl der Einheiten ein, bilden die Hautfalte und können dann mit dem Pen ins Unterhautfettgewebe stechen. Hierzu muss der Pen senkrecht zur Hautfalte gehalten werden. Ein Druck auf den Knopf oder den manchmal seitlich an-

gebrachten Auslöser reicht, um das gesamte Insulin in einem Strahl abzugeben. Jeder Pen besitzt eine Sichtanzeige der Insulindosis. Es gibt unterschiedliche Kanülenlängen, je nachdem, von welcher Firma der Pen hergestellt wird. Alle Kanülen sind so dünn, dass der Einstich wie bei der Spritze kaum zu spüren ist. Die Pen-Kanülen sind wie die Spritzen für den einmaligen Gebrauch bestimmt, viele Jugendliche wechseln aber die Pen-Kanüle nur einmal am Tag, ohne dass sich hieraus Probleme entwickeln. Das Verabreichen des Insulins geht mit einem Pen viel schneller und einfacher als mit den herkömmlichen Spritzen.

Häufige Injektionen im Rahmen einer ICT-Therapie können damit viel leichter durchgeführt werden. Wenn Sie Verzögerungsinsulin im Pen benutzen, sollten Sie bitte daran denken, den Pen vorsichtig ca. 20-mal hin und her zu schwenken, damit das Verzögerungsinsulin in der Patrone gut durchgemischt wird.

Tipp

Vergewissern Sie sich jedes Mal vor dem Injizieren, ob Ihr Pen überhaupt funktionstüchtig ist. Spritzen Sie dazu ein oder zwei Einheiten Insulin in die Luft. Dies hilft gleichzeitig, die Luftblase in der Pen-Patrone zu entfernen.

Wenn Ihr Kind morgens und abends jeweils Normal- und Verzögerungsinsulin oder sogar bei U-100 eine Mischung aus Normal-, Verzögerungsinsulin und schnell wirksamen Insulinanaloga erhält und sich nicht jeweils mehrmals mit dem Pen spritzen möchte, so können Sie die Insuline in einer Spritze aufziehen. Gebrauchen Sie einen Pen, dann müssen Sie für jede Sorte jeweils einen Pen nehmen. Da Kinder und teilweise auch noch Jugendliche mit ihrem Blutzucker relativ stark auf nur eine einzige zusätzliche Einheit Insulin reagieren, sollten Sie sich prinzipiell für einen Pen entscheiden, bei dem das Insulin mit 1-Einheit-Schritten dosiert werden kann. Pens mit Abstufungen der Dosis in Halbe-Einheit-Schritten sind vor allem eine Erleichterung, wenn Ihr Kind noch recht wenig Insulin benötigt. Auch hier ist das Schwenken des Pens sehr wichtig, damit das Verzögerungsinsulin in der Patrone gut durchgemischt wird. Beim Normalinsulin oder beim Insulinanalogon brauchen Sie den Pen nicht zu schwenken.

Spritz-Ess-Abstand bei Normalinsulin

Bei einem Blutzucker (BZ) unter 60 mg% empfehlen wir Ihnen, sofort zu spritzen und Ihr Kind nicht mit dem Essen warten zu lassen! Noch sicherer ist es, wenn Sie Ihrem Kind vor dem Spritzen etwas Saft gegen die Unterzuckerung zu trinken geben. Vor allem wenn die Mahlzeit fettreich ist (z. B. bei einer Pizza) sollte Ihr Kind erst nach dem Essen gespritzt werden.

Bei einem BZ-Wert von 60 bis 80 mg% kommen Sie mit einem Spritz-Ess-Abstand von nur fünf bis zehn Minuten gut klar.

Liegt der BZ in einem Bereich von 80 bis 100 mg% reichen 15 Minuten Wartezeit vor dem Essen.

Bei einem BZ über 100 mg% sollten Sie die üblichen 20 bis 30 Minuten Spritz-Ess-Abstand einhalten.

Spritzt ihr Kind schnell wirksames Insulinanalog (»Turbo«-Insulin), muss kein Spritz-Ess-Abstand eingehalten werden.

▶ **Je niedriger der Blutzuckerwert, umso eher sollte Ihr Kind etwas essen.**

Spritz-Ess-Abstand

Blutzucker über **100 mg%**

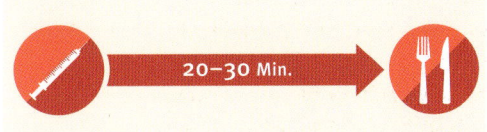

Blutzucker von **80** bis **100 mg%**

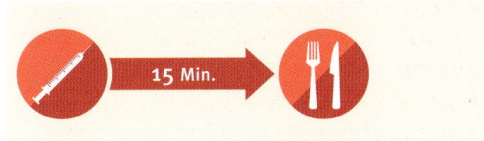

Blutzucker von **60** bis **80 mg%**

Blutzucker unter **60 mg%**

Wechsel der Injektionsstellen

Gespritzt wird Insulin am besten am Bauch, Oberschenkel und Gesäß. Die Stellen für die Injektionen des Insulins sollten regelmäßig gewechselt werden. Wenn Insulin immer an den selben Ort gespritzt wird, bilden sich Stellen, die wie Beulen aussehen. Man spricht dann auch von Verdickungen des Unterhautfettgewebes, hypertrophen Injektionsstel-

▼ Gehen Sie die Spritzstellen gemeinsam mit Ihrem Kind durch – das gibt ihm Sicherheit.

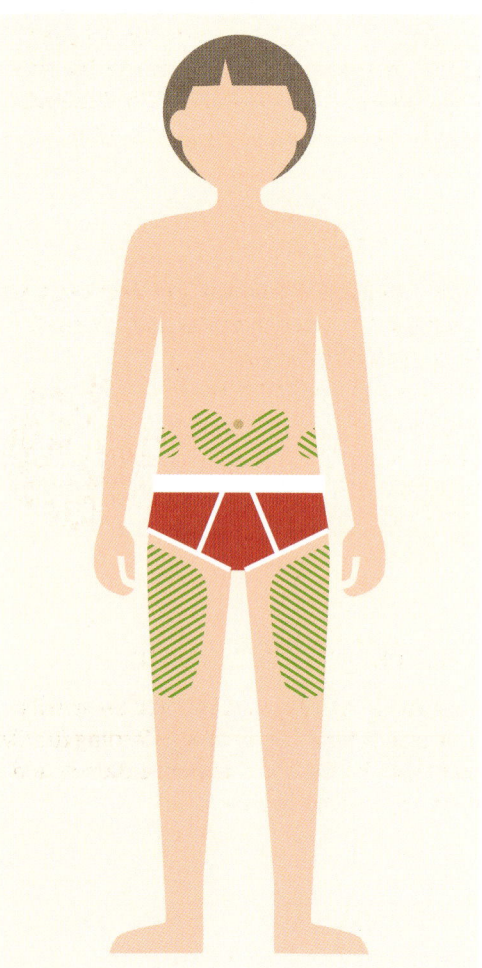

len oder Lipohypertrophien. Das Gewebe in diesen Bezirken ist verhärtet und geschwollen, weswegen es dort beim nächsten Einstich weniger schmerzt. Kinder neigen deshalb verständlicherweise dazu, immer wieder in bereits verhärtete Stellen zu spritzen oder sich beim Injizieren in die entsprechende Richtung zu »dirigieren«. Da aber die Freisetzung des Insulins aus diesen verhärteten Injektionsstellen verändert ist, können die Blutzuckerwerte enorm schwanken.

Dies lässt sich vermeiden, indem die Kinder von Anfang an lernen, die Injektionsstellen »etagenweise« konsequent abzuwechseln. Ein paar Tage am Oberschenkel, dann einige Zeit am Bauch. Am Oberschenkel hält Ihr Kind jeweils etwa vier Finger breit Abstand von der Leiste und vom Knie, am Bauch zwei Finger breit vom Nabel, der Leiste und dem Rippenbogen. Am Gesäß geht es meist am besten. Jedoch wollen viele ältere Kinder oder Jugendliche sich nicht mehr am Gesäß spritzen oder spritzen lassen.

WISSEN

Spritzstellenwechsel

Orientieren Sie sich ganz einfach am Kalender: Lassen Sie Ihr Kind an geraden Kalendertagen in das Unterhautfettgewebe der rechten Körperseite spritzen, an ungeraden in die Injektionsstellen der linken Körperseite. Das häufige Stechen an der selben Stelle sollte vermieden werden, da es zu Hautveränderungen führt. Aber keine Sorge, sollten einmal Hautirritationen auftreten, können Sie diese durch die Pflege mit Teebaumöl-Balsam gut behandeln.

Ab welchem Alter selbst spritzen oder Katheterlegen?

Auf diese Frage gibt es keine pauschale Antwort. Das wichtigste Ziel bei Kindern bis zum sechsten Lebensjahr ist, dass sie die Injektionen und das Katheterlegen gut tolerieren. Natürlich können Sie sie auch schon früher einbeziehen und zum Mitmachen animieren, aber erwarten sie keine konstante Mitarbeit, sondern haben Sie Geduld und führen Sie Ihr Kind langsam an diesen Schritt heran. Generell ist eine verlässliche Selbstbehandlung vor dem 12. Lebensjahr nicht zu erwarten. Lassen Sie sie zunächst einfache Handlungen übernehmen, wie die Hautfalte halten. Der nächste Schritt wird sein, den Stempel der Spritze runterzudrücken. Die Spritze durch die Haut zu piksen kommt dann zum Schluss. Dies erfordert die größte Überwindung. Der Umgang mit einer Insulinspritze oder einem Insulinpen stellt auch Anforderungen an die Feinmotorik, weswegen die Kinder dies in der Regel erst ab einem Alter von acht Jahren dauerhaft schaffen. Sie schaffen es bei einem etwas größeren, klobigen Gerät beispielsweise kaum, den injektionsbereiten Insulinpen mit dem Daumen auf dem Dosierknopf zu halten und die Kanüle ins Unterhautfettgewebe zu stechen. Sie fassen das Gerät zu sehr in der Mitte und müssen sich dann zum Dosierknopf hochhangeln. Dabei kann der Insulinpen verrutschen und Schmerzen beim Einstich verursachen. Sich selber in den Bauch zu spritzen fällt Kindern dieser Altersgruppe noch sehr schwer. Das Katheterlegen dagegen können Sie step by step üben, indem Sie mit dem gemeinsamen Zusammenstellen der Materialien beginnen.

Wenn Sie mit anderen betroffenen Eltern sprechen, werden Sie von unterschiedlichen Erfahrungen hinsichtlich der Mitarbeit von Kindern bei der Insulingabe hören. Lassen Sie sich nicht irritieren. Orientieren Sie sich an Ihrem eigenen Kind und geben Sie ihm Zeit, mit der Insulingabe vertraut zu werden.

Initialphase

Direkt nach der Entwicklung des Diabetes hat jedes Kind einen sehr hohen Insulinbedarf. Dies spiegelt den starken Insulinmangel wider, den Ihr Kind in den letzten Wochen und Monaten vor dem Sichtbarwerden der Erkrankung ausgesetzt war.

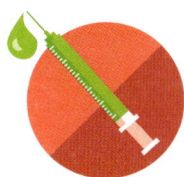

Caroline, Mutter von Lukas (10 Jahre)

» Lukas musste zu Beginn mehrfach am Tag gespritzt werden.

In den ersten beiden Wochen nach der Diagnose mussten wir unseren Sohn mehrmals täglich spritzen, bis zu vier- oder fünfmal! Das war anfangs eine große Belastung für die ganze Familie. Lukas gewöhnte sich aber recht schnell an die täglichen Injektionen und konnte gegen Ende des stationären Aufenthalts sogar selber spritzen.

Remissionsphase (»honeymoon period«)

Nach Beginn der Insulintherapie kommt es zu einer Restausscheidung von Insulin aus den Insulin produzierenden Beta-Zellen der Bauchspeicheldrüse. Diese Restausscheidung ist bei jedem Kind unterschiedlich ausgeprägt. Die Folge davon ist, dass die Insulindosis Ihres Kindes teilweise deutlich reduziert werden kann, die Blutzuckerwerte recht stabil und überwiegend im normalen Bereich sind und auch kleinere Diät- oder Insulindosierungsfehler keine wesentlichen Auswirkungen auf die aktuellen Blutzuckerwerte haben. Der Insulintagesbedarf liegt während dieser Phase bei weniger als 0,5 IE/kg KG/Tag. Diese »Erholungsphase« tritt bei ca. 30 bis 60 Prozent aller Kinder nach Diagnosestellung auf und dauert im Durchschnitt ein bis sechs Monate. Diese Zeit ist wichtig, um nach dem stationären Aufenthalt zu Hause und im Alltag mit den neuen Herausforderungen der Diabetesbehandlung klarzukommen.

Postremissionsphase

Hört die Remissionsphase auf, benötigt Ihr Kind mehr Insulin. Vor der Pubertät liegt der Insulintagesbedarf in der Regel zwischen 0,8 und 1,0 IE/kg KG/Tag. Während der Pubertät kommt es zu einem deutlich gesteigerten Insulinbedarf, bei Mädchen im Durchschnitt zwischen 1,0 und 1,3 IE / kg KG/Tag, bei Jungen 1,1–1,5 IE/kg KG/Tag. Nach der Pubertät liegt der Insulinbedarf meist wieder bei 0,8–1,0 IE/kg KG/Tag.

Diese unterschiedlichen Phasen des Insulinbedarfs sind völlig normal und spiegeln die normale Entwicklung Ihres Kindes wider. Bei Kindern ohne Diabetes regelt dies der Körper selbst, bei Kindern mit einem Diabetes-bedingten Insulinmangel muss der erhöhte Bedarf an die aktuellen Bedürfnisse angepasst werden. Das heißt: Benötigt Ihr Kind mehr Insulin, bedeutet das nicht zwangsläufig, dass Ihr Kind schlecht eingestellt ist, sondern dass es aufgrund seiner körperlichen Entwicklung einen höheren Bedarf hat. Vor allem für Eltern, deren Kinder sehr jung – als Kleinkind – an Diabetes erkrankt sind ist dies oft nicht leicht: Damals rechneten sie oft noch in 0,25-Insulin-Einheiten. Jetzt sollen sie Steigerungen um ganze oder sogar doppelte Einheiten akzeptieren. Diese Veränderungen plausibel zu vermitteln, ist eine wichtige Aufgabe des betreuenden Diabetes-Teams. Wird der Insulinbedarf nicht an die körperlichen Veränderungen angepasst, kommt es zwangsläufig zu einer Verschlechterung der Stoffwechseleinstellung.

Bernd, Vater von Tim (9 Jahre)

» Obwohl Tim richtig gespritzt hatte, waren die Blutzuckerwerte viel zu hoch.

Wir bemerkten die zu niedrige Insulindosis zunächst gar nicht. Seine hohen Blutzuckerwerte erklärten wir uns mit dem »Nachwirken« der Erkältung, die ihn plagte, und dem Stress in der Schule. Dort war zurzeit so viel los. Erst als in der Diabetesambulanz festgestellt wurde, dass Tim stark gewachsen war und die Insulindosis hauptsächlich nachts deutlich erhöht wurde, besserten sich seine Blutzuckerwerte.

Die intensivierte Insulintherapie

Die Insulintherapie von Kindern und Jugendlichen mit Typ-1-Diabetes hat sich in den letzten 15 bis 20 Jahren grundsätzlich verändert. Ging man früher davon aus, dass man den Kindern und ihren Eltern möglichst wenige Insulininjektionen, in der Regel zweimal täglich, zumuten sollte, ist heute eine intensivierte Insulintherapie Standard.

Warum das so ist? So können die ganz individuellen Bedürfnisse des einzelnen Kindes und des Jugendlichen optimal berücksichtigt werden. Es gibt zwei Varianten der intensivierten Insulintherapie, die beide ihre Vorzüge haben:

- die sogenannte **intensivierte konventionelle Insulintherapie (ICT)** mit mehreren Insulininjektionen täglich und
- die **Insulinpumpentherapie**, welche gerade bei kleinen Kindern immer häufiger angewendet wird, siehe hierzu Kapitel »Insulinpumpentherapie« (Seite 50).

Intensivierte konventionelle Insulintherapie (ICT)

Davon spricht man, wenn vier und mehr Injektionen am Tag verabreicht werden. Bei dieser Therapieform muss Ihr Kind zwar öfter spritzen, hat dafür aber deutlich mehr Flexibilität. Durch die Einführung der neuen »Turbo-Insuline« (schnell wirksame Insulinanaloga), die wir Ihnen im Kapitel »Verschiedene Insuline wirken unterschiedlich« (Seite 32) bereits vorgestellt haben, spritzen die Kinder und Jugendlichen nur noch für eine Mahlzeit und zwar sofort, ohne Spritz-Ess-Abstand. Somit können der Zeitpunkt der Mahlzeit, und auch die Menge frei variiert werden. Die Kinder und Jugendlichen sind nicht mehr gezwungen, wegen der Wirkung der herkömmlichen Normalinsuline ca. zweieinhalb bis drei Stunden nach der Injektion eine Zwischenmahlzeit zu essen.

Wichtig für die Durchführung einer ICT-Therapie ist die ausreichende Versorgung Ihres Kindes mit Basalinsulin. Man spricht dann auch von dem **Basis-Bolus-Konzept**.

Alle Menschen haben einen gewissen Grundbedarf an Insulin für den Stoffwechsel, die sogenannte Basalrate oder den Basalinsulinbedarf. Sie macht je nach Alter des Kindes oder Jugendlichen 25 bis 45 Prozent der gesamten Insulintagesmenge aus. Auch wenn dem Körper keine Nahrung zugeführt wird, braucht er dieses Insulin, um die Organfunktionen aufrechtzuerhalten. Dafür wird dem Körper aus dem Zuckerspeicher der Leber und auch aus dem Muskeleiweiß Energie in Form von Zucker bereitgestellt. Dieser muss nun wiederum mithilfe des Insulins in die Zellen geschafft werden, wo er verwertet wird. Insulin drosselt außerdem die Zuckerabgabe aus dem Leberspeicher und wirkt so einer unkontrollierten Abgabe entgegen. Zur Abdeckung dieser Basalrate bedarf es der Zufuhr von Basalinsulin, entweder des menschlichen Verzögerungsinsulins NPH oder der neuen lang wirksamen Insulinanaloga Glargin und Detemir. Zusätzlich zu dieser Grundversorgung mit Insulin benötigt der Körper noch Insulin für die jeweiligen Mahlzeiten, quasi als Insulinbolus. Dies stellt zusammen das Basis-Bolus-Konzept dar.

Basalinsulin

Verwendet Ihr Kind das Verzögerungsinsulin NPH als Basalinsulin, wird es in der Regel morgens und spät abends zur Nacht gespritzt. Es gibt aber auch Kinder und Jugendliche, die viermal täglich, also morgens, mittags, abends und zur Nacht gespritzt werden müssen, um eine adäquate Versorgung mit Basalinsulin zu erhalten. Die spätabendliche Insulininjektion mit NPH-Verzögerungsinsulin sollte möglichst nicht vor 23 Uhr erfolgen, um eine ausreichende Wirkung für den nächsten Morgen zu erzielen. Da Ihr Kind morgens in die Schule geht, werden Sie die spätabendliche Injektion selbst übernehmen müssen, bis Ihr Sohn oder Ihre Tochter alt genug ist, so spät selbst zu spritzen. Viele Kinder merken überhaupt nicht, wenn nachts im Schlaf der Blutzuckertest gemacht und anschließend das Insulin gespritzt wird. Bei anderen ist es besser, sie kurz zu wecken, die Spritze oder den Pen zu reichen und sie dann selbst spritzen zu lassen. Bei etlichen funktioniert aber mitten in der Nacht die Injektion des Basalinsulins überhaupt nicht. Solche Kinder werden dann vor ihrer Spätmahlzeit, das heißt gegen 21 Uhr, spritzen müssen. Um eine bessere Insulinwirkung vor allem am frühen Morgen zu erzielen, kann eine Umstellung auf eines der

lang wirksamen Insulinanaloga hilfreich sein, welches bereits früher gegeben werden kann und trotzdem die volle Wirkung erst viel später, also im gewünschten Bereich am Morgen (Detemir) oder lang anhaltend (fast 24 Stunden, Glargin) entfaltet.

Wann sollte vom üblichen Verzögerungsinsulin NPH auf ein lang wirksames Insulinanalogon umgestellt werden?

Der wichtigste Grund stellt das Morgengrauen-Phänomen oder Dawn-Phänomen dar. Dieses wird durch die Ausschüttung kontrainsulinärer Hormone, vor allem des Wachstumshormons, in den frühen Morgenstunden hervorgerufen. Dieser frühmorgendliche Anstieg der Blutzuckerwerte ist vor allem in der Pubertät ausgeprägt. Wir haben gute Erfahrungen mit der rechtzeitigen Umstellung der Jugendlichen auf das länger wirkende Insulinanalogon Detemir mit Beginn der Pubertät gemacht. Detemir muss in der Regel jedoch zweimal täglich, also morgens und spät abends gespritzt werden. Wichtig ist auch eine ausreichend hohe Dosierung von Detemir, um eine volle Wirkung, vor allem in den Morgenstunden, zu erreichen. Glargin kann auch eingesetzt werden, wobei der Effekt in den Morgenstunden nicht so stark ist. Aus diesem Grund setzen wir es eher vor oder gegen Ende der Pubertät ein. Eine weitere Alternative zur besseren Therapie des Dawn-Phänomens stellt die Umstellung auf die Insulinpumpe dar, mit der die jeweilige Basalrate sehr genau (stündlich oder sogar halbstündlich) und ganz individuell eingestellt werden kann.

Ein weiterer Grund für die Umstellung auf die lang wirksamen Insulinanaloga stellt eine grundsätzliche Vereinfachung der Behandlung, vor allem bei stark schwankender Blutzuckerwerte (hohe Glukose-Variabilität) dar.

WISSEN

Gründe für die Umstellung auf lang wirksame Insulinanaloga:

- Morgengrauen-Phänomen (Dawn-Phänomen)
- zur Vereinfachung des Insulinregimes
- in Zeiten höheren Insulinbedarfs, zum Beispiel in der Pubertät
- zur Durchführung der intensivierten Insulintherapie (ICT)
- zur »Stabilisierung« der Blutzuckerwerte bei Kindern mit ausgeprägten Blutzuckerschwankungen (hohe Glukosevariabilität)

Manche Kinder müssen teilweise viermal täglich Bolus (Normalinsulin oder schnell wirksame Insulinanaloga) und Verzögerungsinsulin (NPH) mischen. Damit sie sich mit dem Pen nicht immer doppelt spritzen müssen, verwenden sie oft noch die Insulinspritze zum Mischen der Insuline. Dies ist aber nicht alltagstauglich. Aus diesem Grund stellt gerade für ältere Kinder und Jugendliche die Umstellung auf ein lang wirksames Insulinanalogon eine Vereinfachung der Behandlung und damit eine deutliche Erleichterung dar.

Auch am Tag muss die Basalrate abgedeckt werden. Dies ist umso wichtiger, wenn Ihr Kind das Basis-Bolus-Konzept anwenden will, sprich die intensivierte Insulintherapie ICT. Dabei spritzt Ihr Kind zu den Mahlzeiten, welche völlig frei eingenommen werden können, schnell wirksame Insulinanaloga, deren Dosierungen nach sogenannten Insulin-Kohlenhydrat-Faktoren (KHE-Faktoren) oder BE-Faktoren nach der jeweiligen Uhrzeit berechnet werden.

Etwa 60 bis 70 Prozent der Tagesinsulindosis werden für die Verstoffwechselung der Mahl-zeiten gebraucht. Wie viel Einheiten Insulin pro Kohlenhydrateinheit (KHE) bzw. pro Broteinheit (BE) benötigt werden, ist bei jedem Menschen unterschiedlich

Morgens werden in der Regel mehr Einheiten Normalinsulin oder schnell wirksames Insulinanalogon pro KHE benötigt als mittags und abends. Verwendet Ihr Kind schnell wirksames Insulinanalogon (»Turbo«-Insulin), muss vor jeder Mahlzeit gespritzt werden. Bei Normalinsulin muss immer die Zwischenmahlzeit nach 2,5 bis 3 Stunden mit eingerechnet werden. Da viele Kinder und Jugendliche in der Schule während der großen Pause nicht für das zweite Frühstück spritzen möchten, jedoch am Nachmittag und Abend frei über Zeitpunkt und Essensmenge entscheiden wollen, verwenden viele morgens vor der Schule Normalinsulin und ab Nachmittag dann die schnell wirksamen Insulinanaloga.

Wird Ihr Kind auf die ICT umgestellt, sollte häufiger als sonst der Blutzucker kontrolliert werden. Die richtige Menge an Turbo-Insulin pro Mahlzeit kann am besten zwei Stunden nach der Mahlzeit bzw. der Insulininjektion überprüft werden. Ist der Blutzuckerwert im gewünschten Bereich, stimmt der KHE-Faktor zu dieser Mahlzeit. Ist der Blutzuckerwert zwei Stunden danach zu hoch oder zu niedrig, sollte die Insulindosis dementsprechend erhöht oder verringert werden. Wichtig bei der Intensivierten konventionellen Insulintherapie (ICT) sind die Kenntnis der Insulinwirkung, des Kohlenhydratgehaltes in der Nahrung und vor allem die regelmäßige Durchführung von Stoffwechsel-Selbstkontrollen, also von Blutzucker-Messungen. Dies gilt übrigens auch für die erfolgreiche Anwendung der Pumpentherapie. Ganz entscheidend für das dauerhafte Gelingen einer solchen intensivierten Therapie ist die Zustimmung der Kinder und Jugendlichen zu dieser Therapieveränderung.

Meistens wird auf die ICT-Therapie umgestellt, wenn die Kinder und vor allem die Jugendlichen freier im Alltag sein möchten, die Alltagsbelastungen zunehmen und sich auch der Insulinbedarf stark erhöht. Aber auch bei jungen Kindern kann der Einsatz von lang wirksamen Insulinanaloga hilfreich sein. Dies ist dann der Fall, wenn diese Kinder tagsüber, aber auch teilweise nachts sehr stark schwankende Blutzuckerwerte zeigen. In diesem Fall kann eine Umstellung auf Glargin oder Detemir in niedriger Dosis eine Stabilisierung der Blutzuckerwerte bringen. Dabei ist bei Detemir oft nur eine Gabe, meistens am Morgen, notwendig. Eine andere Alternative ist in solchen Fällen die Umstellung auf die Pumpentherapie.

Insulinpumpentherapie

Die Pumpentherapie kann mit Recht als die Therapieform bezeichnet werden, die der 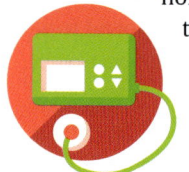 normalen Insulin-Ausschüttung am nächsten kommt. Wie schon erwähnt, kam es in den letzten 15 Jahren zu einer deutlichen Intensivierung in der Behandlung von Kindern und Jugendlichen mit Typ-1-Diabetes. Neben der intensivierten konventionellen Insulintherapie (ICT) trägt dazu ganz entscheidend die Weiterentwicklung und zunehmende Anwendung der Insulinpumpentherapie bei. Wurden um die Jahrtausendwende nur einige wenige Kinder, meist Jugendliche, mit einer Insulinpumpe behandelt, werden heute über 40 Prozent aller Kinder und Jugendlichen mit Typ-1-Diabetes damit therapiert. Bei den Kindern, die jünger als fünf Jahre sind, stellt die Pumpentherapie mittlerweile die Standardtherapie dar, da inzwischen über 85 Prozent entweder direkt nach Diagnose-Stellung oder kurze Zeit danach auf die Pumpentherapie eingestellt werden. Welche Gründe gibt es für eine Pumpentherapie?

Technische Verbesserung der Insulinpumpen. Dadurch sind die heutigen Pumpenmodelle zuverlässiger, handlicher und auch bei Kindern und Jugendlichen besser einsetzbar.

Grenzen der ICT-Therapie. Trotz Anwendung schnell wirksamer Insulinanaloga zu den Mahlzeiten und lang wirksamer Insulinanaloga für die Versorgung mit Basalinsulin treten bei manchen Kindern und Jugendlichen stark schwankende Blutzuckerwerte (erhöhte Glukosevariabilität) auf. In diesem Fall spricht man von einer instabilen Stoffwechseleinstellung. Studien haben gezeigt, dass durch die Umstellung auf die Pumpentherapie die Stoffwechselinstabilität signifikant reduziert werden kann.

Änderung des Lebensstils. Nach der Umstellung auf die Pumpe können die Kinder und Eltern ganz frei die Menge und Zeiten der Mahlzeiten bestimmen und die Basalrate ganz individuell den jeweiligen Bedürfnissen des Kindes oder Jugendlichen anpassen.

Caroline, Mutter von Lukas (10 Jahre)

» Die Pumpe bedeutet für uns mehr Lebensqualität!

Eigentlich wollten wir mit Lukas an diesem sonnigen Sonntag mit Freunden auf der Schwäbischen Alb wandern gehen. Alles war vorbereitet und wir wollten sofort nach dem Mittagessen los.

Unser Lukas ist 10 Jahre alt und hat seit einigen Jahren einen insulinpflichtigen Diabetes. Weil nach dem Aufstehen sein Blutzuckerwert erhöht war, warteten wird mit dem Frühstück und der Zwischenmahlzeit erst einmal ab, damit die Korrekturdosis wirken konnte und Lukas' Blutzuckerwert sich normalisierte. Aber danach waren die Blutzuckerwerte wieder nicht in Ordnung, die Essens- und Injektionszeiten verschoben sich immer mehr und die Zeit bis zum Ausflug wurde immer knapper. Beim ohnehin schon späteren Mittagessen waren die Blutzuckerwerte von Lukas wieder erhöht, wieder mussten wir vor dem Essen seinen Blutzuckerwert korrigieren, die Essenszeiten verschoben sich noch einmal – schlussendlich sagten wir den Ausflug ab, um daheim die Einstellung von Lukas besser steuern zu können. Wieder war ein freier Tag durch das starre Regime von festgelegten Mahlzeiten und Injektionszeiten vermasselt. Durch die Umstellung auf die Pumpentherapie sind wir jetzt viel flexibler und haben viel mehr Freiheiten. Das genießen wir sehr! Die Essenszeiten können wir jetzt ganz frei bestimmen und die individuell festgelegte Basalrate schränkt uns in unseren Aktivitäten kaum ein. Solche »verkorksten« Tage, wie wir sie von früher kennen, kommen nicht mehr vor. Für uns bedeutet die Umstellung auf die Pumpe deutlich mehr Flexibilität und ein großes Stück mehr Lebensqualität. ▬

Wie funktioniert eine Insulinpumpe?

Eine Insulinpumpe besteht aus mehreren Teilen:
- einem Insulinkatheter, entweder aus Stahl oder Kunststoff (Teflon), der ins Unterhautfettgewebe gelegt wird,
- einem Schlauchsystem, welches das Insulin in den Körper bringt, und
- der Insulinpumpe selbst. Dort befindet sich ein sogenanntes Reservoir, welches mit Insulin gefüllt wird.

An der Pumpe selbst oder mit einem Steuerungsgerät, mit dem auch der Blutzucker in der Regel bestimmt werden kann, kann am Display die notwendige Insulinmenge berechnet und eingegeben werden. Mittlerweile gibt es auch Insulinpumpen ohne Schlauchsystem, die sogenannten Patch-Pumpen.

Dabei befindet sich das Insulinreservoir am Katheter, welches zusammen wie ein Flicken (englisch »Patch«) auf die Haut geklebt wird. Über ein Steuerungsgerät wird dann der Katheter gelegt und Insulin abgegeben. Diese neue Form der Insulinpumpen verspricht noch mehr Freiheit, vor allem beim Sport, ist aber noch nicht so weit entwickelt wie die bisherigen Pumpenmodelle.

Im Wesentlichen unterscheidet sich die Pumpentherapie von der Mehrfachspritzentherapie (ICT) dadurch, dass nur noch ein Insulin, in der Regel ein schnell wirksames Insulinanalogon verwendet wird. Das von der Pumpe kontinuierlich abgegebene Insulin, die **Basalrate**, kann individuell und stündlich eingestellt werden. Untersuchungen haben gezeigt, dass je nach Alter des Kindes oder des Jugendlichen unterschiedliche Basalraten er-

forderlich sind. So haben zum Beispiel Kleinkinder in der ersten Nachthälfte, zwischen 21
und 24 Uhr, einen höheren Insulinbedarf und
Jugendliche in der Pubertät eher in den frühen Morgenstunden (Dawn-Phänomen).

Vor einer Mahlzeit wird je nach KHE/BE-Men-
ge und aktuellem Blutzucker ohne Spritz-Ess-
Abstand ein Insulinbolus abgegeben. Hilfsprogramme (Bolus-Expert, Bolusrechner)
können die jeweiligen Insulinabgaben durch
zugrundeliegende Einstellungen je nach Ta-
geszeit und individuellen Notwendigkeiten
erleichtern. Auch können die Bolusabgaben je
nach Anforderung individuell angepasst werden. Neben dem Normal- oder Standardbolus
gibt es noch andere Möglichkeiten, das Insulin individueller anzupassen. Will Ihr Kind
während eines Kinofilms das obligatorische
Popcorn essen, wie die anderen Kinder auch,
empfehlen wir, die für das Popcorn erforderliche Insulinmenge nicht sofort, sondern als
verlängerten oder verzögerten Bolus über die
Zeit des Filmes abzugeben. Auch hat sich in
den letzten Jahren gezeigt, dass bei besonders eiweißreichen bzw. fettreichen Mahlzeiten Extra-Einheiten Insulin, sogenannte FPE
= Fett-Eiweiß-(Protein-)Einheiten, abgegeben
werden sollten, jedoch über einen längeren
Zeitraum. Dies kann am besten über einen
sogenannten Dualen Bolus abgedeckt werden. Ein Teil des berechneten Bolus wird sofort, der andere Teil verzögert über mehrere
Stunden abgegeben. So kann der nach einer
solchen Mahlzeit zu erwartende späte Blutzuckeranstieg am besten abgefangen werden.
Im Kapitel »Eiweiß« (Seite 116) können Sie
noch mehr über die FPE-Einheiten nachlesen.

Auf jeden Fall entfallen die bei der ICT notwendigen mehrmals täglichen Insulininjektionen, jedoch muss der Insulinkatheter
alle zwei bis drei Tage – und bei Problemen
(Katheter-Verschluss, »Verstopfung«) – sofort gewechselt werden, siehe hierzu Kapitel

Insulinpumpe

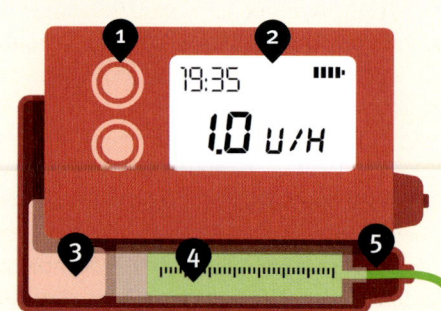

1 Über die **Bedienungstasten** programmieren
und das benötigte Insulin abrufen.

2 Das **Display** zeigt unterschiedliche
Informationen an, wie z. B. die Uhrzeit.

3 Zur Insulinabgabe drückt der **Motor**
den Stopfen der Insulinampulle nach vorne.

4 **Ampulle mit Insulinvorrat** für mehrere Tage.

5 **Adapter** verbindet Insulinampulle mit Katheter.

6 An der **Katheterkupplung** kann die Pumpe
vorübergehend abgekoppelt werden.

7 Der **Katheter** besteht aus einem dünnen
Schlauch und einer unter der Haut liegenden
Kanüle, über die das Insulin in den Körper
gelangt.

▲ **Automatische Insulinabgabe – die Pumpe
denkt mit.**

»Praktische Tipps für die Pumpentherapie«
(Seite 54).

Das richtige Pumpenmodell finden

In den letzten Jahren haben sich die verschiedenen Pumpenmodelle stetig weiterentwickelt und verbessert.

Von den Patch-Pumpen gibt es derzeit in Deutschland nur ein zugelassenes Modell für Kinder und Jugendliche. Es sind jedoch weitere Patch-Pumpen in der Entwicklung und eine Zulassung ist nur eine Frage der Zeit, sodass es eine vernünftige Alternative auch bei dieser Art von Pumpen geben wird.

Wird ein Kind oder Jugendlicher in unserem Diabetes-Zentrum auf die Insulinpumpe umgestellt, erklären unsere Diabetes-Beraterinnen den Kindern und ihren Eltern im Vorfeld die verschiedenen Insulinpumpenmodelle, welche wir aus medizinischen Gründen derzeit empfehlen und mit denen wir in unserer Klinik arbeiten. Mit diesem Kennenlernen der verschiedenen Modelle erfolgt auch gleichzeitig eine Einführung in das Prinzip der Pumpenbehandlung, sodass sich die Kinder, Jugendlichen und Sie als Eltern eine erste eigene Vorstellung machen können, wie und mit welchem Pumpenmodell Sie von dieser neuen Therapieform am meisten profitieren können. Danach folgt jeweils über mehrere Tage das Probetragen der verschiedenen Pumpenmodelle. Dabei erhält Ihr Kind über die Pumpe nicht sofort Insulin, sondern ungefährliche Kochsalzlösung.

Am Ende dieser »Probezeit« entscheidet sich das Kind bzw. entscheiden sich die Eltern für eine bestimmte Insulinpumpe. Danach wird Ihr Kind während eines kurzen stationären Aufenthalts auf die Pumpentherapie umgestellt. Nach der Umstellung ist eine zunächst engmaschige ambulante Betreuung notwendig, bis die neue Therapieform möglichst gut funktioniert.

Vereinzelt kommt es aber auch vor, dass Kinder und Jugendliche während des Probetragens merken, dass sie doch keine Pumpe dauerhaft am Körper tragen möchten. Diese Entscheidung Ihres Kindes ist völlig in Ordnung und sollte vorbehaltlos von allen akzeptiert werden. Das bedeutet ja nur, dass Ihr Kind momentan eine solche Therapie nicht möchte, später jedoch jederzeit auf eine solche Therapieform umstellen kann.

Voraussetzungen einer erfolgreichen Pumpentherapie?

Die wichtigste Voraussetzung für eine erfolgreiche Insulinpumpentherapie ist, dass Ihr Kind aus freien Stücken eine Pumpe möchte und nicht nur Ihren Wunsch erfüllt. Ihr Kind muss die Pumpe akzeptieren, Spaß an den technischen Neuerungen und Möglichkeiten haben und bereit sein, dafür auch regelmäßig und einigermaßen konsequent seinen Diabetes zu managen. Auch ist es sicher sinnvoll, dass Sie mit Ihrem Kind zu Beginn bestimmte »Therapiebedingungen« vereinbaren, wie regelmäßige Blutzuckerkontrollen und eine vernünftige Dokumentation. Auf jeden Fall sollte eine solche Therapieänderung in Absprache und mit Zustimmung des betreuenden Diabetes-Teams erfolgen. Dieses wird in der Regel auf Sie zukommen, wenn es denkt, dass Ihr Kind von einer Umstellung auf die Pumpentherapie profitieren würde. In Zweifelsfällen kann auch eine Probephase über drei bis sechs Monate vereinbart werden.

Bei einigen Eltern, vor allem von jüngeren Kindern, die sich intensiv um die Stoffwechseleinstellung ihrer Kindern kümmern, besteht nach Umstellung auf die Pumpentherapie nach unseren Erfahrungen die Gefahr einer Überforderung, die dem positiven Effekt nach Pumpenumstellung entgegenwirkt. Die neueren Pumpenmodelle erlauben eine immer genauere Insulineinstellung und bieten viele Möglichkeiten des therapeutischen Eingreifens. Vor allem durch häufige nächtliche Blutzuckerkontrollen und Therapieveränderungen kann es in den ersten Monaten nach der Pumpenumstellung verstärkt zu körperlichen und psychischen Belastungen bei den Eltern kommen.

Praktische Tipps

KHE-Faktor. Wollen Sie den Insulin-Bolus zu einer bestimmten Mahlzeit überprüfen, sollten Sie zwei Stunden nach der Mahlzeit den Blutzuckerwert kontrollieren. Ist der Wert zwei- bis dreimal zu hoch, muss der KHE-Faktor erhöht werden, ist er zu niedrig, sollte der KHE-Faktor erniedrigt werden. Bei größeren Kindern und Jugendlichen empfehlen wir eine Anpassung des KHE-Faktors in 0,5-IE-Insulin-Einheiten, bei kleineren Kindern in 0,1- bis 0,2-IU-Insulin-Schritten. Oft zeigt sich nach Umstellung auf die Pumpentherapie, dass der Umgang mit dem KHE-Faktor neu gelernt oder überprüft werden sollte.

Basalrate. Um zu überprüfen, ob die Basalrate stimmt, können sogenannte Basalratentests durchgeführt werden. Dabei sollte Ihr Kind einmal morgens bis zum Mittagessen, dann einmal nach einem späten Frühstück (Zwischenmahlzeit) bis zum Abendessen nichts essen. Während der Tests sollte auf eine ausreichende Trinkmenge geachtet werden, kohlenhydratfreie Kost ist in Maßen erlaubt. Der Test kann begonnen werden, wenn der Blutzucker Ihres Kindes im Bereich zwischen 80 mg/dl und 180 mg/dl liegt. In der Nacht zuvor sollte keine Unterzuckerung aufgetreten sein. Der Blutzucker sollte während der Tests stündlich gemessen werden. Tritt eine Unterzuckerung (Hypoglykämie, weniger als 70 mg/dl) oder Überzuckerung (Hyperglykämie, mehr als 180 mg/dl) auf, muss der Test abgebrochen werden. Liegen die Blutzuckerwerte während der Tests insgesamt recht niedrig, sollte die Basalrate abgesenkt werden. Bei zu hohen Werten sollte sie gesteigert werden. In der Nacht ist eine Überprüfung der Basalrate eher schwierig. Dies

WISSEN

Wann sollte der Pumpenkatheter sofort gewechselt werden?

- bei unerklärlich hohen Blutzuckerwerten mit Verdacht auf Katheterverschluss oder Katheterverstopfung
- bei Schwellung, Rötung, Verhartung oder Knotenbildung um die Einstichstelle
- bei Auftreten von Feuchtigkeit am Katheter (Hinweis auf mögliche Risse oder Löcher im Katheter mit Austritt von Insulin)
- wenn Insulin außen am Katheter zurückläuft (Katheter umgeknickt, verstopft?)
- bei dauerndem Jucken, Brennen oder Schmerzen an der Einstichstelle

kann während eines stationären Aufenthaltes durch die Schwestern erfolgen. Auch die Messung mithilfe der kontinuierlichen Glukosemessung stellt eine Möglichkeit dar, um die nächtliche Einstellung zu überprüfen. Es gibt darüber hinaus noch die Möglichkeit, neben der Standardbasalrate weitere Basalraten zu programmieren. Viele Kinder und Jugendliche haben regelmäßig unter der Woche und am Wochenende unterschiedliche Tagesabläufe. So kann es hilfreich sein, dafür eine zweite Basalrate, abhängig vom abweichenden basalen Insulinbedarf, einzustellen. Weitere Möglichkeiten für eine andere Basalrate sind Ferien, Leistungssport mit Wettkampf- oder Trainingstagen oder Schichtdienste in der Ausbildung. Wichtig ist aber, daran zu denken und rechtzeitig die neue Basalrate einzugeben bzw. danach wieder zurückzustellen.

Die temporäre Basalrate. Sie ist gut geeignet, um auf spontane Änderungen des Insulinbedarfs zu reagieren. Zum Beispiel beim Sport

SPRITZE

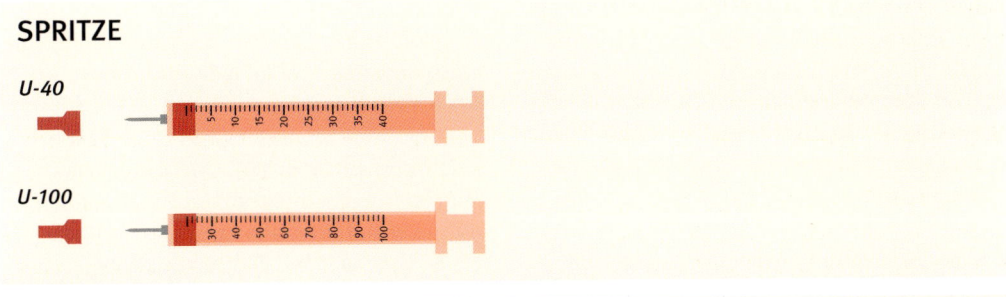

U-40

U-100

INSULINPEN

Nachfüllbarer Pen

Nadelschutzkappen · Nadel · Insulinpatrone · Dosiereinheit · Dosierrad

Injektionsknopf

Fertigpen

INSULINPUMPE

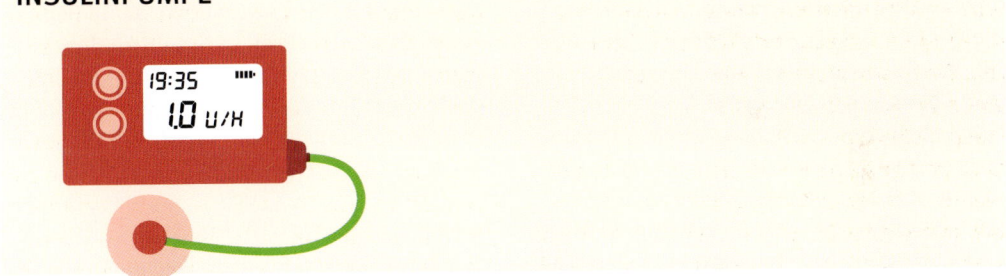

▲ Spritze, Pen oder Pumpe – sie machen eine individuelle Therapie möglich.

kann die Basalrate ein bis zwei Stunden vor, während der körperlichen Aktivität und je nach Anstrengung auch einige Stunden danach prozentual abgesenkt werden. Wir empfehlen Absenkungen in Zehn- bis 20-Prozent-Schritten. An Tagen mit höherem Insulinbedarf wie bei Erkrankungen mit Fieber oder bei Mädchen während der Periode kann die Basalrate dagegen zeitweise erhöht wer-

den. Auch hier empfehlen wir Erhöhungen um zehn bis 20 Prozent. Wird die Pumpe abgekoppelt, beim Duschen, zum Schwimmen oder bei bestimmten Sportarten, stellt dies normalerweise kein Problem dar. Da in dieser Zeit der Körper nicht mit Insulin versorgt wird, muss der Blutzucker beim Anlegen der Pumpe unbedingt kontrolliert werden. Wir empfehlen, dass dann die Hälfte der in dieser Zeit verpassten Basalrate quasi als Bolus nachgegeben wird, um ein reaktives Ansteigen der Blutzuckerwerte nach der Unterbrechung der Basalrate zu vermeiden. Die Pumpe sollte möglichst nicht länger als zwei Stunden abgekoppelt sein, weil dann das in der Pumpe verwendete Analoginsulin nicht mehr richtig wirkt und die Gefahr höherer Blutzuckerwerte und eventuell die einer Stoffwechselentgleisung droht.

Pumpenkatheter. Es gibt eine Vielzahl verschiedener Pumpenkatheter. Sie unterscheiden sich in der Länge des Schlauchs und des Katheters, in der Abkoppelbarkeit und in der Beschaffenheit der Kanüle. Grundsätzlich sind Katheter, die abkoppelbar sind, für Kinder und Jugendliche am besten geeignet. Es gibt Stahl- sowie Kunststoffkanülen (Teflon). Da Kinder eine geringere Hautdicke als Erwachsene haben, beträgt die Katheterlänge bei Stahl- in den meisten Fällen sechs bis acht Millimeter und bei Kunststoff-(Teflon)-Kathetern sechs bis neun Millimeter. Stahlkatheter scheinen bei Kleinkindern seltener zu Katheterproblemen zu führen, viele Kinder und Jugendliche bevorzugen aber Kunststoffkatheter. Stahlkanülen sind sehr fein, aber starr. Durch den Nickelanteil kann möglicherweise eine Allergie ausgelöst werden. Kunststoff-Kanülen sind etwas dicker, aber weicher und biegsamer. Zum besseren Setzen von Kunststoff-Kathetern gibt es spezielle Setzhilfen. Die Schlauchlänge sollte so gewählt werden, dass die Pumpe problemlos am Gürtel oder am Rücken in einem speziellen Rucksack getragen werden kann. Der Katheter sollte jedoch nicht zu lang sein. Wir empfehlen das Aufkleben einer Entlastungsschleife, damit der Katheter nicht versehentlich herausgezogen werden kann. Bei der Umstellung Ihres Kindes auf die Pumpentherapie werden Sie und Ihr Kind durch das Diabetes-Team im richtigen Anlegen des Katheters ausführlich geschult. Auf Sauberkeit zur Vermeidung von Hautproblemen ist auf jeden Fall zu achten. Der Katheter wird in der Regel an Bauch, Hüfte, Oberschenkel und bei kleineren Kindern am besten am Po gelegt. Um Hautprobleme (Reizungen, Infektionen) zu vermeiden, sollte der Katheter alle zwei bis drei Tage gewechselt werden. Der Abstand zur letzten Einstichstelle sollte auf jeden Fall 1,5 Zentimeter oder zwei Finger breit sein. Hautveränderungen können durch den Katheter selbst oder durch die Reaktion auf das Haltepflaster bedingt sein. Manchmal ist es schwierig, die Ursache für die Hautprobleme herauszufinden. Da hilft es nur, zusammen mit Ihrem betreuenden Diabetes-Team alle möglichen Ursachen auszuschließen. In Einzelfällen helfen die vorübergehende Verwendung von hautschonenden Sprays oder bakteriziden Salben. Wie genau das zur jeweiligen Pumpe gehörende Insulinreservoir sowie das Infusionsset, bestehend aus Schlauchsystem und Katheter, mit Insulin gefüllt wird und worauf genau dabei zu achten ist, ist abhängig vom jeweiligen Pumpenmodell. Im Rahmen der Umstellung auf die Pumpentherapie werden Sie und Ihr Kind darüber von Ihrem Diabetes-Team ausführlich geschult.

Ausblick in die Zukunft. Denkbar sind einfache, preiswerte, leicht zu legende Patch-Pumpen für den einmaligen Gebrauch bis zu höchst entwickelten, individuell zugeschnittenen Hochleistungspumpen mit der Möglichkeit einer komplett computergesteuerten kontinuierlichen Glukosemessung (Closed-Loop). Für Interessierte gibt es im Kapitel »Links« (Seite 169) im Service-Teil hierzu weiterführende Informationen.

Kontinuierliche Glukosemessung (CGM)

Zur Kontrolle der Stoffwechseleinstellung empfehlen wir, falls möglich, sechs bis acht kapilläre Blutzuckerkontrollen täglich. Es gibt jedoch viele Situationen und Ereignisse, die eine engmaschigere Kontrolle des Blutzuckers erforderlich macht. Um bei einem Patienten ein umfassenderes Bild seiner Stoffwechseleinstellung zu bekommen, als es durch die gelegentlichen Kontrollen des Blutzuckers möglich ist, kann die kontinuierliche Glukosemessung angewendet werden.

Die kontinuierliche Glukosemessung, auch CGM genannt, ist eine relativ neue Messmethode. Dabei handelt es sich um einen Glukosesensor, der mittels einer kleinen Nadel ins Unterhautfettgewebe gelegt wird und zusätzlich mit einem Gerät zur Übertragung der ermittelten Werte, dem sogenannten Transmitter, verbunden ist. Im Unterhautfettgewebe bzw. in der sich zwischen den Körperzellen befindlichen Gewebsflüssigkeit werden alle ein bis fünf Minuten, je nach Modell, aktuell Glukose bzw. Sensorwerte bestimmt, welche

dann per Funk (RT = Real Time) an ein Empfängergerät, meistens eine Insulinpumpe, übertragen und angezeigt werden.

Auf dem Display der Insulinpumpe oder einem anderen Aufnahmegerät können die ermittelten Glukosewerte auch als Graphik über einen bestimmten Zeitraum dargestellt werden. So erhalten die Kinder und ihre Eltern einen Eindruck von der Stoffwechseleinstellung ihres Kindes über einen längeren Zeitraum hinweg. Zusätzlich werden die Patienten über eine Trendanzeige mittels Pfeilen über den aktuellen Glukoseverlauf informiert und können ihre Stoffwechseleinstellung aktiv beeinflussen. Kapilläre Blutzuckerkontrollen und kontinuierliche Sensorwerte verhalten sich wie Foto und Film. Liefert das Foto bzw. der kapillär gemessene Blutzuckerwert gestochen scharfe Bilder der aktuellen Situation, erfährt man durch den Film bzw. die dauerhaft gemessenen Sensorwerte viel mehr darüber, wie die Glukosewerte in letzter Zeit waren und wohin sie sich in der nächsten Zeit entwickeln werden. Unterstützt wird die verbesserte Information über den Glukoseverlauf durch individuell einstellbare Alarmgren-

▼ Ein Team – das Glukosemessgerät kann ohne Weiteres mit der Pumpe verbunden werden.

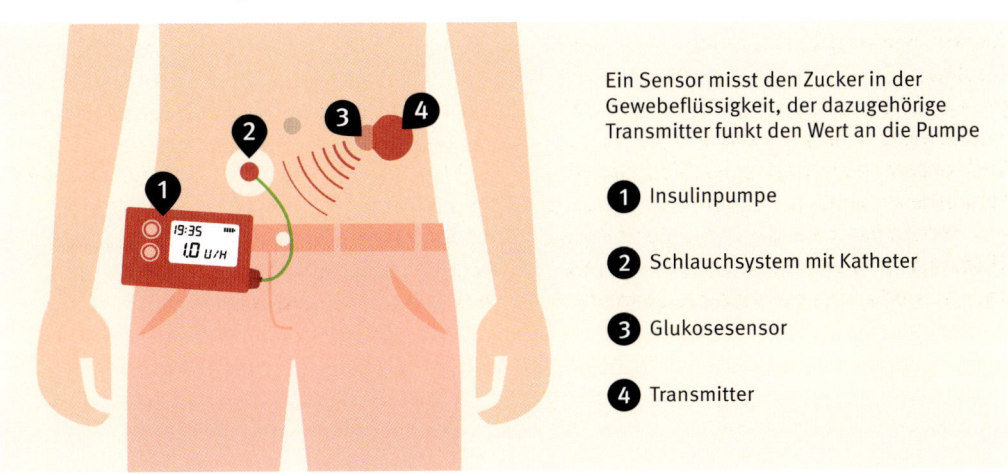

Ein Sensor misst den Zucker in der Gewebeflüssigkeit, der dazugehörige Transmitter funkt den Wert an die Pumpe

1 Insulinpumpe

2 Schlauchsystem mit Katheter

3 Glukosesensor

4 Transmitter

zen, um rechtzeitig sowohl Unterzuckerungen (Hypoglykämien) als auch zu hohe Zuckerwerte (Hyperglykämien) zu erkennen.

Jedoch kann es durch die leicht verzögerte Messung in der Gewebsflüssigkeit zu einer Differenz zu den kapillär gemessenen Blutzuckerwerten kommen, vor allem wenn das System in einer Phase geeicht (kalibriert) wird, in der der Blutzuckerwert deutlich ansteigt oder abfällt. Oft stimmen aber Glukosewerte und kapilläre Blutzuckerwerte fast überein. Die meisten Sensoren sind für eine Messung über sechs Tage ausgelegt und zugelassen.

Wann ist der Einsatz einer »CGM« sinnvoll?

- bei häufigen Unterzuckerungen (Hypoglykämien), vor allem nachts
- bei hohen Blutzuckerwerten am Morgen, zum Nachweis eines möglichen Dawn-Phänomens
- bei stark schwankenden Blutzuckerwerten (hohe Glukose-Variabilität)
- zur Überprüfung der Insulindosen zu den Mahlzeiten (KHE-Faktoren), des Bolusrechners oder verschiedener Bolusvarianten an der Insulinpumpe
- zur besseren Einstellung einer Pumpentherapie oder zur Optimierung der bisherigen Therapie
- bei seltenen Erkrankungen
- in besonderen Situationen wie zum Beispiel beim Ausdauersport, in Freizeiten etc.

Die kontinuierliche Glukosemessung kann zu diagnostischen Zwecken über einige Tage oder dauerhaft als sogenannte sensorunterstützte Pumpen- oder sensorunterstützte Insulintherapie eingesetzt werden. Eine dauerhafte Anwendung ist aber nur sinnvoll, wenn das System auch regelmäßig getragen und mit den Sensorwerten aktiv an einer guten Stoffwechseleinstellung gearbeitet wird. Große Studien und unsere eigenen Erfahrungen haben diesen Zusammenhang eindeutig belegen können. Wird die CGM kontinuierlich angewendet und in die alltägliche Therapie voll einbezogen, kann sich die Stoffwechseleinstellung Ihres Kindes nachhaltig verbessern ohne das Risiko vermehrter Hypoglykämien.

CGM ist sicherlich nicht für alle Kinder und Jugendliche mit Typ-1-Diabetes geeignet. Ihr Kind muss bereit sein, zwei »Geräte« an seinem Körper zu tragen (die Insulinpumpe und den Glukosesensor). Darüber hinaus sollte es selbstständig genug sein, auf Alarme wegen zu hoher oder zu niedriger Werte zu reagieren. Ebenfalls sollte es Zusammenhänge zwischen Veränderungen seiner Glukosewerte verstehen und die Insulindosierung richtig anpassen können. Die Veränderungen der Glukosewerte werden durch die Trendaussagen mit nach oben oder unten zeigenden bzw. gleichbleibenden Pfeilen dargestellt. Bei jüngeren Kindern können die Eltern diese Aufgabe übernehmen. Andere Betreuungspersonen müssen dagegen intensiv geschult werden. Um realistisch einzuschätzen, ob ein Kind oder Jugendlicher mit einer solchen sensorunterstützten Langzeittherapie zurechtkommt und davon profitieren würde, ist eine Probephase über drei bis sechs Monaten sinnvoll. Auch die Kosten für diese zusätzliche, teurere Technik werden momentan nur in begründeten Ausnahmefällen von den Krankenkassen übernommen.

Neuere Pumpenmodelle wie die Paradigm VEO von Medtronic haben in Verbindung mit der kontinuierlichen Glukosemessung die zusätzliche Möglichkeit eines Hypoglykämie-Abschaltungsalarms. Wird bei einer Unterzuckerung der erste Alarm nicht wahrgenommen, erfolgt bei weiter fallenden Glukosewerten das Auslösen der Insulinabschaltung über zwei Stunden, falls keine Unterbrechung von Seiten des Kindes oder der Eltern erfolgt. Nach zwei Stunden wird dann wieder automatisch die Insulinzufuhr gestartet. Durch diese Insulinabschaltung können nachweislich schwere Unterzuckerungen verhindert werden, ohne dass es zu anschließend erhöhten Blutzuckerwerten kommt (reaktive Hyperglykämie).

Wie bereits im Kapitel »Insulinpumpentherapie« kurz erwähnt, werden heute in Studien schon Systeme getestet, die quasi als »künstliche externe Bauchspeicheldrüse« selbstständig die Insulinbehandlung durchführen können. Man spricht dann auch von einem »geschlossenen Kreislauf« oder »Closed-Loop«. Dabei werden die über das CGM ermittelten Daten an einen Rechner weitergeleitet. Dieser bestimmt mittels aufwändiger Berechnungen, sogenannter Algorithmen, die aktuelle Insulindosis und gibt diese Informationen an die Insulinpumpe weiter. Somit kann dieses System vollkommen selbstständig das Diabetes-Management eines Patienten steuern. Dieses System funktioniert jedoch bisher nur nachts recht gut und ist nur in dieser Phase der herkömmlichen Pumpentherapie überlegen. Wie allerdings die richtige Insulindosis zu den Mahlzeiten bestimmt werden kann, wie das Kind sich beim Sport oder sonstigen Aktivitäten verhalten sollte, wie eine ausreichende Handlichkeit des Systems und seine Zuverlässigkeit garantiert werden kann, wie das Gerät versichert werden muss und wie das Kostenmanagement aussieht etc., muss noch geklärt werden.

Orales Antidiabetikum (Metformin)

Metformin ist ein orales Antidiabetikum und wird nicht nur bei Kindern und Jugendlichen mit Typ-2-Diabetes eingesetzt, sondern kann in Einzelfällen auch bei übergewichtigen Jugendlichen mit Typ-1-Diabetes zusätzlich zur intensivierten Insulintherapie gegeben werden. Vor allem die bei diesen Kindern deutlich bestehende Insulinresistenz kann damit relativ gut behandelt werden. Metformin gehört zu der Gruppe der Biguanide und verzögert die Aufnahme des Zuckers aus dem Darmtrakt. Die in der Leber ablaufende Neubildung des Zuckers wird zusätzlich gehemmt. Die dritte Wirkung besteht in der Verbesserung der Zuckerverwertung in der Muskulatur. Als Nebenwirkungen treten beim Metformin vor allem Magen-Darm-Störungen auf. Diese können aber deutlich verringert werden durch eine niedrige Dosierung zu Beginn, eine dann langsame Steigerung – falls erforderlich – und durch die Gabe entweder zu oder nach den Mahlzeiten. Da Metformin hauptsächlich über die Nieren ausgeschieden wird, muss man mit der Gabe dieses Medikamentes bei eingeschränkter Nierenfunktion sehr vorsichtig sein. Auch sollte der Blutfarbstoff, das Hämoglobin, regelmäßig kontrolliert werden, da in seltenen Fällen eine gestörte Aufnahme von Vitamin B_{12} auftreten kann.

Welche Behandlung für welches Kind?

Die richtige Behandlung Ihres Kindes ist eine ganz individuelle, speziell auf Ihr Kind zugeschnittene Therapie, welche nur bedingt mit anderen vergleichbar ist. Vorbei sind die

Zeiten, in denen ein relativ starres Insulinregime, wie zum Beispiel die konventionelle Insulintherapie mit zwei festen Insulininjektionen täglich, bestehend aus einem Kurz- und Langzeitinsulin, den Tagesablauf der Kinder und Jugendlichen vorbestimmt hat. Im Gegensatz zu früher verstehen wir als betreuendes Diabetes Team unsere Aufgabe und unser Ziel heute darin, Ihrem Kind ein so normales Leben wie möglich, quasi wie vor der Erkrankung, zu ermöglichen. Ihr Kind soll trotz des Diabetes so leben können, wie jedes andere Kind auch. Verstehen Sie deshalb unsere folgenden Empfehlungen nur als Hilfestellungen.

Kleinkind (bis 6 Jahre)

In dieser Altersgruppe hat sich in den letzten Jahren eindeutig die Insulinpumpentherapie (CSII) als Standardtherapie durchgesetzt. Der Wegfall der mehrmals täglich benötigten Injektionen, die viel genaueren, individuelleren Möglichkeiten der Insulinabgabe bei hoher Insulinempfindlichkeit und das freiere Mahlzeitenmanagement sind nur einige der Vorteile einer Pumpenbehandlung in diesem Alter. Jedoch gibt es immer wieder auch Kleinkinder und Familien, die mit einer intensiven Mehrfachspritzenbehandlung ganz gut zurechtkommen.

Schulkind (6 bis 11 Jahre)

In dieser Altersgruppe wird eine Mischung aus intensiver Mehrfachspritzenbehandlung und der Pumpentherapie durchgeführt. Viele Kinder dieser Altersgruppe können noch mit einer Mischung aus Normal- und Verzögerungsinsulin gut eingestellt werden. Auch schnell wirksame Insulinanaloga kommen bei diesen Kindern zum Einsatz, vereinzelt auch schon lang wirksame Insulinanaloga.

Jugendlicher (12 bis 17 Jahre)

Dies ist ja die Zeit des gesteigerten Insulinbedarfs, aber auch der Schwierigkeiten im täglichen Umgang mit dem Diabetes. Deshalb sollte die Therapie so einfach wie möglich, aber auch sehr flexibel sein. Für die meisten Jugendlichen ist die klassische intensivierte Insulintherapie (ICT) die richtige Behandlungsart. Entscheidet sich ein Jugendlicher ganz bewusst für die Insulinpumpe, kann er damit ebenfalls eine gute Stoffwechseleinstellung erzielen.

Junger Erwachsener (ab 17 Jahre)

Die körperliche Entwicklung ist in der Regel abgeschlossen, Ihr Kind wächst kaum noch, bald stehen Abschlussprüfungen und der Wechsel zum Erwachsenen-Diabetologen an. Die meisten jungen Erwachsenen führen ihre intensivierte Insulintherapie fort, wobei auf ein lang wirksames Insulinanalogon mit nur einer Gabe am Tag gewechselt werden kann. Viele erkennen nun auch die Vorteile einer Pumpentherapie und sind dafür bereit, sich mehr um ihren Diabetes zu kümmern.

Begleiterkrankungen und Spätkomplikationen

Kinder und Jugendliche mit Typ-1-Diabetes erkranken häufiger als Nicht-Diabetiker an einer weiteren Autoimmunerkrankung. Zusätzlich können im weiteren Verlauf des Diabetes Folgeerkrankungen, sogenannte Spätkomplikationen, auftreten. Mit den jährlichen Routineuntersuchungen können bei Ihrem Kind Folgeerkrankungen und weitere Autoimmunerkrankungen sehr früh und rechtzeitig erkannt werden.

Diabetes und Schilddrüse

Schilddrüsenerkrankungen sind die häufigsten Begleiterkrankungen bei Kindern und Jugendlichen mit Typ-1-Diabetes. Bei ca. 25 bis 30 Prozent werden Auto-Antikörper gegen Schilddrüsengewebe gefunden. Man spricht dann von einer Autoimmunthyreoiditis. Dies bedeutet aber nicht, dass Ihr Kind sofort krank ist und behandelt werden muss. Viele unserer Patienten haben zwar positive Auto-Antikörper, die Schilddrüsenhormonwerte sind jedoch im völlig normalen Bereich. In diesem Fall kann zunächst abgewartet werden. Es sollten aber dann engmaschigere Kontrollen der Schilddrüsenwerte stattfinden, spätestens jedes halbe Jahr. Dabei werden das schilddrüsenstimulierende Hormon TSH, das freie Schilddrüsenhormon fT4 sowie die Auto-Antikörper bestimmt. Solche spezifisch gegen die Schilddrüse gerichteten Auto-Antikörper können entweder gleich bei der Manifestation des Diabetes oder im Verlauf der Erkrankung auftreten.

Man unterscheidet zwei Formen:
- Die **Hashimoto-Thyreoiditis** mit langsamem Verlust der Schilddrüsenhormonproduktion. Diese Form führt in der Regel zu einer Unterfunktion der Schilddrüse.
- Die **Basedow-Erkrankung** mit Stimulation der Hormonbildung, welche zu einer Überfunktion führen kann.

Neben den Laborwerten gehört die regelmäßige sonographische Untersuchung der Schilddrüse zur Diagnostik dazu.

Unterfunktion der Schilddrüse

Wie oben schon erwähnt, kann es innerhalb von Monaten, Jahren oder Jahrzehnten zu einer Unterfunktion (Hypothyreose) der Schilddrüse kommen, weil Zellen, die Schilddrüsenhormone bilden, vom eigenen Immunsystem zerstört werden. Typische klinische Zeichen für eine Unterfunktion sind Müdigkeit, Gewichtszunahme, seltener ein harter Stuhlgang. Der Stoffwechsel wird generell herabgesetzt und verlangsamt. Es kommt zu einer Vergrößerung der Schilddrüse. Wird die Unterfunktion längere Zeit nicht erkannt, kann es auch zum Kleinwuchs kommen

Überfunktion der Schilddrüse

Diese kommt deutlich seltener vor. Stimulierende Auto-Antikörper führen dazu, dass mehr Schilddrüsenhormone gebildet werden. Typische klinische Hinweise sind Unruhe, Nervosität und Gewichtsabnahme. Oft ist die Schilddrüse vergrößert, ganz selten kommt es zu Augenbeschwerden mit Hervortreten der Augen. Es kann zu unerklärlich hohen Blutzuckerwerten mit steigenden HbA1c-Werten und höherem Insulinbedarf kommen.

Therapie. Viele unserer Kinder und Jugendlichen mit Typ-1-Diabetes und nachgewiesenen Schilddrüsen-Auto-Antikörper müssen nicht behandelt werden, da ihre Schilddrüsenfunktion noch völlig normal ist. Bei nachgewiesener Unterfunktion der Schilddrüse erfolgt die Gabe des Schilddrüsenhormons L-Thyroxin. In der Regel wird einmal täglich eine Tablette (Dosierung in der Regel zwischen 50 und 150 µg/täglich) geschluckt. Calcium- und Eisenpräparate sollten nicht gleichzeitig eingenommen werden, da sie die Aufnahme von Thyroxin stören. Bei einer Überfunktion der Schilddrüse werden Medikamente gegeben, die die Bildung von Schilddrüsenhormonen hemmen, sogenannte Thyreostatika.

> ## WISSEN
> ### Schilddrüsen-Unterfunktion:
>
> **Auswirkungen auf den Diabetes:**
> - vermehrt Hypoglykämien, vor allem auch nach den Mahlzeiten, bedingt durch eine verzögerte Magenentleerung
> - nach Ausgleich der Schilddrüsenunterfunktion Rückgang der symptomatischen Hypoglykämien

Diabetes und Zöliakie

Eine weitere Autoimmunerkrankung, welche bei Kindern und Jugendlichen mit Typ-1-Diabetes häufiger auftritt, ist die Zöliakie. Dabei handelt es sich um eine Erkrankung des Dünndarms mit einer Überempfindlichkeit gegen Gluten (Gliadin). Gluten, auch Klebereiweiß genannt, ist in allen Getreidearten enthalten. Gluten und ähnliche Eiweißstoffe finden sich in den Hauptgetreidearten Weizen, Roggen, Gerste und Hafer sowie in selteneren Getreidearten. Nach Kontakt reagiert die überempfindliche Darmschleimhaut mit typischen Veränderungen, welche die normale Aufnahme von Nahrungsstoffen allmählich vermindert. Die klinischen Symptome einer Zöliakie können schlechtes Gedeihen, Kleinwuchs, Gewichtsverlust, auffällig massige Stühle, Durchfälle, Blähungen, Bauchschmerzen, Erbrechen, schlechter Appetit und Muskelschwäche sein. Vereinzelt treten auch psychische Veränderungen bei den Patienten auf. Jedoch kann Ihr Kind auch völlig asymptomatisch, also klinisch unauffällig, sein. In einzelnen Fällen haben sich die Kinder und Jugendliche über die Jahre hinweg an leichte Symptome wie täglichen, leichten Durchfall oder vermehrte Blähungen gewöhnt und spüren die Veränderungen erst nach Beginn der »glutenfreien Diät«.

Zöliakie tritt bei ca. zwei bis acht Prozent der Kinder und Jugendlichen mit Typ-1-Diabetes auf. Die Diagnose erfolgt durch einen hochpositiven Nachweis von spezifischen Gewebetransglutaminase-Antikörpern (tTGA-IgA/IgM) und Gliadin-Antikörpern (Gliadin-IgA/

IgG), welche aber weniger sensibel sind. Ein möglicher IgA-Mangel sollte im Vorfeld ausgeschlossen werden, um mögliche falsch negative Ergebnisse zu verhindern. Solche spezifischen Auto-Antikörper können entweder gleich bei der Manifestation des Diabetes oder im Verlauf der Erkrankung, meist in den ersten fünf Jahren, auftreten. Auch bei dieser Erkrankung gilt: Der positive Nachweis der für eine Zöliakie spezifischen Auto-Antikörper bedeutet nicht automatisch, dass Ihr Kind an einer Zöliakie erkrankt ist. Die endgültige Diagnose kann nur durch eine Dünndarmbiopsie im Rahmen einer Magen-Darm-Spiegelung gestellt werden.

Wird eine Zöliakie bei einem Kind oder Jugendlichen festgestellt, wird empfohlen, dass sich auch die anderen Familienmitglieder untersuchen lassen. Nicht selten wurde dann auch bei einem Elternteil oder bei einem Geschwister eine bisher noch nicht bekannte Zöliakie festgestellt.

Bei Kindern und Jugendlichen mit Typ-1-Diabetes und einer zusätzlichen Zöliakie kann es vermehrt zu Unterzuckerungen (Hypoglykämien), Blutzuckerschwankungen sowie Verschlechterung der Stoffwechseleinstellung kommen. Unter glutenfreier Kost kommt es wieder zu einer Verbesserung der Stoffwechseleinstellung.

Therapie. Sie besteht in einer glutenfreien Kost, welche lebenslang und konsequent gegessen werden muss. Um dies zu lernen, ist eine ausführliche Diätberatung notwendig. In der Zwischenzeit gibt es erfreulicherweise viele Ratgeber und im Alltag werden immer mehr verschiedene glutenfreie Nahrungsmittel angeboten. Wichtig ist sicherlich, dass alle Betroffenen Mitglied in der Deutschen Zöliakie Gesellschaft (DZG) werden. Diese bietet umfangreiche Hilfen und praktische Tipps über ihre Website www.dzg-online.de an.

Weitere Autoimmunerkrankungen

Sehr selten kann ein Autoimmunes Polyendokrinopathiesyndrom, kurz APS, auftreten. Dabei kommt es zur Bildung von Auto-Antikörpern gegen die Nebenniere und/oder die Nebenschilddrüsenkörperchen. Klinische Hinweise sind Zeichen eines Kalziummangels wie unklare Zittrigkeit, auffällige Verkrampfung der Hände und Füße, prickelndes Gefühl um den Mund, Krampfanfälle oder Zeichen eines Mangels an Stresshormon (Cortisol) wie Schlappheit, Antriebsarmut, Muskelschwäche, ausgeprägte Müdigkeit, auffällig geringer Insulinbedarf und gehäufte Unterzuckerungen. Dieses Syndrom kann in unterschiedlicher Ausprägung vorkommen. Da es aber extrem selten ist, werden dafür keine regelmäßigen Untersuchungen empfohlen. Tritt aber eines der genannten Symptome auf, sollte unbedingt der Diabetologe angesprochen werden.

Folgeerkrankungen vorbeugen

Die Notwendigkeit einer guten Stoffwechsel-einstellung zur Vermeidung Diabetes-typischer Folgeerkrankungen ist schon seit langer Zeit bekannt. Mit den besseren Möglichkeiten der Selbstkontrolle und der deutlichen Intensivierung der Therapie ist es in den letzten Jahrzehnten zu einer kontinuierlichen Verbesserung der Stoffwechseleinstellung gekommen. Damit einher ging eine Abnahme von Veränderungen, die bei lang dauerndem Diabetes früher häufig anzutreffen waren.

Diabetische Mikroangiopathie

Die Veränderungen der kleinen Gefäße können zu Veränderungen am Auge, an den Nieren oder dem Nervengewebe führen. Man spricht dann von einer Retinopathie, Nephropathie oder Neuropathie.

Diabetes und Auge (Retinopathie)

Die Netzhaut des Auges ist beim Sehen von ganz entscheidender Bedeutung Sie wird von winzigen Adern mit Nährstoffen und Sauerstoff versorgt. Besteht über Jahre hinweg ein zu hoher Blutzuckerspiegel, können sich die Gefäßwände verändern. Es können sich kleine Aussackungen (Aneurysmen) in den Gefäßwänden bilden. Im weiteren Verlauf können dann leichte Einblutungen am Augenhintergrund auftreten, ohne dass der Betroffene etwas davon bemerkt. Es kommt zur Minderversorgung bestimmter Bereiche der Netzhaut und zur Abnahme der Zahl der Sehzellen. Bei manchen Menschen mit Diabetes kommt es auch zur Neubildung von Gefäßen. Erst wenn der Prozess deutlich vorangeschritten ist, leidet die Sehkraft darunter. Unbehandelt schreiten diese Veränderungen immer weiter voran und können bis zur Erblindung führen.

Deshalb sind regelmäßige Kontrolluntersuchungen des Augenhintergrundes durch den Augenarzt sehr wichtig, damit rechtzeitig Frühstadien einer Retinopathie erkannt werden. Wir empfehlen jährliche Untersuchungen durch den Augenarzt ab fünf Jahren Diabetesdauer bzw. ab dem elften Lebensjahr.

Eine aktuelle Untersuchung von fast 19 000 Kindern, Jugendlichen und jungen Erwachsenen mit Typ-1-Diabetes zeigte, dass in knapp 20 Prozent der Fälle leichte bis mäßige Veränderungen am Auge aufgetreten sind, bei acht Prozent fanden sich stärker ausgeprägte Veränderungen. Vorausschauende Berechnungen ergaben, dass nach einer Diabetesdauer von 40 Jahren voraussichtlich bei ungefähr 80 Prozent der Betroffenen Augenveränderungen, bei 50 Prozent sogar schwerere, auftreten werden. Eine gute Stoffwechseleinstellung und der Verzicht aufs Rauchen sind wichtige schützende Faktoren. Auch eine rechtzeitige Behandlung erhöhter Blutdruck- und Fettstoffwechselwerte ist dabei sehr wichtig.

Diabetes und Niere (Nephropathie)

Mithilfe verbesserter Labormethoden lassen sich seit einiger Zeit selbst winzige Mengen an Eiweißausscheidungen (Mikroalbumin) im Urin feststellen. Eine solche minimale Ausscheidung von Albumin im Urin wird **Mikroalbuminurie** genannt. Albumin ist ein Eiweißbestandteil und wird normalerweise im Urin nicht ausgeschieden, sondern über bestimmte Teile der Nieren wieder in den Körper aufgenommen. Wird es aber vermehrt und wiederholt über einem längeren Zeitraum ausge-

WISSEN

»Falsch positive« Ursachen für eine erhöhte, vorübergehende Albuminausscheidung im Urin

- starke körperliche Aktivität, Sport, »Stress«
- Infektion der Harnwege, Fieber
- bei oder nach operativen Eingriffen
- überhöhter Fleisch- und/oder Salzkonsum
- Blutdruckanstieg
- klinisch bedeutsame Herzinsuffizienz
- orthostatische Eiweißausscheidung, das heißt bei aufrechter Körperhaltung, tritt nur nach längerem Stehen oder Sitzen auf, vorwiegend bei Jugendlichen und jungen Erwachsenen

schieden, kann das auf eine frühe Schädigung kleinerer Gefäße in den Nieren hinweisen. Somit stellt die Untersuchung auf eine mögliche Ausscheidung von Albumin im Urin einen hervorragenden Suchttest für eine mögliche Mikroangiopathie an den Nieren dar.

Ca. 30 bis 40 Prozent entwickeln nach einer Diabetesdauer von 15 bis 20 Jahren eine Mikroalbuminurie. Erfreulicherweise hat sich das Auftreten einer solchen Albuminausscheidung im Urin bei Kindern und Jugendlichen mit Typ-1-Diabetes in den letzten Jahren deutlich verzögert. Dieser Urintest ist sehr empfindlich, das heißt, er hat eine hohe Sensitivität, so dass Veränderungen an den Nieren so früh wie möglich erkannt werden können. Jedoch kann er deshalb auch häufig falsch positiv sein, wenn durch andere Faktoren vorübergehend etwas vermehrt Albumin im Urin nachgewiesen wird. Deshalb geht man von einer echten Mikroalbuminurie erst dann aus, wenn zwei bis drei auffällige Urinproben mit erhöhter Ausscheidung von Albu-

min im Abstand von drei bis sechs Monaten nachgewiesen werden. Durch die wiederholten Messungen lassen sich nicht krankheitsbedingte Ursachen mit großer Sicherheit ausschließen.

Die Ursachen für das Auftreten einer diabetischen Nierenerkrankung sind vielfältig. Ein wichtiger Grund ist die Erhöhung des Druckes in den Nierenkörperchen (Glomeruli), den kleinen Funktionseinheiten in den Nieren. Diese führt zur Verdickung und Erhöhung der Durchlässigkeit der Basalmembran, welche die Nierenglomeruli umgibt und abdichtet. Somit kann vermehrt Albumin im Urin ausgeschieden und nachgewiesen werden.

Aus Studien weiß man, dass die Entwicklung einer Nierenerkrankung beim Diabetes durch folgende Veränderungen oder Faktoren gefördert und beschleunigt werden kann: Hoher Blutdruck, Rauchen, erhöhte Zufuhr von Eiweiß und genetische Faktoren. In einer großen Studie wurde vor Kurzem das Auftreten einer Nierenbeteiligung bei fast 28 000 Kindern, Jugendlichen und jungen Erwachsenen mit Typ-1-Diabetes untersucht. Es konnte berechnet werden, dass während einer Diabetes-Dauer von 40 Jahren bei diesen Patienten voraussichtlich bei 25 Prozent eine Mikroalbuminurie und bei weniger als zehn Prozent ein Fortschreiten der Nierenveränderungen bis zum Nierenversagen auftreten wird. Das bedeutet, dass durch die verbesserte und intensivere Therapie der letzten Jahre das Voranschreiten einer diabetesbedingten Nierenerkrankung erheblich reduziert werden kann. In einer Langzeitbeobachtung über durchschnittlich 22 Jahre konnte bei Typ-1-Diabetikern gezeigt werden, dass unter intensivierter Insulintherapie das Risiko für eine Nierenbeteiligung um 50 Prozent reduziert wird. Auch das Erreichen eines vollständigen Nierenversagens mit dauerhafter Dialysebehandlung oder Nierentransplantation trat nur bei der Hälfte der Studienteilnehmer mit intensivierter Diabetesbehandlung auf. Ein weiteres Frühzeichen für eine Beeinträchtigung der Nierenfunktion sind dauerhaft erhöhte Blutdruckwerte. Die regelmäßigen Kontrollen in der Ambulanz dienen deshalb dazu, einen Bluthochdruck frühzeitig zu erfassen und zu behandeln.

Therapie. Wichtig ist eine Verbesserung der Stoffwechseleinstellung Bei gesicherter Diagnose einer diabetischen Nierenerkrankung wird man sich zu einer medikamentösen Behandlung entschließen. Es werden Medikamente gegeben, welche die erhöhte Albuminausscheidung reduzieren, sogenannte ACE-Hemmer. Höhere Blutdruckwerte sollten auch konsequent behandelt werden.

Diabetes und Nervenerkrankungen (Neuropathie)

Veränderungen am Nervensystem (Neuropathie) können zur Beeinträchtigung der Empfindungen (sensorische Störungen) oder des Bewegungsablaufes (motorische Störungen) führen. Darüber hinaus finden sich aber auch Veränderungen im sogenannten autonomen, vegetativen Nervensystem, das unsere Herzaktion und unser Urogenital-System (Blasenentleerung, Potenz) wie auch die Funktion des Magen-Darm-Traktes steuert. Richtige Störungen sind bei Kindern und Jugendlichen eine absolute Rarität. Mit aufwändigen Untersuchungen lassen sich aber oft schon in frühem Alter geringfügige erste Schäden des Nervenleitsystems der Beine, aber auch des Herzens feststellen. Man spricht dann von subklinischen Veränderungen, welche aber keine klinische Relevanz haben. Diabetesbedingte Nervenerkrankungen treten erst nach langer Diabetesdauer im Erwachsenenalter auf. Wirksame Möglichkeiten zur Behandlung sind verfügbar.

WISSEN

Diabetische Makroangiopathie

Risikofaktoren:
- Übergewicht/Adipositas
- Bluthochdruck
- Fettstoffwechselstörungen (Dyslipidämie)
- chronische Hyperglykämie (schlechte Stoffwechseleinstellung)
- Rauchen

Diabetische Makroangiopathie

Veränderungen an den großen Gefäßen, die sogenannte Makroangiopathie, beginnen bereits in der Kindheit. Die pathophysiologischen Vorgänge, die zu den Veränderungen an den großen und größeren Arterien des Körpers führen, sind im Einzelnen noch unklar. Die Krankheit ist auch allgemein als »Arterienverkalkung« (Arteriosklerose) bekannt. Sie tritt mit zunehmendem Alter auch bei Nicht-Diabetikern auf. Eiweiß- und Fettmoleküle lagern sich an den Gefäßinnenwänden ab und behindern zunehmend den Blutfluss. Die wesentlichen Krankheitsbilder der Makroangiopathie sind die koronare Herzkrankheit (kurz KHK) und der Herzinfarkt, die arterielle Verschlusskrankheit in den Beinen und der Schlaganfall.

Am häufigsten sterben Patienten mit Diabetes an den Folgen der Gefäßveränderungen am Herzen. Ihre kardiovaskuläre (die Herzgefäße betreffende) Erkrankungsrate ist überdurchschnittlich hoch. Dies gilt sowohl für Typ-1-Diabetiker als auch für Typ-2-Diabetiker. Veränderungen im EKG treten bei ihnen auch doppelt so häufig wie in der Normalbevölkerung auf. Im Vergleich zu Nicht-Diabetikern zeigen männliche Diabetes-Patienten ein 1,5- bis 2,5-mal und Diabetikerinnen ein 4-mal höheres Risiko, an einer koronaren Herzkrankheit zu versterben. Allerdings haben auch Raucher ein größeres Risiko, einen Herzinfarkt zu erleiden, als Nichtraucher. Das Gleiche gilt für Menschen mit Fettstoffwechselstörungen. Deshalb sollten wir für Kinder und Jugendliche mit Diabetes schon in deren Kindheit und später vor allem im Teenageralter selbst Vorbild sein und nicht rauchen und uns gesund ernähren. Die Vorbilder sitzen mit am Tisch!

Wegen der oben genannten Gründe wird bei den Kindern und Jugendlichen mit Diabetes regelmäßig neben Gewicht und Größe auch der Blutdruck gemessen. Bei den jährlichen Laborkontrollen werden zusätzlich die Fettstoffwechselwerte (Gesamt-Cholesterin), und die Blutfette (Triglyceride) bestimmt.

Diabetes und Operationen

Steht bei Ihrem Kind eine Operation an, sollte aufgrund des Diabetes im Vorfeld einiges beachtet werden. Um die Risiken der Operation möglichst gering zu halten, sollte Ihr Kind gesund sein und eine weitgehend gute, stabile Stoffwechsellage haben.

Kleinere Operationen mit einer Dauer unter einer Stunde werden in der Regel ambulant durchgeführt und Ihr Kind kann am selben Tage wieder nach Hause entlassen werden. Einflüsse auf die Stoffwechseleinstellung sind dabei kaum zu erwarten. Größere Operationen mit einer verlängerten Narkosezeit bergen dagegen ein höheres Risiko für eine metabolische Entgleisung, eine Entlassung am selben Tag ist in der Regel nicht möglich.

Während einer Operation besteht das Risiko für eine ketoazidotische Entgleisung ihres Stoffwechsels.
Operation und Narkose führen zu einer Ausschüttung gegenregulatorischer, kontrainsulinärer Hormone. Diese Hormonveränderungen führen zu verschiedenen Stoffwechselstörungen, welche alle zu höheren Blutzuckerwerten und evtl. auch zu einer Übersäuerung (Ketose) durch Bildung von Aceton bzw. Ketonkörpern führen. Diese hormonellen Veränderungen sind individuell verschieden und in ihrer Ausprägung abhängig von der Art der Narkose, der Dauer der Operation und dem klinischen Verlauf nach der Operation. Auch Komplikationen wie zum Beispiel eine Infektion und Schmerzen spielen eine große Rolle.
Deshalb sollte während der Narkose auf Folgendes geachtet werden:
- ausreichende Flüssigkeitszufuhr,
- normnahe Blutzuckereinstellung,
- Vermeidung von Unterzuckerungen (Hypoglykämien),
- Verringerung der stressbedingten Überzuckerung (Hyperglykämie) nach der Operation,
- Verringerung der Gefahr einer ketoazidotischen Entgleisung und
- Verringerung des Infektionsrisikos nach der Operation.

Verhalten bei kleineren Operationen

Vor dem Eingriff sollte der Blutzuckerwert weitgehend im Normbereich sein. In der Regel kann das Langzeitinsulin an diesem Tag normal oder nur leicht reduziert injiziert werden. Kurzzeitinsulin sollte erst nach dem Eingriff oder zur Korrektur höherer Blutzuckerwerte vorher verwendet werden. Bei kleineren Patienten oder bei längerer Nüchternheit vor der Operation ist möglicherweise eine intravenöse Flüssigkeitszufuhr vor, während und nach dem Eingriff erforderlich. Je nach aktuellem Blutzuckerwert Ihres Kindes wird eine entsprechende Lösung mit viel, wenig oder gar keinem Glukosegehalt verwendet.
Falls möglich, sollten auch kleinere Eingriffe/Untersuchungen in Narkose möglichst morgens durchgeführt werden. Optimale Blutzuckerwerte während des Eingriffes liegen zwischen **90 bis 180 mg/dl (5 bis 10 mmol/l)**. Hat Ihr Kind morgens eher niedrigere Blutzuckerwerte, sollte in der Nacht vor der Operation das Langzeitinsulin leicht reduziert werden, um Hypoglykämien wegen des Nüchternseins zu vermeiden. Im Gegensatz dazu können Aufregung, geänderter Tagesablauf und Schlafstörung in der Nacht vor

der Operation zu höheren Nüchternblutzucker-
werten am Operationstag führen.

Verhalten bei größeren Operationen

Ihr Kind wird einen Tag vorher stationär aufgenommen und erhält zunächst die gleiche Insulindosis wie sonst auch. Höhere Blutzuckerwerte
werden korrigiert, mögliche Flüssigkeitsdefi-
zite (Ketose) ausgeglichen. Vor der Operation
werden wichtige Laborwerte, wie das Blutbild,
die Elektrolyte Natrium, Kalium und Calcium, der
Nierenwert Kreatinin, die Blutgase und eventuell
die Gerinnungswerte kontrolliert. Zur Einschät-
zung der Stoffwechseleinstellung sollten HbA1c
und Aceton bzw. Ketonkörper (im Blut oder Urin)
bestimmt werden.

Der geplante Eingriff sollte, falls möglich, morgens erfolgen, um die Dauer der Nüchternheit
möglichst kurz zu halten. Am Operationstag bekommt Ihr Kind keine reguläre Insulingabe mehr.
Da Ihr Kind am Operationstag nüchtern sein
sollte, erfolgt ca. zwei Stunden vor dem Eingriff
eine standardisierte intravenöse Insulingabe mit
gleichzeitiger Flüssigkeitsgabe. Intravenös gegebenes Insulin wirkt wesentlich kürzer und erlaubt eine genauere Glukose-Kontrolle. Während
der Operation wird regelmäßig der Blutzucker
kontrolliert und gegebenenfalls auf höhere oder
niedrigere Blutzuckerspiegel reagiert.

Auch nach der Operation wird der Blutzucker
engmaschig kontrolliert, solange Insulin über
die Vene (intravenös) verabreicht wird. Nachdem
Ihr Kind aus der Narkose aufgewacht ist und es
wieder essen und trinken darf, wird wieder auf
sein normales Insulinregime gewechselt, die
intravenöse Insulingabe und auch die Flüssigkeitszufuhr beendet. Nach dem Aufwachen sind
Blutzuckerwerte zwischen **80 und 160 mg/dl
(4,5 bis 8 mmol/l)** anzustreben. Korrekturen

höherer Blutzuckerwerte erfolgen nach dem
bisherigen Korrekturfaktor Ihres Kindes.
Größere Operationen an Kindern mit Diabetes sollten an dafür spezialisierten Zentren
durchgeführt werden, die eine (Mit-)Betreuung
durch einen Kinder-Diabetologen gewährleisten
können. Bei Notfalloperationen sollte sobald
wie möglich Kontakt mit einem Kinderdiabetes-
Zentrum aufgenommen werden.

Mein Kind trägt eine Pumpe – was ist bei Operationen zu beachten?

In der Regel kann die Pumpe bei kleineren
Eingriffen weiter getragen werden. Die Katheter-
stelle sollte aber ausreichend gesichert werden.
Die Basalrate kann zunächst unverändert bleiben, bei niedrigen Blutzuckerwerten sollte die
Basalrate aber temporär abgesenkt werden. Am
Operationstag darf kein morgendlicher Bolus
mehr gegeben werden, nur höhere Blutzuckerwerte sollten korrigiert werden. Falls notwendig,
können Korrekturen höherer Blutzuckerwerte
während und nach dem Eingriff über die Pumpe
erfolgen. Wenn Ihr Kind nach der Operation
wieder wach und bereit zu essen ist, erfolgt der
normale Mahlzeiten-Bolus.

Welche Fragen sollten im Vorfeld gestellt werden?

1. Sind bei Ihnen bereits Kinder mit Diabetes
   operiert worden?
2. Verfügt der zuständige Narkosearzt (Anäs-
   thesist) über Erfahrungen im Management
   von Kindern und Jugendlichen mit Diabetes?
3. Was/wen empfiehlt mein zuständiger Kinder-
   Diabetologe?
4. Wer betreut mein Kind nach der Operation?
   Wer achtet auf die Blutzuckerwerte?

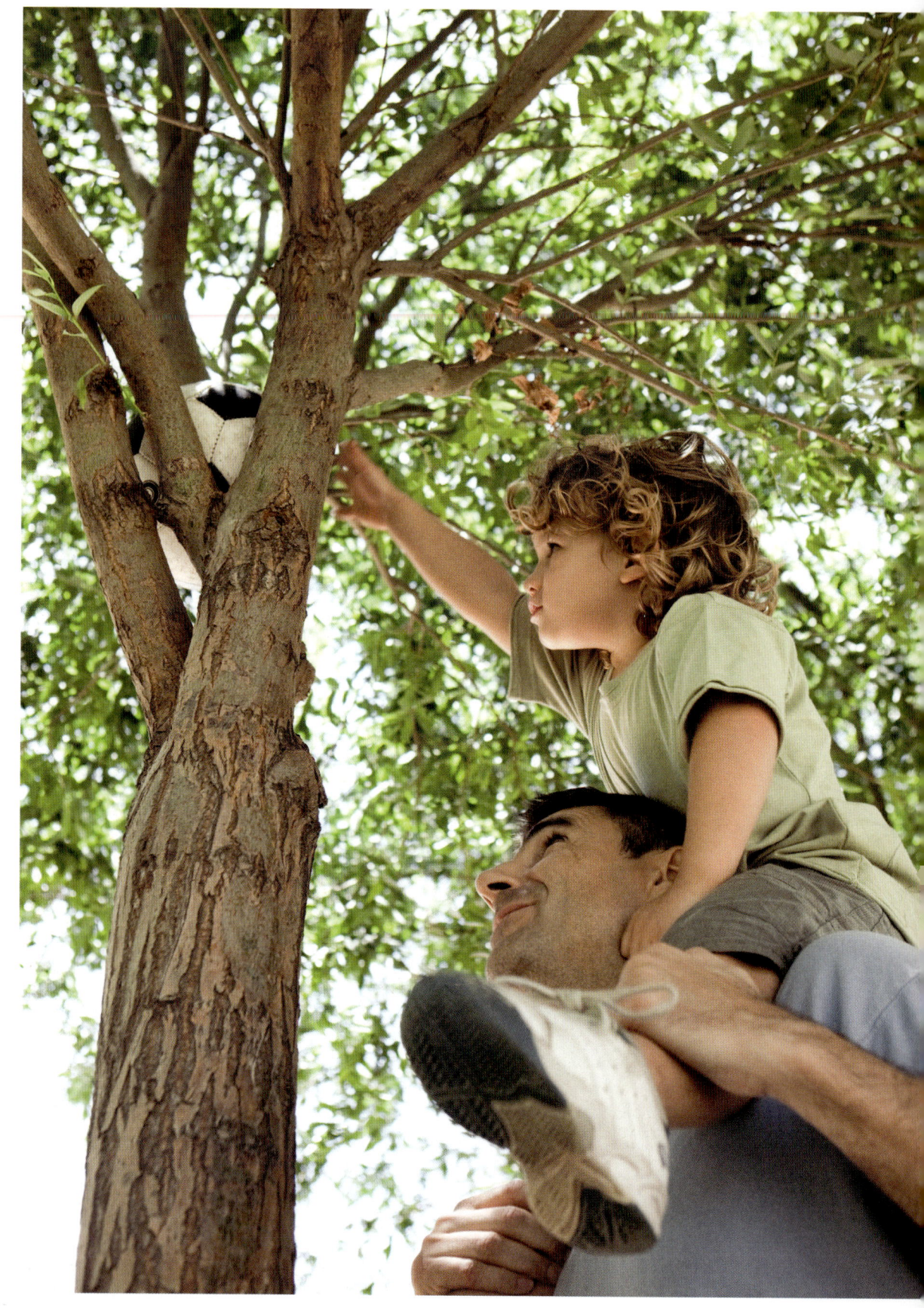

Zu Hause alles im Griff

Im Krankenhaus konnten Sie und Ihr Kind in Ruhe auf die richtige Diabetesbehandlung vorbereitet werden. Glücklicherweise stabilisiert sich auch der Gesundheitszustand Ihres Kindes im Laufe des Krankenhausaufenthaltes langsam, aber sicher. Einer Entlassung steht also nichts mehr im Wege! Worauf Sie zu Hause achten sollten, lesen Sie im Folgenden.

Den Stoffwechsel kontrollieren

Studien haben gezeigt, dass sich die Stoffwechseleinstellung durch regelmäßige Blutzucker-Kontrollen signifikant verbessert. Sie sind die einzige Chance, den Diabetes »in den Griff« zu bekommen und nicht ständig nur von ihm bestimmt zu werden.

Urintests

Wie hoch der Blutzuckerwert ist, kann im ersten Schritt sehr einfach über einen Urintest festgestellt werden. Überprüft werden hierbei zwei Werte: der Zucker- und der Acetonwert. Beide geben Aufschluss über die Blutzuckereinstellung und sind eine sehr gute Orientierung bei der Stoffwechseleinstellung.

Zucker

Das Testen des Urins auf Zuckerausscheidung ist für manche vielleicht der erste Berührungspunkt mit der Erkrankung Diabetes. Steigt der Blutzucker über 160 bis 180 mg% an, so wird die überschüssige Glukose über die Niere ausgeschieden; das kann über einen Urintest nachgewiesen werden. Die Urintests sind heute noch für die Bestimmung möglicher Ketonkörper (Aceton) im Urin wichtig, über die eine Stoffwechselentgleisung (diabetische Ketoazidose) rechtzeitig erkannt werden kann. Früher waren die Urintests praktisch die einzige Möglichkeit der Selbstkontrolle. Dies gilt auch heute noch in Ländern, in denen Blutzucker-Teststreifen aus Kostengründen Mangelware sind. Bei uns hat die Bestimmung der Blutzuckerwerte die Messung der Zuckerausscheidung im Urin vollständig verdrängt.

Aceton

Aceton kann man im Blut nur mit speziellen Teststreifen messen, im Urin lässt es sich jedoch einfacher nachweisen. Sie halten den Teststreifen in den Urinstrahl oder den Urinbecher. Danach vergleichen Sie den Farbton des Teststreifens mit den Farbfeldern auf der Messstreifen-Dose. Der Lilaton auf dem Testfeld zeigt in seiner unterschiedlichen Farbintensität den Grad der Ketonkörper-Ausscheidung an. Es gibt Urin-Teststreifen zum Nachweis von Zucker und Ketonkörpern auch als sogenannte Multi-Uriteststreifen mit noch zusätzlichen Nachweismöglichkeiten für zum Beispiel Eiweiß oder Blut.

Was bedeuten Ketonkörper oder Aceton?

Normalerweise scheidet der Mensch keine Ketonkörper aus. Bei bestimmten Veränderungen des Stoffwechsels wie zum Beispiel bei Infektionen, ausgeprägter Überzuckerung (Hyperglykämie), Übelkeit, Erbrechen, Durchfall, Hunger und beim Fasten sollte der Urin auf Ketonkörper getestet werden. Ketonkörper entstehen beim Abbau von Fetten als Zwischenprodukt. Aceton als wichtigste Substanz der Ketonkörper wird bei einem Diabetiker vom Körper ausgeschieden, wenn der Körper nicht genügend Insulin hat und er demzufolge an seine Fettreserve gehen muss. Dies war wahrscheinlich bei Ihrem Kind bei Diagnosestellung der Fall. Es kommt auch später vor, wenn zwar Insulin gespritzt wurde, die Dosis aber zum Beispiel bei einem Infekt einfach nicht ausreicht. Ketonkörper im Urin sind also ein wichtiger Hinweis auf eine schlechte Stoffwechseleinstellung. Weitere klinische Veränderungen, bei denen eine Acetonurie auftreten kann, sind der Somogyi-Effekt und das Dawn-Phänomen:

Somogyi-Effekt. Aceton im Urin kann auch anfallen, wenn Ihr Kind nachts unterzuckert. Tritt eine Hypoglykämie auf, so treiben die kontrainsulinären Hormone den Blutzucker wieder hoch, siehe hierzu das Kapitel »Was bedeutet Hypoglykämie?« (Seite 81). Allerdings reagieren diese Hormone überschießend, der Zucker geht hoch und zugleich wird notfallmäßig Energie aus dem Fettabbau bereitgestellt. Dieses Phänomen wird Somogyi-Effekt genannt. Sie können den Somogyi-Effekt nachweisen, indem Sie morgens gegen drei Uhr einen Blutzuckertest durchführen. Ist der Wert im Unterzuckerungsbereich, aber morgens beim Aufstehen deutlich zu hoch und lässt sich Aceton im Urin nachweisen, spricht dies für eine Gegenregulation. Sie werden dann die abendliche oder spätabendliche Basalinsulindosis reduzieren müssen.

WISSEN

Wann ist eine Aceton-Messung im Urin sinnvoll?

- bei Infekten
- bei lang anhaltenden hohen Blutzuckerwerten von über 250 bis 300 mg/dl
- bei Verdacht auf ein Katheterproblem bei Kindern und Jugendlichen mit einer Pumpenbehandlung
- bei Hinweisen auf eine Säurevergiftung (Ketoazidose) mit Müdigkeit, Infekt, Gewichtsverlust, Übelkeit und Erbrechen
- beim Auftreten typischer Diabetes-Symptome wie ausgeprägter Durst, vermehrter Harndrang, Gewichtsabnahme

Dawn-Phänomen. Weitaus häufiger als der Somogyi-Effekt ist das Dawn-Phänomen, siehe hierzu das Kapitel »Wann sollte vom üblichen Verzögerungsinsulin NPH auf ein lang wirksames Insulinanalogon umgestellt werden?« (Seite 48) und das Kapitel »Der Insulinbedarf verändert sich« (Seite 102). Hier steigen die Blutzuckerwerte gegen Morgen stark an, und häufig kann bereits morgens Aceton nachgewiesen werden.

Blutzuckertests

Blutzuckertests sind heute die übliche Methode der Stoffwechselselbstkontrolle. Durch die Weiterentwicklung der Blutzucker-Messgeräte sowie der Stechhilfen sind heute zahlreiche hochentwickelte Produkte auf dem Markt und die Blutzuckertests in unserer heutigen Form überhaupt erst möglich. Bei allen Stechhilfen oder Lanzetten kann die Eindringtiefe in die Haut gesteuert werden. Dadurch lässt sich der Schmerz beim Piksen ganz deutlich reduzieren. Durch das Abschaffen der alten schwertklingenähnlichen Lanzetten sind auch häufige Blutzuckertestungen bei ganz jungen Kindern zumutbar geworden.

Durchführung und Protokollierung

Vor dem Piksen sollte sich Ihr Kind die Hände waschen, denn selbst kleinste Schmutzpartikel oder Essensreste können das Ergebnis des Blutzucker-Tests verfälschen. Die Fingerkuppe oder das Ohrläppchen wird nur noch aus versicherungsrechtlichen Gründen in der Klinik mit Alkohol abgewischt, bevor mit der Lanzette gestochen wird.

Dann machen Sie oder Ihr Kind die Stechhilfe und das Blutzuckermessgerät betriebsbereit. Ihr Diabetes-Team weist Sie in den Gebrauch Ihres eigenen Gerätes ein, entsprechend dieser Einweisung stechen Sie kurz in Ohrläppchen oder Finger. Am Finger sollte dabei möglichst seitlich gestochen werden und nicht direkt in die Kuppe. Bei Schulkindern empfehlen wir, die Innenseiten des Daumens und des Zeigefingers freizulassen, da das Schreiben in der Schule zu Irritationen nach dem Testen führen kann. Schon Vorschulkinder können lernen, sich selbst am Finger zu stechen. Mit neuen Stechhilfen ist auch ein Piksen am Unterarm, Daumen oder Handballen möglich. So wird nicht eine einzige Stelle durch das Piksen permanent gereizt, sondern es werden die Spritzstellen durch den Wechsel entlastet.

Während früher ein recht großer Blutstropfen aus der Einstichstelle auf das Testfeld aufgebracht werden musste, reichen heute bei den neuen Messgeräten winzige Blutmengen. Das Messergebnis wird Ihnen nach wenigen Sekunden angezeigt. Liegt das Ergebnis vor, sollten Sie bitte gleich den Wert in Ihr Testbüchlein eintragen. Verschiedene Firmen bieten unterschiedliche Hefte an. Jugendliche wollen sich oft keine Zeit für das Aufschreiben nehmen. Manchmal schreiben sie auch nur ausgedachte auf, damit sie »Ruhe haben«. Dies führt zu Hause und in der Ambulanz immer wieder zu Diskussionen. Im Kapitel »Diabetes bei Jugendlichen« (Seite 145) werden wir darauf noch ausführlich eingehen und Ihnen Tipps geben. Glücklicherweise haben die Geräte eine Speicherfunktion, sodass sich die Blutzuckerwerte auch später noch abrufen lassen. Statt des Übertragens der Werte in ein Büchlein, aus dem dann das Auf und Ab der Blutzuckerwerte sichtbar wird, gibt es auch Computer-Programme, die die aus dem Blutzucker-Messgerät in den Computer überspielten Daten auch verwalten und mittels einer Kurve einen Überblick über den Verlauf verschaffen. Auch lassen sich damit verschiedene Graphiken wie »Standardwoche« oder »Standardtag« erstellen. Jedoch benötigt die

Übertragung bzw. Eingabe der Blutzucker-werte in das Computer-System ebenfalls Zeit und oftmals ist die zeitgerechte Eingabe der Werte in das klassische Tagebuch immer noch die schnellste Variante.

Wie oft sollte getestet werden?

Die Häufigkeit der Blutzuckertestung hängt von unterschiedlichen Faktoren ab. Ist Alltag im wahrsten Sinne des Wortes, werden Sie seltener testen als im Skiurlaub oder wenn Ihr Sohn beim Fußballturnier mitspielt. Bei der intensivierten Insulintherapie oder bei der Pumpentherapie ist die Zahl der Kontrol-len davon abhängig, wie oft am Tag Insulin zu den Mahlzeiten oder zur Korrektur gespritzt wird. Denn schließlich müssen Sie wissen, wie viele Einheiten überhaupt injiziert wer-den sollen.

Wann sollte der Blutzucker gemessen werden?

Der Blutzuckerwert vor jeder der drei Haupt-mahlzeiten ist für die Berechnung der not-wendigen Insulindosis, wie bereits erwähnt, wichtig. Verwendet Ihr Kind nur schnell wirksames Insulinanalogon im Rahmen einer ICT oder Pumpentherapie, sollte eigentlich vor jeder Mahlzeit der Blutzucker bestimmt werden. Wenn man die Insulindosis zu den Mahlzeiten mittels des KHE-Faktors über-prüfen möchte, sollte der Blutzucker zwei Stunden nach der Mahlzeit gemessen wer-den. Der Nüchternwert, unmittelbar mor-gens nach dem Aufstehen, ist wichtig, weil er anzeigt, wie die vergangene Nacht abgelaufen ist. Auch auf den Nachtwert zwischen 22 und 23 Uhr sollte nicht verzichtet werden, weil er wichtig ist für die Basalinsulininjektion zur Nacht und zur Vermeidung nächtlicher Hypo-glykämien. Vereinzelt sollte auch nachts der

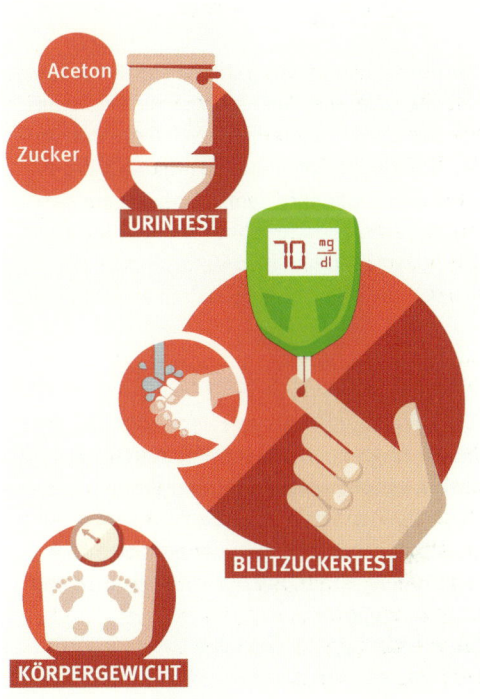

▲ Selbstkontrolle gibt Ihnen zu Hause Sicher-heit.

Blutzucker kontrolliert werden, um mehr In-formationen über den nächtlichen Stoffwech-selverlauf zu erhalten. Bei relativ stabiler Stoffwechseleinstellung reichen vier bis sechs Blutzuckerbestimmungen in 24 Stunden. Die wichtigsten Zeitpunkte sind morgens, mit-tags und abends vor den drei Hauptmahlzei-ten und vor Beginn der Nacht. Bei besonderen Ereignissen oder instabiler Stoffwechselsitua-tion sollte häufiger gemessen werden.

Der Blutzuckerwert: Was bedeuten mg% oder mmol/l?

Die Menge des im Blut befindlichen Zuckers kann in verschiedenen Maßeinheiten an-gegeben werden. Wir verwenden in unse-

PRAXIS

Regelmäßiges Geräteeichen ist wichtig

Etliche Gerätehersteller bieten Eichlösungen bzw. Kontrollchips für ihre Geräte an. Sie sollten damit Ihr Gerät in regelmäßigen Abständen »eichen«, da praktisch jedes Gerät gegenüber dem Laborwert andere Blutzuckerwerte anzeigt. Die digitale Anzeige täuscht eine Messgenauigkeit vor, die oft nicht eingehalten wird. Bei uns bringen die Eltern oder die Jugendlichen ihr Gerät mit in die Sprechstunde. Wenn Blut zur Messung ins Labor geht und gleichzeitig eine Blutzucker-Bestimmung mit dem Apparat der Kinder erfolgt, können Sie diese beiden Werte miteinander vergleichen und damit die Messgenauigkeit Ihres Gerätes überprüfen.

rem Buch mg/dl, entsprechend mg%. Damit Sie die Angaben in diesem Buch unabhängig davon, welche Maßeinheit bei Ihnen üblich ist, verstehen können, haben wir Ihnen beide Maßeinheiten in der Tabelle auf Seite 164 gegenübergestellt. Bei der Umrechnung gilt folgender Faktor:

$$\text{mg/dl} \times 0{,}056 = \text{mmol/l.}$$

Die Tabelle auf Seite 164 stellt die beiden Maßeinheiten für den Langzeitwert HbA1c im Verhältnis zu den mittleren Blutzuckerwerten einander gegenüber.

Die Angst vor der Insulinspritze

Fragt man Eltern und Kinder nach den unangenehmen Seiten des Diabetes, so stehen das Spritzen und Katheterlegen häufig an erster Stelle. Vor allem zu Beginn der Behandlung bedarf es viel Überwindung, das eigene Kind zu spritzen. Den Kindern fällt es ebenfalls schwer, ihre Hemmung und ihre Angst vor dem Piks zu verlieren.

Manchmal können beim Spritzen ernsthafte Probleme auftreten: Viele Kinder haben keine Lust, ihre Spritzstellen regelmäßig zu wechseln; sie spritzen immer in dieselben, alten »Spritzbeulen«. Es gibt Kinder, die vor dem Spritzen und Katheterlegen Angst haben, und solche, die sich stark dagegen wehren. Um solche Spritzen- und Nadelängste besser umzugehen, ist es wichtig, etwas mehr darüber zu erfahren, wie Ängste entstehen und warum manche von uns mehr und andere weniger davon haben. Wenn wir überhaupt keine Angst hätten, würden wir gefährlichen Situationen nicht aus dem Weg gehen und uns vielen Gefahren aussetzen. Angst ist also zunächst eine nützliche Eigenschaft, indem sie uns vor Gefahren warnt. Wenn sie allerdings in keinem Verhältnis zu der tatsächlichen Gefahr steht, spricht man von einer »unangemessenen Angst« oder einer Phobie. Um festzustellen, wann eine Angst unangemessen ist, genügen schon drei Fragen:

1. Wer oder was löst die Angst aus?
2. Wie stark ist die Angstreaktion?
3. Wie groß ist die wirkliche Gefahr?

Die Angst der Kinder vor einer Spritze oder einem Katheter ist vor allem zu Beginn der Diabetesbehandlung, nichts Ungewöhnliches. Die Angst, gepikst zu werden, ist sozusagen angeboren. Nur das Ausmaß der Angstreaktion ist von Mensch zu Mensch unterschiedlich. Da die Insulingabe unter die Haut bis heute ein unumgänglicher Teil der Diabetesbehandlung ist, müssen wir den Kindern die Angst davor nehmen. Damit helfen wir auch der restlichen Familie, die ebenfalls oft unter den Spritzenproblemen zu leiden hat.

Was macht Kindern Angst?

Bei Kindern sind Ängste ein Teil ihrer normalen Entwicklung. Die meisten Kinder zwischen fünf und zwölf Jahren fürchten sich vor Dunkelheit und fremden Orten, wilden Tieren und auch vor Wunden und Blut. Also ist die anfängliche Spritzenangst ein Versuch, etwas Bedrohliches zu vermeiden.

Angst wird häufig erlernt
Wenn ihr Kind bereits vor dem Diabetes schmerzhafte Bekanntschaft mit einer Spritze gemacht hat, wird diese Erfahrung durch die Insulininjektion wieder aktiviert. Ihr Kind hat damit eine Angstreaktion erlernt. Wenn der Diabetes entdeckt wird, ist Ihr Kind sowohl körperlich als auch seelisch stark belastet. Dadurch steigt die Bereitschaft zu Angst und zu Panikreaktionen stark an.

Eine Spritzenangst muss nicht immer zu Beginn der Insulinbehandlung auftreten. Oft entwickelte sie sich erst im Verlauf des Diabetes. Manchmal reicht eine ungeschickt gegebene Spritze aus, um beim Kind für Wochen eine Abwehrhaltung hervorzurufen. Es gibt aber auch Spritzenängste, die plötzlich und scheinbar ohne besonderen Grund auftreten. Oft löst auch das Wechseln der Spritzstellen Angst aus. Denn wenn Ihr Kind immer nur in dieselbe Stelle spritzt oder den Katheter an derselben Körperstelle gelegt haben möchte, kommt es zu einer gewissen Unempfindlichkeit an dieser Stelle. Wenn Ihr Kind dann die Spritzstelle wechseln soll, erscheint die neue Stelle im Vergleich zur alten viel schmerzhafter. Aus diesem Grund sollte man möglichst von Beginn an auf einen stetigen Wechsel der Spritzstellen achten und diesen Rhythmus auch beibehalten. Manchmal reagieren Kinder abweisend auf die Spritze, wenn es ihnen insgesamt nicht gut geht. Bei Problemen in der Schule oder wenn sie sich krank oder überfordert fühlen, sinkt ihre Belastbarkeit, und sie werden empfindlicher. Sinkt der Stress, geht es meist auch wieder besser mit Injektion und dem Katheterlegen.

Angst kann auch wieder verlernt werden
Es gibt hauptsächlich zwei Möglichkeiten, etwas zu verlernen:
1. indem man vergisst,
2. indem man etwas Neues dazulernt.

Beide Möglichkeiten können wir nutzen, um bestehende Spritzen- und Katheterängste abzubauen.

Beruhigen Sie Ihr Kind rechtzeitig
Etwa eine halbe Stunde vor der Injektion oder dem Katheterlegen sollte Ihr Kind körperlich und emotional nicht zu sehr aufgedreht sein. Wildes Herumtoben, Streitereien mit Geschwistern und andere Aufregung sollten möglichst vermieden werden. Durch dieses »Zur-Ruhe-Kommen« sorgen Sie dafür, dass die Aufregung nicht von einer Situation auf die andere übertragen wird. Beispielsweise kann der Streit um ein Spielzeug vor der Insulingabe dazu führen, dass diese Aufregung sich später bei der Insulinspritze entlädt.

Locken Sie Ihr Kind rechtzeitig aus seiner Beschäftigung
Häufig entstehen Aufregung und Streit, wenn Ihr Kind wegen der Insulingabe interessante Tätigkeiten oder Spiele plötzlich unterbrechen muss. Die Abwehrhaltung gegen die Spritze oder das Katheterlegen kann in diesem Fall durch den Frust über die Unterbre-

chung noch stärker werden. Es ist deshalb gut, wenn Sie Ihr Kind rechtzeitig aus interessanten Beschäftigungen herausholen und die Insulingabe nicht unmittelbar danach folgt.

Gewöhnen Sie Ihr Kind an den Ablauf des Insulinspritzens und des Katheterlegens

Viele Ereignisse verlieren ihre Bedrohlichkeit, wenn wir im Umgang mit ihnen einen bestimmten Ablauf festlegen. Kinder mögen solche« Rituale« besonders gern. Dazu zählen Gute-Nacht-Geschichten genauso wie das »Pusten« der Mutter auf eine kleine Wunde als Schmerzlinderung. Blutzuckertests und Spritzen sollten zu Hause möglichst immer am selben Ort stattfinden. Als Behälter für Spritzen, Tupfer und andere benötigte Dinge kann man bunte Täschchen oder lustige Schachteln benutzen. Auch das Spritzen kann durch einen immer gleichen Ablauf von seiner Bedrohlichkeit befreit werden. Die Rituale helfen Ihrem Kind, den Ablauf der Situation vorauszusehen. Außerdem entsteht so das Gefühl, die einzelnen Schritte kontrollieren oder beeinflussen zu können. Damit diese Vorgehensweisen helfen können, brauchen Sie eine gewisse Vorlaufzeit.

Treffen Sie mit Ihrem Kind Abmachungen

Vor dem Insulinspritzen oder Katheterlegen können Sie mit Ihrem Kind bestimmte Abmachungen treffen. Dazu zählt die Zusicherung, dass Spiele oder Tätigkeiten, die durch das Spritzen unterbrochen wurden, danach weitergeführt werden dürfen. Angstlösend wirken sich auch kleine Abmachungen zum Ablauf des Spritzens aus. Beispielsweise darf Ihr Kind – je nach Alter – mithelfen oder einige der Vorbereitungen übernehmen. Die schrittweise Einbeziehung des Kindes und die Belohnung solcher Tätigkeiten ist die Grundlage der kommenden Eigenständigkeit und senkt dabei die Angstgefühle. Kleine Belohnungen für eine gelungene Insulinspritze helfen Ihrem Kind, sich auf etwas zu freuen, und verdrängen die aufsteigende Angst.

Entspannen Sie Ihr Kind beim Spritzen oder beim Katheterlegen

Wenn Ihr Kind über längere Zeit die Spritze verweigert oder sich dagegen wehrt, dass ein Katheter gelegt wird, wühlt das auch Ihre Gefühle auf. Häufig haben Sie Mitleid mit Ihrem Kind und möchten ihm helfen. Gelegentlich mag Sie aber auch die Wut packen, denn Sie wollen sich nicht wie eine Mutter oder ein Vater fühlen, die oder der das eigene Kind quält. Gleichzeitig wissen Sie, dass es ohne Insulin nicht geht. Folgender Tipp könnte Ihnen helfen: Die meisten Spritzen- und Nadelängste bei Kindern entstehen nicht, weil das Spritzen selbst so wehtut. Sie kommen durch die Fantasie und die Angstbereitschaft des Kindes zustande (s. erlernte Angst). Stechen Sie sich selbst am besten von Zeit zu Zeit mit einer leeren Insulinspritze oder lassen sie sich von jemandem piksen, um Ihr Empfinden für die Schmerzintensität aufzufrischen. Sie werden sehen, es beruhigt zu wissen, dass der Piks wirklich nicht schlimm ist. Vielleicht haben Sie selber eine gewisse Angst vor Injektionen, die Ihnen noch nicht bewusst ist. Ein geringer Teil der Spritzenängste entsteht jedoch tatsächlich aufgrund von immer wiederkehrenden Schmerzen beim Insulinspritzen oder beim Katheterlegen. Daher sollte jede länger anhaltende Spritzenangst zunächst mit dem Diabetesarzt besprochen und psychologisch abgeklärt werden. Durch fehlerhafte Spritztechnik, durch Überempfindlichkeit bestimmter Hautstellen, durch eine für das Kind zu lange Nadel und durch eine besondere schmerzempfindliche Veranlagung können bei einem kleinen Teil der Kinder wirkliche Spritzschmerzen auftreten. Einen wichtigen Hinweis liefert das Verhalten Ihres Kindes nach dem Spritzen: Je schneller sich Ihr Kind danach beruhigt, umso eher handelt es sich um eine gelernte Angstreaktion, die mit den hier beschriebenen

Vorgehensweisen gemildert werden kann. Bei den meisten Kindern wird die Zeitspanne der Angstreaktion 5–15 Minuten betragen.

Wegsehen oder hinsehen?

Sie kennen wahrscheinlich die Situation aus eigener Erfahrung oder der Ihres Kindes: Wenn beim Arzt Blut abgenommen wird, dann schauen manche zu. Andere drehen den Kopf weg, damit sie ja nichts sehen. Dabei handelt es sich um zwei typische Verhaltensweisen, mit denen wir Menschen bedrohliche oder unangenehme Situationen überwinden möchten. Die »Weggucker« schützen sich, indem sie auf den unangenehmen Anblick verzichten. Die »Hingucker« dagegen müssen das Geschehen genau beobachten, um ihre Angst zu senken. Sie sollten deshalb wissen, zu welchem »Gucker-Typ« Ihr Kind gehört, bevor Sie die Spritzenangst angehen.

Es gibt Kinder, die sich wohler fühlen, wenn sie beim Spritzen hinschauen können. Oft wird auch aus einem »Weggucker« mit der Zeit ein »Hingucker« und mit zunehmenden Alter schließlich ein« Mit-Macher«. Diese Entwicklung zeigt sich bei vielen Kindern dadurch, dass sie sich nicht mehr in die Pobacken spritzen lassen wollen. Sie wollen sehen, was passiert. Zuschauende Kinder können je nach Alter auch ins Spritzen miteinbezogen werden. Und auch beim Katheterlegen können sie mit der Zeit mithelfen.

Wegschauen und ablenken

Manchen Kindern hilft es, ihre Angst zu senken, wenn sie bei der Insulingabe nicht zusehen müssen. Das können Sie unterstützen, indem Sie beim Spritzen oder Katheterlegen oder sogar schon bei den Vorbereitungen das Kind bewusst vom bedrohlichen Anblick ab-

PRAXIS

Spritzenangst

Lassen sie Ihr Kind die Spritzstellen massieren.

Nachdem die Spritzstelle beziehungsweise der Ort für den Katheter ausgewählt ist, kann Ihr Kind die Stelle durch kreisförmige, reibende Bewegungen massieren und sich damit auf die Spritze »vorbereiten«. Dadurch ist die Spritzstelle besser durchblutet, und nach der mechanischen Reizung wird der Einstich nicht mehr so deutlich empfunden. Zum gleichen Zweck kann Ihr Kind auch ermuntert werden, unmittelbar vor dem Spritzen die Hautfalte kurz zusammenzukneifen. Das Zwicken bewirkt einen kleinen Schmerz, der das folgende Piksen mit der Nadel überlagert.

Entspannung löst Spannung auf.

Wenn in den Oberschenkel gespritzt wird, ist eine kurze Entspannungsübung für das ganze Bein ratsam. Dazu streckt Ihr Kind aus sitzender Haltung den betreffenden Fuß waagerecht aus, sodass sich die Oberschenkelmuskulatur anspannt. Je nach Kondition und Laune sollte das Bein fünf bis 20 Sekunden ausgestreckt bleiben. Die folgende Entspannung erleichtert das Spritzen und lindert die Schmerzempfindung. Bei sehr ängstlichen und schmerzempfindlichen Kindern hilft es, die Spritzstelle mit einer Wärmflasche oder mit einem mit warmem Wasser getränkten Waschlappen zu stimulieren. Wärmflasche oder Waschlappen sollten nur lauwarm sein. Man legt sie auf die Spritzstelle und lässt die Wärme etwa ein bis zwei Minuten einwirken. Dadurch kann sich die Hautoberfläche entspannen und Ihr Kind beruhigt sich ebenfalls.

lenken. Ein interessantes Bild in Sichtweite, ein Spielzeug, ein Hörspiel im Hintergrund oder ein Film kann die angespannte Aufmerksamkeit des Kindes fesseln. Alles, was ablenkt, hilft! Durch die Ablenkung »vergisst« Ihr Kind, ängstlich zu reagieren, und lernt so schrittweise sich ruhiger zu verhalten. Sie können sogar die unangenehme Situation des Spritzens durch einen angenehmen Anblick beseitigen oder auflösen. Wenn Sie Ihrem Kind etwa ein begehrtes Spielzeug oder eine zuckerfreie Süßigkeit anbieten, wird es dadurch nicht nur abgelenkt, sondern überlagert die Angstgefühle.

Bei der Insulingabe kann Ihr Kind aktiv mitmachen:

Manche Kinder mögen es, beim Spritzen laut mitzuzählen

Bei einer bestimmten Zahl wird dann die Nadel unter die Haut gedrückt. Auch kleine Verse oder Liedchen können zur Entspannung beitragen. Gleichmäßiges Atmen hilft ebenfalls, bestehende Spannungen zu lösen.

Selbst Schreien kann helfen

Einige Kinder machen gerne mit, wenn man mit ihnen vereinbart, dass sie beim Spüren der Nadel sofort losschreien dürfen. Diese bewusste und gewollte Schmerzreaktion führt zur Erleichterung.

Spieglein, Spieglein an der Wand – manchmal hilft's

Kinderpsychologen haben die Erfahrung gemacht, dass auffällige Reaktionen bei Kindern nachlassen, wenn sie sich dabei im Spiegel betrachten müssen. Ein mehr oder weniger zufällig aufgestellter Spiegel in der Nähe kann die Aufmerksamkeit des Kindes während des Spritzens auf das eigene Verhalten lenken und damit die Angstreaktion mindern. Welche dieser Methoden für Ihr Kind passend ist, müssen Sie aufgrund Ihrer eigenen Erfahrungen entscheiden.

Die umstrittene Belohnung

Für viele Eltern ist es der letzte Ausweg, und auch der kann oft scheitern: die Belohnung. Dem Kind wird eine bestimmte Belohnung versprochen, wenn es sich ohne Gegenwehr oder Angstreaktion spritzen lässt. Im Prinzip funktionieren solche Belohnungen, aber ihre Wirkung lässt oft schnell nach, oder die Wünsche der Kinder werden so groß, dass sie an Angemessenheit verlieren. Bei Belohnungen sollten Sie folgende Punkte beachten:

- Bei jüngeren Kindern sollte eine Belohnung zügig auf das erwünschte Verhalten folgen. Als Belohnung kommen solche Dinge infrage, mit denen sich Ihr Kind sofort beschäftigen kann. Größere Belohnungen sollten nur in wirklichen Notfällen gegeben werden, damit sich Ihr Kind nicht an sie gewöhnt.
- Bei älteren Kindern kann ein bestimmtes Verhalten durch die Vergabe von Punkten belohnt werden. Dabei wird festgelegt, dass bei einer bestimmten Punktzahl eine größere Belohnung fällig wird. Diese Art der Belohnung hat den Vorteil, dass Sie nicht ständig etwas als Belohnung besorgen müssen. Zweitens kann beim Punktesammeln auch mal ein Punkt abgezogen werden, wenn das erwünschte Verhalten ausbleibt.

Hypo- und Hyperglykämie

Von einer Hypoglykämie – Unterzuckerung – sprechen wir, wenn der aktuelle Blutzucker unter 65 mg/dl liegt. Eine Unterzuckerung tritt meist plötzlich auf und wird von den Kindern nicht immer zuverlässig bemerkt. Vorübergehend hohe Blutzuckerwerte ohne Stoffwechselentgleisung sind nicht gefährlich – über eine längere Zeit stellen sie aber eine ernsthafte Gefährdung dar.

Was bedeutet Hypoglykämie?

Kommt es zu einer Hypoglykämie, ist die richtige und schnelle Behandlung wichtig. Die klinischen Anzeichen (Symptomen) einer Unterzuckerung können individuell sehr unterschiedlich sein. Auch ab welchem Blutzuckerwert Ihr Kind eine Unterzuckerung wahrnimmt, ist sehr verschieden. Deshalb ist es besser, Unterzuckerungen bei Ihrem Kind oder Jugendlichen folgendermaßen zu unterscheiden:

Asymptomatische Unterzuckerungen

Davon sprechen wir, wenn bei Blutzuckerwerten unter 70 mg/dl keine klinischen Veränderungen bei Ihrem Kind auftreten und es auch zu keiner hormonellen Gegenregulation kommt. Sie können nur mithilfe einer Blutzuckermessung festgestellt werden. Auch bei einer guten Diabeteseinstellung können asymtomatische Unterzuckerungen auftreten. In der Regel beeinträchtigen sie das Alltagsleben nicht. Durch Anpassungen der Insulindosis können und sollten sie vermieden werden.

Leichte Unterzuckerungen

Diese liegen vor, wenn körperliche Symptome auftreten, die aber sofort durch die Einnahme schnell wirkender Kohlenhydrate behoben werden können.

Schwere Unterzuckerungen

Diese verursachen Bewusstseinseinschränkung oder Bewusstseinsverlust. Ihr Kind ist nicht mehr in der Lage, sich selbst zu helfen, das heißt, es ist auf fremde Hilfe angewiesen. Es kann auch zu einem Krampfanfall kommen.

Wie häufig kommt es zu einer Hypoglykämie?

Leichte, kurz andauernde Unterzuckerungen lassen sich bei der Behandlung des Diabetes nicht vermeiden. Sie sind beim älteren Kind und Jugendlichen in der Regel selbst bei gehäuftem Auftreten ohne schwerwiegende Auswirkungen für die weitere Entwicklung. Sorgen bereiten jedoch unbemerkt lang andauernde nächtliche Hypoglykämien oder die schweren Hypoglykämien mit Krampfanfall und Bewusstseinsverlust. Die Anzahl der schweren Hypoglykämien ist in den letzten Jahren zurückgegangen.

Welche Anzeichen gibt es? Hypoglykämieanzeichen (Symptome) können in sogenannte autonome (durch Adrenalinwirkung) und neuroglykopenische (durch Glukosemangel des Gehirns) Anzeichen unterteilt werden. Die Wirkung des Adrenalins, eines unserer vier Hormone, die dem Insulin entgegenwirken, hatten wir Ihnen schon erklärt, siehe hierzu das Kapitel Insulin und seine »Gegenspieler« (Seite 15). Die autonomen Symptome sind Ausdruck der physiologischen Veränderungen des autonomen Nervensystems im Rahmen der Zuckerregulation. Neuroglykopenische Symptome sind Folge des Glukosemangels im Gehirn. Sie äußern sich vor allem durch Veränderungen des Verhaltens und der Wahrnehmung. Die folgende Tabelle gibt Ihnen eine Übersicht über mögliche Anzeichen (Symptome) einer Hypoglykämie. Die eindeutige Zuordnung der Symptome ist oft schwierig.

Autonome und neuroglykopenische Symptome einer Hypoglykämie

Autonome, durch Adrenalin verursachte Symptome. Schwitzen, Wärmegefühl, Zittern, Schwanken, unsicheres Gehen, Unruhe, Herzrasen, Hunger, Bauchweh, Blässe im Gesicht, weite Pupillen, Angst und Kopfschmerzen. Wichtig ist auch, dass die Unterzuckerung von Ihrem Kind wahrgenommen wird.

Neuroglykopenische, durch Glukosemangel des Gehirns ausgelöste Symptome. Müdigkeit, Mattigkeit, Schläfrigkeit, Konzentrationsstörung, Reizbarkeit, Schwindel, Verwirrtheit, Nervosität, Veränderung der

Persönlichkeit, Stimmungsschwankungen, verwaschene Sprache, Schwierigkeiten beim Denken, Kopfschmerzen, Sehstörungen, Probleme bei der Koordination der einzelnen Muskeln, Missempfindungen wie Kribbeln, Wärmegefühl, schließlich Krampfanfälle und Bewusstlosigkeit. Von schweren Unterzuckerungszuständen zu erfahren oder sie sogar zu erleben, stellt für die Eltern eine extreme Belastungssituation dar. In früheren Jahren waren wir deshalb auch außerordentlich zaghaft, den Angehörigen diese Zustände bis zur letzten Konsequenz zu beschreiben. Die Erfahrung hat aber gezeigt, dass nur eine umfassende Information in der kritischen Situation wirklich weiterhilft. Durch ausführliche Unterzuckerungsschulungen über die spezifischen Symptome, Ursachen und sofortige Maßnahmen kann Unterzuckerungen wirksam vorgebeugt werden, siehe hierzu das Kapitel »Warum sind Diabetesschulungen so wichtig?« (Seite 23). Leider besteht häufig eine Unzuverlässigkeit der Anzeichen, sodass die Kinder diese nicht immer richtig wahrnehmen. Auf diese Hypoglykämie-Wahrnehmungsstörung gehen wir in einem späteren Kapitel ausführlich ein.

WISSEN

Anzeichen einer unbemerkten Unterzuckerung in der Nacht:

- unruhiger Schlaf
- Alpträume
- aufgewühltes Bett
- Müdigkeit, Schlappheit, Abgeschlagenheit am Morgen
- Kopfschmerzen
- im Vergleich zu den anderen Tagen deutlich zu hohe Blutzucker-Morgenwerte
- evtl. Nachweis von Aceton im Urin

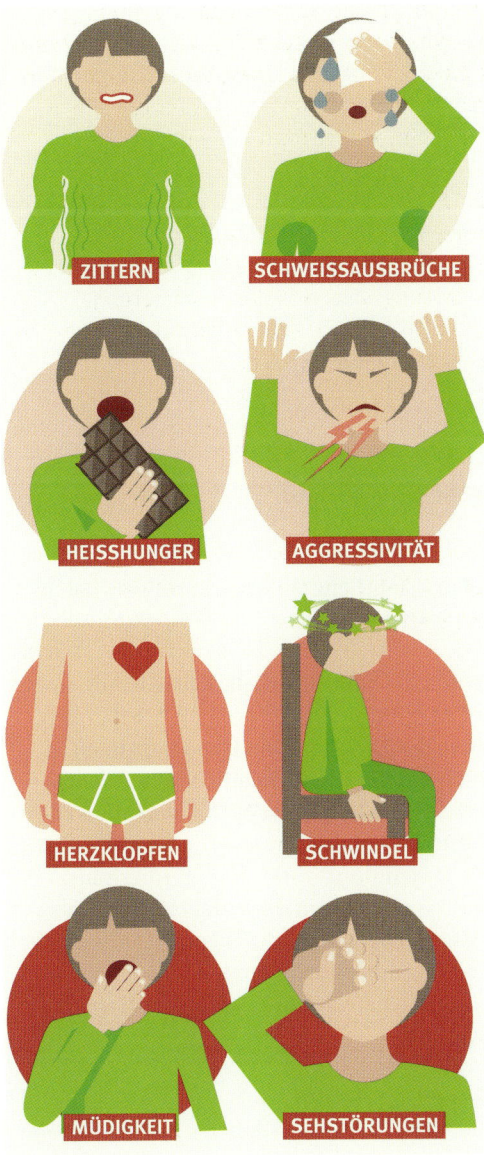

ZITTERN	SCHWEISSAUSBRÜCHE
HEISSHUNGER	AGGRESSIVITÄT
HERZKLOPFEN	SCHWINDEL
MÜDIGKEIT	SEHSTÖRUNGEN

▲ Unterzuckerungen spüren: das sind die häufigsten Anzeichen.

Hypoglykämieanzeichen ohne Hypoglykämie

Dabei verspüren die Kinder zwar die Anzeichen einer Hypoglykämie, haben aber keine Blutzuckerwerte im Unterzuckerungsbereich. Es besteht nämlich eine Abhängigkeit zwischen der Geschwindigkeit des Blutzuckerabfalls und der Gewöhnung an zu hohe Blutzuckerwerte. Fallen die Blutzuckerwerte sehr schnell, zum Beispiel von 300 mg% auf 100 mg%, verspürt Ihr Kind Anzeichen wie bei einer wirklichen Hypoglykämie. Auch wer für längere Zeit höhere Blutzuckerwerte hat, die im Durchschnitt deutlich über 200 mg% liegen, kann bei einem raschen Blutzuckerabfall auf Werte von 80 mg/dl Empfindungen wie bei einer wirklichen Hypoglykämie haben. Diese Zustände brauchen Sie jedoch nicht wie eine Hypoglykämie zu behandeln, die Blutzuckerwerte befinden sich ja im Normbereich. Deshalb sollten Ihr Kind oder Sie bei Verdacht auf eine Unterzuckerung, wenn möglich, immer erst einmal den Blutzuckerwert messen. Es gilt der Leitsatz: »Erst messen, wenn es noch möglich ist, dann essen.« Auch kann nach einer schweren Unterzuckerung die Wahrnehmung für eine Hypoglykämie für eine gewisse Zeit gestört sein. In diesem Fall ist eine Hypoglykämie-Wahrnehmungsschulung sehr wichtig.

Wodurch kommt es zu Hypoglykämien?

Die wichtigsten Gründe für eine Unterzuckerung können eine verstärkte Insulinwirkung, eine nicht ausreichende Nahrungszufuhr (zu wenige Kohlenhydrate) oder intensive körperliche Aktivität bzw. Sport sein. Vor allem zur Vermeidung einer erneuten, schweren Hypoglykämie ist die Klärung der Frage, wie es überhaupt zu einer so akut bedrohlichen Situation gekommen ist, enorm wichtig.

Außerdem hat man erkannt, dass bestimmte Kinder und Jugendliche besonders anfällig für Hypoglykämien sind. Dazu zählen Kleinkinder, Kinder und Jugendliche mit sehr niedrigem oder im normalen Bereich liegendem HbA1c, Kinder nach wiederholten Unterzuckerungen oder bei eingeschränkter Wahr-

Skala der Symptome

Merkbuchstabe	Wert	Körperliche Reaktion
B	100 mg %	Optimaler Wert
L	80 mg %	Wohlbefinden
U	70 mg %	Gegenregulation beginnt
T	60 mg %	Adrenerge Reaktion (autonome Anzeichen)
Z	50 mg %	Neuroglykopenische Zeichen beginnen
U	40 mg %	Lethargie (Müdigkeit, Verlangsamung)
C	30 mg %	Bewusstseinseinschränkung
K	20 mg %	Bewusstlosigkeit, Krampfanfall
E	10 mg %	Gefahr für bleibende Schädigungen
R	0 mg %	Mit dem Leben nicht vereinbar

nehmung für Unterzuckerungen. Untersuchungen haben gezeigt, dass während des Schlafes 55 Prozent der schweren Unterzuckerungen auftreten.

So beugen Sie Hypoglykämien vor

Kinder und Jugendliche mit Typ-1-Diabetes sollten immer schnell wirkende Kohlenhydrate in Form von Traubenzucker, Fruchtsaft oder Jubin® bei sich tragen, um diese bei leichten Unterzuckerungen sofort einnehmen und so einer schweren Unterzuckerung vorzubeugen zu können. Neben der altersgerechten Schulung von Kindern und Jugendlichen sind auch Eltern und Betreuer/-innen in Kindergärten und Kindertagesstätten sowie Lehrkräfte in den Schulen zu schulen. Sie sollten eine Einweisung über die Anzeichen, Risiken und Behandlungsmöglichkeiten von Unterzuckerungen erhalten. Wie eingangs bereits erwähnt, erhöht sich das Risiko schwerer Hypoglykämien mit der Intensivierung der Insulintherapie. Durch häufige, regelmäßige Blutzuckermessungen kann dieses Risiko vermieden werden. Studien haben gezeigt, dass durch die Umstellung auf die Pumpentherapie signifikant Unterzuckerungen, vor

allem nächtliche Unterzuckerungen, verringert werden können.

Durch die kontinuierliche Glukosemessung (CGM) gibt es mittlerweile die Möglichkeit, ohne die Zunahme von Hypoglykämien (s. auch Kapitel »Kontinuierliche Glukosemessung«) eine möglichst optimale Stoffwechseleinstellung zu erreichen. Ebenfalls führt die Behandlung durch ein interdisziplinäres Diabetes-Team dazu, die Häufigkeit von Unterzuckerungen zu senken. Insbesondere Risikogruppen profitieren am meisten von einer intensiven, speziellen, altersgerechten Schulung.

Gegenregulation

Bei Menschen ohne Diabetes kommt es beim Abfall des Blutzuckerspiegels zu gegenregulatorischen Maßnahmen, die einen weiteren Blutzucker-Abfall verhindern und damit das Auftreten einer schweren Hypoglykämie praktisch unmöglich machen. Diese normale Glukoseregulation ist bei Kindern und Jugendlichen mit Typ-1-Diabetes gestört, siehe hierzu das Kapitel »Diabetes – was ist das?« (Seite 10).

WISSEN

Die häufigsten Ursachen für eine Unterzuckerung sind:

- Überschätzung des Kohlenhydratanteils der Nahrung
- Auslassen einer Mahlzeit
- weniger Appetit, zum Beispiel bei Infekten
- Übelkeit, Erbrechen, Magen-Darm-Infekt
- zu großer Spritz-Essabstand
- Intensiver Sport ohne Zusatz-KHE oder Reduktion der Insulindosis
- Alkoholkonsum bei Kindern und Jugendlichen
- massive »Spritzbeulen«, die zu einer veränderten und verspäteten Insulinfrei-setzung führen
- Injektion in das Muskelgewebe anstatt ins Unterhautfettgewebe
- Verwechslung der Insuline, zum Beispiel von Normalinsulin mit Verzögerungsinsu-lin oder von schnell wirksamem Insulin-analogon mit lang wirksamem Basalinsu-lin (sehr selten)
- Aufregung, Wetter, heißes Bad oder Sauna nach dem Spritzen, Nahrungsum-stellung und vieles mehr

Das von außen zugeführte Insulin wirkt zunächst beim Auftreten einer Unterzuckerung unvermindert weiter und aus der Leber kann deswegen nicht genügend Zucker (Glukose) freigesetzt werden. Schon kurze Zeit nachdem der Diabetes bei Ihrem Kind aufgetreten ist, ist die Ausschüttung von Glucagon als Reaktion auf eine Unterzuckerung vermindert. Die autonome, durch Adrenalin verursachte Gegenregulation kann durch wiederholt auftretende Unterzuckerungen ebenfalls gestört sein. Die Anzeichen für eine Unterzuckerung können mit der Zeit schwächer werden, sodass Unterzuckerungen nicht mehr so gut wahrgenommen werden. Somit steigt das Risiko für schwere Hypoglykämien. Während des Schlafes besteht ein höheres Risiko für Unterzuckerungen. Die Insulinempfindlichkeit ist höher als am Tag und die normale Glukoseregulation scheint stärker beeinträchtigt zu sein als tagsüber. Statistisch gesehen treten unbemerkte, sogenannte asymptomatische, aber auch schwerere Unterzuckerungen während der Nacht häufiger auf als tagsüber. Deshalb sollte stets vor der Nacht der Blutzucker bestimmt werden. Bei zu niedrigen Werten kann der Blutzucker durch eine erneute Kohlenhydratzufuhr angehoben

oder die Basalrate bei der Pumpe temporär, für einige Stunden, abgesenkt werden. Wird das Basalinsulin zur Nacht verändert oder die nächtliche Basalrate erhöht, empfehlen wir eine Blutzucker-Kontrolle in der Nacht. Damit kann eine nächtliche Unterzuckerung verhindert bzw. das Risiko dafür verringert werden.

Wie behandle ich eine Hypoglykämie?

So wie jedes Kind ganz individuell und verschieden die Anzeichen für eine Unterzuckerung wahrnimmt, ist auch die Behandlung von Hypoglykämien ganz individuell. Wichtig dabei ist natürlich auch das Alter Ihres Kindes und wie lange es schon Diabetes hat. Die folgenden Angaben zur Behandlung von Unterzuckerungen entsprechen unseren Erfahrungswerten und können natürlich von Kind zu Kind oder von Jugendlichem zu Jugendlichem variieren.

Es ist also durchaus möglich, dass ein Kind oder ein Jugendlicher bei einem Blutzucker von 65 mg/dl mit einer halben KHE/BE wieder einen stabilen Wert erreicht, ein anderer hingegen eine ganze oder gar 1,5 KHE/BE benötigt. Werden die Kinder älter und kräftiger, benötigen sie nach unseren Erfahrungen auch mehr KHE/BE, um aus einer Unterzuckerung herauszukommen. Wird gerade bei Jugendlichen nicht adäquat auf eine Unterzuckerung reagiert, benötigen diese immer höhere Menge von Kohlenhydraten, um aus der Hypoglykämie herauszukommen. Wichtig ist, dass die Kinder ca. eine halbe bis eine Stunde nach der Unterzuckerung nochmals den Blutzucker kontrollieren. Damit kann festgestellt werden, ob sich der Blutzucker wieder stabilisiert hat und ob die gegebene Kohlenhydratmenge richtig war.

Wann sollte nachts der Blutzucker durch eine erneute Kohlenhydratgabe angehoben werden?

In der folgenden Tabelle finden Sie unsere Empfehlungen für eine zusätzliche Kohlenhydratgabe bei niedrigen Blutzuckerwerten

in der Nacht. Wichtig ist auch hier, dass bei Blutzuckerwerten unter 80 mg/dl nach einer Stunde nochmals getestet werden sollte. Wie bereits erwähnt, können individuelle Unterschiede bei den Kindern und Jugendlichen in Abhängigkeit vom Alter auftreten. Dies sollte bei der KHE/BE-Gabe berücksichtigt werden.

Wie verhalte ich mich bei einer schweren Hypoglykämie?

Bei einer schweren Unterzuckerung ist das Bewusstsein Ihres Kindes stark getrübt oder es befindet sich im Koma. In diesem Zustand können auch Krampfanfälle auftreten. Dadurch versucht der Körper in dieser Extremsituation, Zucker aus den Armen und Beinen für die lebenswichtigen Organe bereitzustellen. Bei einem Krampfanfall oder Bewusstlosigkeit darf dem Kind wegen der Gefahr des

Hypo-Handling tagsüber

Blutzuckerwert	Zusätzliche Kohlenhydratgabe (KH)
Blutzucker zwischen 80 und 65 mg/dl	0,5 bis 1 KHE/BE in Form von schnell wirkenden Kohlenhydraten, wie Traubenzucker, Saft etc.
Blutzucker zwischen 64 und 50 mg/dl	1 bis 1,5 KHE/BE in Form einer Kombination aus »schnellen« und »langsamen« Kohlenhydraten
Blutzucker unter 50 mg/dl	Mindestens 2 KHE/BE aus sowohl »schnellen« als auch »langsamen« Kohlenhydraten

Hypo-Handling nachts

Blutzuckerwert	Zusätzliche Kohlenhydratgabe (KH)
Über 120 mg/dl	Keine
80 bis 120 mg/dl	0,5 KHE/BE in Form von »langsamen« KH
60 bis 80 mg/dl	0,5 KHE/BE in Form von »schnellen« KH sowie 1 KHE/BE von »langsamen« KH
40 bis 60 mg/dl	1 KHE/BE in Form von »schnellen« KH und 1 KHE/BE von »langsamen« KH
Unter 40 mg/dl	2 KHE/BE in Form von »schnellen« KH sowie mindestens 1 KHE/BE von »langsamen« KH

Verschluckens nichts über den Mund verabreicht werden. Jetzt ist die »Notfallspritze« mit dem Glucagon die einzige schnelle Hilfe. Gleichzeitig sollte auf jeden Fall der Notarzt benachrichtigt werden. Der Notarzt wird dann über die Vene (intravenös) Glukose verabreichen.

Glucagonspritze

Zu jeder Erstausstattung nach Diagnosestellung gehört Glucagon, das es als »Notfall-Spritze« in der Apotheke gibt. Das Hormon Glucagon wird in den Alpha-Zellen der Bauchspeicheldrüse gebildet. Seine Aufgabe ist es, den Blutzuckerspiegel anzuheben. Darüber haben sie bereits im Kapitel »Diabetes – was ist das?« (Seite 10) gelesen.

TIPP

Sollte Ihr Kind einmal wegen einer schweren Hypoglykämie im Urlaub in die Klinik kommen, ist ein »SOS«-Anhänger an einer Halskette oder eine Notfallinformationskarte im Geldbeutel recht nützlich.

Komplikationen und Folgen von schweren Unterzuckerungen

Ob schwere Unterzuckerungen langfristige Folgen für das Gehirn haben können, wird bis heute sehr unterschiedlich diskutiert. Neuere Untersuchungen konnten eine langfristige Einschränkung der kognitiven Funktionen als Folge häufigerer Unterzuckerungen nicht nachweisen. Es hat sich vielmehr gezeigt, dass die intensivierte Therapie – die ein höheres Risiko für Unterzuckerungen birgt – mit einer möglichst guten Stoffwechseleinstellung Folgeerkrankungen und das Risiko einer beeinträchtigten intellektuellen Entwicklung eher senkt. In Einzelfällen ist bei lang anhaltender, schwerer Unterzuckerung jedoch ein bleibendes neurokognitives Defizit nicht auszuschließen. Tritt eine schwere Unterzuckerung auf, bedeutet dies für das Kind und seine Familie

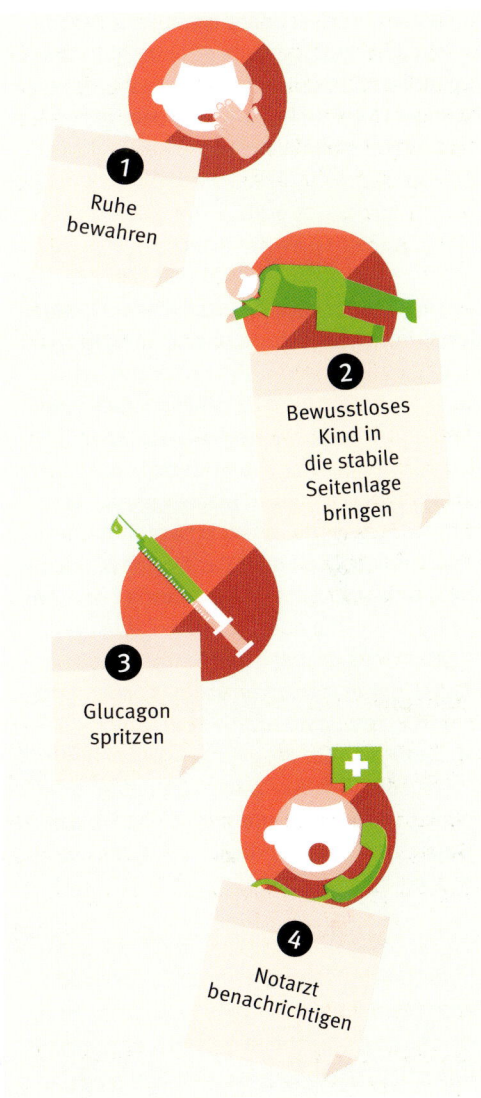

1 Ruhe bewahren

2 Bewusstloses Kind in die stabile Seitenlage bringen

3 Glucagon spritzen

4 Notarzt benachrichtigen

▲ **Im Fall der Fälle – so helfen Sie bei einer schweren Unterzuckerung.**

häufig eine starke psychische Belastung. In diesem Fall empfehlen wir eine psychosoziale Mitbetreuung und Begleitung. Extrem selten kann eine schwere, lang anhaltende Unterzuckerung bei jungen Erwachsenen zum Tode führen. Man spricht dann von einem »Dead-in-bed-Syndrom« oder übersetzt »Tod-im-Bett-

Syndrom«. Noch seltener ist dieses Syndrom bei Kindern und Jugendlichen unter 19 Jahren. Bei kleinen Kindern mit Typ-1-Diabetes, die ja häufiger Unterzuckerungen haben, gibt es dieses Ereignis praktisch nicht.

Unterzuckerungen im Vorschulalter

Jüngere Kinder befinden sich noch mitten in der Sprachentwicklung und können körperliche Veränderungen nicht oder nur sehr vage ausdrücken. Dazu gehören auch Anzeichen, die durch niedrigen Blutzucker entstehen. Kinder im Vorschulalter begreifen ihren Körper durch konkrete Erfahrungen. Dazu zählt zum Beispiel das sichtbare Blut oder ein tastbarer Knochen oder der Schmerz, wenn sie hinfallen. Organe haben häufig bestimmte Eigenschaften oder Aufgaben, wie etwa das Herz, das immer klopfen muss, oder der Magen, der laut knurren kann. Körpersignale werden meist nur dann besonders beachtet, wenn sie sehr ausgeprägt sind, wie zum Beispiel der Schmerz oder wenn man auf die Toilette muss. Sie können ihre Körperempfindungen nicht so gründlich beobachten und nur vage beschreiben.

Insgesamt ist die Fähigkeit, in sich hineinzuhorchen und bewusst nach Unterzuckerungsanzeichen zu suchen, in diesem Alter noch nicht genügend ausgereift. Aber selbst eindeutige Anzeichen werden häufig durch andere, ablenkende Ereignisse um das Kind herum überlagert oder verdeckt. Typisch ist es für Kinder in dieser Altersgruppe, dass sie sich in Fantasiewelten und Spielsituationen vertiefen und ihre Anzeichen nicht bemerken. Je jünger das Kind ist, umso mehr ist es unsere Aufgabe, mit ihm gemeinsam auf Anzeichen zu achten und ihm diese anschaulich und gleichzeitig spielerisch aufzuzeigen. Keinesfalls sollten Kinder solche Symptome mit Angst und Aufregung in Zusammenhang bringen. Das könnte dazu führen, dass sie die Anzeichen als beängstigend erleben und sie eher verdrängen, als bewusster auf sie zu achten.

Auf Spurensuche: Unterzuckerungsanzeichen entdecken

Je jünger Ihr Kind ist, umso mehr ist es an Ihnen als Eltern, auf Spurensuche zu gehen und sich mit den Anzeichen Ihres Kindes vertraut zu machen. Ihr großer Vorteil: Sie kennen die normalen Gewohnheiten und Verhaltensweisen Ihres Kindes bestens. Abweichungen fallen Ihnen daher besonders auf. Manche dieser Veränderungen können Anzeichen für Unterzuckerungen sein.

Knatschen ohne Grund. Zu den häufigsten Anzeichen von niedrigem Blutzucker bei jüngeren Kindern gehört trotziges oder verweigerndes Verhalten. Das Kind reagiert plötzlich gereizt oder wird »böse«, ohne dass ein äußerer Anlass dafür vorhanden ist. Beim Spielen wird auf einmal das Spielzeug weggeworfen oder etwas zuvor Gebautes zerstört. Auch Ungeschicklichkeit oder Tollpatschigkeit bei Tätigkeiten, die das Kind für gewöhnlich gut beherrscht, können Symptome für einen niedrigen Blutzucker sein. Beim Zusammensein mit anderen Kindern oder gegenüber den Eltern kommt es zu abweisenden Reaktionen. Kleine Kinder heben dabei typischerweise beide Hände zur Abwehr oder zum Ausdruck ihres Unmutes und drehen sich weg. Manchmal führen sie eine Hand hinter den Kopf und versuchen nach vorne zu schlagen. Wenn keine anderen Gründe für Sie ersichtlich sind oder wenn Sie das Kind nicht mit der üblichen Ansprache von diesem Verhalten abbringen können, sollte der Blutzucker zügig getestet werden.

Wenn die Stimmung sinkt. Jüngere Kinder sind beim Spielen normalerweise sehr aufmerksam und bester Laune. Sie beschäftigen sich ausführlich mit den Dingen, die sie inter-

Wie verabreiche ich Glucagon richtig?

Glucagon muss – genauso wie Insulin – gespritzt werden. Das am meisten verwendete Produkt enthält eine Spritze mit Lösungsmittel und ein kleines Fläschchen mit dem Hormon in Pulverform.

Wie gehen Sie vor?

1. Sie entfernen den Verschluss der Medikamentenampulle. Dann wird die Gummikappe von der Kanüle abgezogen.
2. Als nächstes stechen Sie die Spritze genau durch den kleinen Kreis in der Mitte des Gummistopfens der Flasche. Mit der Spritze wird das Lösungsmittel in die Flasche gebracht und das Pulver löst sich sofort auf. Bitte nur ganz leicht schwenken, sonst schäumt das Glucagon und Sie haben Schwierigkeit, das gelöste Glucagon aufzuziehen! Kinder unter sechs Jahren erhalten eine halbe Ampulle, älteren Kindern und Jugendlichen verabreichen Sie die ganze Ampulle.
3. Gespritzt wird das Glucagon genau wie Insulin, also subkutan. Jeder, der Insulin spritzen kann, kann auch Glucagon spritzen. Verabreicht wird das Glucagon an den üblichen Injektionsstellen, meistens am Oberschenkel. Sollte in der Aufregung das Glucagon einmal nicht streng subkutan verabreicht worden sein, sondern mehr intramuskulär oder versehentlich sogar intravenös, macht das in diesem Fall nichts aus.
4. Das Glucagon braucht einige Minuten, bis es wirkt. Das Glucagon kann aber nur wirken, wenn der »Leberspeicher« gefüllt ist. Nach ganztägigem Sport, massiver Anstrengung bei einem Marathonlauf, nach einem Fastentag oder auch nach übermäßigem Alkoholgenuss wirkt deshalb Glucagon oft nicht.

In diesem Fall muss vom Notarzt Glukose intravenös gegeben werden. Unangenehme Nebenwirkungen des Glucagons sind Übelkeit und Erbrechen. Die Kinder können deshalb manchmal ihre nächste Mahlzeit nicht in gewohntem Maße essen und brauchen stattdessen Tee mit Traubenzucker. Da Sie nicht wissen, ob Ihr Kind nicht noch einmal unterzuckert, sollten Sie nach dem Aufwachen zusätzliche KHE geben. Wir empfehlen mindestens zwei bis drei schnelle KHE/BE (Saft, Kekse oder Zwieback), aber auch Riegel oder andere fetthaltige Nahrungsmittel, damit die Wirkung vor allem nachts lange vorhält. Der Gebrauch des Glucagons ist technisch nicht schwer. Aber im Ernstfall können Sie nicht erst die Gebrauchsanweisung lesen, sondern sollten es sofort einsetzen können. Außerdem wäre es wünschenswert, wenn außer Ihnen auch andere Personen zu Hause oder bei Freizeiten, die beste Freundin oder der beste Freund, mit der Glucagonspritze umgehen könnten. In der Schule kann dies vom Lehrer übernommen werden. Schauen Sie bitte übrigens von Zeit zu Zeit in den Kühlschrank, wo Sie das Glucagon wie das Insulin lagern. Es ist auch nur eine bestimmte Zeit haltbar. Nach dem Auftreten einer schweren Unterzuckerung ist es wichtig, den Grund dafür herauszufinden, um Unterzuckerungen im weiteren Verlauf möglichst zu verhindern.

essieren. Wenn Sie Ihrem Kind ansehen, dass die sonst wache Haltung eher einer gewissen Mattigkeit und Teilnahmslosigkeit gewichen ist und das Kind wie in »Zeitlupe« vor sich hin spielt, könnte der Blutzucker abgesunken sein. Das Gleiche gilt, wenn das Kind innehält und zum Beispiel etwas teilnahmslos an seinen Fingern herumspielt.

Müdigkeit zu ungewöhnlichen Zeiten.
Ein weiteres Anzeichen für eine Unterzuckerung ist Müdigkeit. Tritt diese zu Zeiten auf, zu denen Ihr Kind normalerweise hellwach und aktiv ist, sollten Sie den Blutzucker kontrollieren oder Ihr Kind genauer im Auge behalten. Bleibt die Müdigkeit bestehen oder nimmt sie sogar zu, könnte tatsächlich der Blutzucker abgesunken sein.

Der plötzliche Hunger.
Es ist schwierig zu entscheiden, ob ein Kind tatsächlich Hunger hat oder eine Unterzuckerung besteht. Auch hier ist es nützlich, das Verhalten mit den üblichen Gewohnheiten des Kindes zu vergleichen. Hat es auch sonst um diese Zeit Hunger? Wie lange ist die letzte Mahlzeit her? Hat das Kind etwas zum Essen erblickt oder kam das Hungergefühl ganz von selbst? Solche Fragen helfen, die Situation besser einzuschätzen. Dabei sollten Sie nicht nur nach einem, sondern nach mehreren Anzeichen für Unterzuckerungen suchen.

Ein Anzeichen kommt selten allein.
Bei vielen Kindern kündigt sich die Unterzuckerung durch ein erstes Anzeichen an. Bei kleinen Kindern ist es häufig eines der oben beschriebenen Veränderungen in ihrem Verhalten und in den Gefühlen. Um sicherzugehen ist es hilfreich, gezielt nach weiteren Anzeichen zu suchen. Auch die Anzeichen, die Sie im Kapitel Die erste Begegnung mit Diabetes (Seite 20) finden, können bei jüngeren Kindern auftreten. Wenn mehrere Anzeichen zusammentreffen oder ein Anzeichen

besonders stark ausgeprägt ist, sollten Sie mit einem Blutzuckertest Klarheit schaffen. Es ist besser, einen »Fehlalarm« zu erleben, als in eine Unterzuckerung zu geraten. Ergibt die Blutzuckermessung tatsächlich einen niedrigen Wert, bekommt das Kind etwas zu essen. In der Regel sind es leckere Sachen wie Orangensaft, Traubenzucker oder Kekse. Damit wird das Kind über die Blutzuckerkontrolle »hinweggetröstet«. Handelt es sich um einen »Fehlalarm«, können Sie Ihr Kind mit besonderer Zuwendung oder einer kleinen anrechnungsfreien Süßigkeit »entschädigen«

Beschützen statt bewachen.
Leicht kommen Eltern und Betreuer von jüngeren Kindern in die Rolle von Bewachern. Je weniger das Kind sich zu seinem Befinden äußern kann, umso mehr scheint eine »Überwachung« die richtige Methode zu sein, um Unterzuckerungen rechtzeitig zu erkennen. Das stimmt so natürlich nicht ganz. Sie können lernen, Ihr Kind genau zu beobachten und seine »Körpersprache« zu verstehen. Kinder drücken Unterzuckerungsanzeichen oft nonverbal aus, und wir müssen lernen, das Verhalten richtig zu interpretieren. Dabei ist es wichtig, dass wir Kinder jeden Alters in diese spannende Spurensuche einbeziehen und ihnen immer wieder verdeutlichen, dass wir auf ganz bestimmte Anzeichen achten und nicht ihr ganzes Verhalten kontrollieren oder gar einschränken möchten. Jüngere Kinder sind gerade dabei, die Welt zu entdecken und zu erobern. Es wäre falsch, sie dabei einzuschränken. Je älter Ihr Kind wird, umso mehr kann es bei der rechtzeitigen Erkennung von Unterzuckerungen mithelfen. Je jünger es aber ist, umso mehr sind es die Eltern, die sich in ihr Kind hineinversetzen müssen und durch eine fürsorgliche Beobachtung für sein Wohlbefinden sorgen. Unsere Bemühungen sollten darauf abzielen, niedrige Blutzuckerwerte unter 55 mg/dl – besonders bei Vorschulkindern – zu vermeiden.

Spielerisch Anzeichen suchen. Mit jüngeren Kindern kann man spielerisch auf die Suche nach Anzeichen für eine Unterzuckerung gehen. Als besonders hilfreich hat sich dabei das Anzeichenmännchen erwiesen. Diese Zeichnung stellt den Körperumriss eines Menschen dar. Jüngere Kinder malen gerne, und besonders Spaß macht ihnen das Ausmalen von Figuren. Dazu werden sie wie folgt eingeladen: »Schau mal dieses Anzeichenmännchen an. Du kannst seinen Körper mit den Buntstiften gleich ausmalen. Aber nur an bestimmten Stellen. Und mit bestimmten Farben. Und zwar dort, wo Du auch schon mal etwas gespürt hast, wenn dein Blutzucker niedrig ist. Male also die Stellen im Anzeichenmännchen mit roter Farbe aus, an denen du schon oft etwas gespürt hast. Die anderen Stellen, an denen du manchmal was spürst, kannst du gelb ausmalen. Und die Stellen, an denen du nie etwas merkst oder spürst, malst du einfach grün aus. Viel Spaß!«

Bei dieser einfachen und spielerischen Übung werden auf anschauliche Weise mögliche Unterzuckerungsanzeichen wie etwa »komisches Gefühl im Bauch« oder »Kribbeln am Kopf« bestimmten Körperregionen zugeordnet und durch das Ausmalen ausgedrückt.

WISSEN

Anzeichen für eine Unterzuckerung:

- Hat das Kind eine deutliche Gesichtsblässe?
- Sind Stirn, Hände oder Rücken nass oder verschwitzt?
- Kann man ein leichtes Zittern in den Händen spüren?
- Klagt das Kind, ihm sei es »komisch« oder es habe »Bauchweh«?
- Ist es im Nackenbereich sehr warm oder verschwitzt?

Das Kind wird motiviert, seine Körperempfindungen zu benennen. Dabei ist es wichtig, dass es animiert wird, dies mit seinen eigenen Worten auszudrücken. Solche spielerischen Übungen sind eine wirkungsvolle Methode, auch mit jüngeren Kindern angstfrei über Unterzuckerungsanzeichen zu sprechen und ihnen auch noch Spaß zu bereiten.

Wie denken Vorschulkinder?

Kinder bringen Unterzuckerungen häufig mit Ereignissen in Zusammenhang, die gleichzeitig aufgetreten sind. Ein fünfeinhalbjähriges Mädchen sagte nach einer Unterzuckerung, ihm sei es komisch geworden, weil der Bruder ihm beim Spielen den Ball weggenommen habe. Solche Scheinzusammenhänge herzustellen ist für die kindliche Logik typisch und sollte nicht kritisiert, sondern erklärt werden. Auf dieser Altersstufe sind »unsichtbare Wirkungen«, wie die des Insulins auf den Blutzucker, schwer vorstellbar.

Wenn es spannend zugeht. Es ist nicht einfach, dem Kind zu vermitteln, dass es bei interessanten Tätigkeiten auf die körpereigenen Signale achten soll. Typisch ist, dass jüngere Kinder bei äußerst spannenden Spielen oft sogar die sehr deutlichen Anzeichen für eine volle Blase nicht bemerken. In dem Augenblick aber, wenn die Mutter fragt: »Musst du denn nicht auf die Toilette?«, merkt das Kind plötzlich den Harndrang und springt auf. Ähnlich kann es mit Anzeichen für eine Unterzuckerung sein. Neigt das Kind bei intensiver Beschäftigung zu Unterzuckerungen, ohne dass es die Anzeichen dafür spürt, ist eine vermehrte Beobachtung unumgänglich. Dies sollte weder ängstlich-kontrollierend noch vorwurfsvoll sein. Vielmehr sollten Sie Ihrem Kind beibringen, dass es ganz natürlich ist, wenn die Eltern öfter nachfragen, wie es ihm geht oder ob es sich gerade »komisch«

fühle. Wenn dann Unterzuckerungsanzeichen auftreten, sollte das Kind wissen, dass nach der Blutzuckerkontrolle und einer eventuellen Mahlzeit die ursprüngliche Beschäftigung bald weitergehen kann. Auch ist eine unmittelbare Belohnung in Form von Lob oder anderen Zuwendungen ein angemessenes Mittel, um Spielunterbrechungen wegen einer Unterzuckerung nicht wie eine Bestrafung erscheinen zu lassen. Fragen nach Unterzuckerungsanzeichen und anschließende Blutzuckertests sollen die Kinder nicht stören, sondern ihr Interesse wecken. Sie dürfen daher auch gegen die Unterbrechungen protestieren.

Unterzuckerungen nachzubesprechen lohnt sich. Unterzuckerungen, die den Tagesablauf des Kindes gestört haben, sollten nach ihrer Behandlung besprochen werden. Dabei kann man nach möglichen Anzeichen fragen und so das Kind motivieren, sich für seine Körpersignale zu interessieren. Das Reden über Unterzuckerungen soll weder bedrohlich noch wie ein »Verhör« aussehen. Es darf nie der Eindruck entstehen, das Kind sei an der Unterzuckerung schuld. Die Entdeckung und die schnelle Behandlung von Unterzuckerungen erfordert bei jüngeren Kindern viel Aufmerksamkeit und Einfühlungsvermögen. Wenn Kinder aber durch das Verhalten ihrer Eltern lernen, dass Unterzuckerungen beherrschbar sind, werden sie mit einer entsprechend positiven Einstellung aufwachsen und sich mit der Zeit vermehrt selbst um ihre Anzeichen kümmern.

Unterzuckerungen bei Schulkindern und Jugendlichen

Schulkinder haben meistens ein gutes Gespür für ihre Anzeichen und können sie aufgrund ihrer sprachlichen Fähigkeiten auch treffend benennen. Hat das Kind den Diabetes allerdings schon im Vorschulalter bekommen, sollten die Anzeichen auf ihre Gültigkeit hin überprüft werden. Kinder sind häufig auf früher gelernte Anzeichen fixiert.

Anzeichen richtig zuordnen

Das Spüren von Anzeichen sollte auch rechtzeitig zu Gegenmaßnahmen führen, wie das Beispiel eines neunjährigen Mädchens zeigt. Dabei wird deutlich, dass Kinder nicht automatisch an Unterzuckerung denken, auch wenn sie die Anzeichen dafür spüren.

Charlotte (9 Jahre)

» Ich hab mich irgendwie komisch gefühlt.

Als ich einmal von der Schule nachhause lief, war ich so komisch aufgeregt und wütend und ziemlich zittrig. Ich dachte, das wäre, weil ich mich so über die ungerechte Note der Lehrerin geärgert hatte. Deswegen hab ich gar nicht daran gedacht, dass ich mich so fühle, weil ich unterzuckert war. Erst später habe ich Traubenzucker gegessen. ▬

Das Beispiel von Charlotte zeigt, dass das Leben von Schulkindern insgesamt komplexer geworden ist. Sie verbringen mehr Zeit außer Haus, haben mit vielen Leuten zu tun und müssen immer öfter eigenständig Entscheidungen treffen. Daher ist es für den Umgang mit Unterzuckerungen wichtig, dass möglichst konkrete Abmachungen getroffen werden. Dazu zählt auch, dass man Anzeichen bei Unsicherheit überprüfen sollte. Nutzen Sie die Zeitspanne, in der sich Ihr Kind im Schulkindalter befindet. Hier können solche Abmachungen getroffen und »Verträge« geschlossen werden, und sie werden fast immer eingehalten. Das zeigt sich auch in den Ergebnissen der Diabetesbehandlung. Vor allem jüngere Schulkinder haben im Vergleich zu älteren Schulkindern und Jugendlichen häufiger eine bessere Blutzuckereinstellung.

Schulkinder nicht überfordern

Weil Kinder in diesem Alter bereit sind, Aufgaben in der Diabetesbehandlung zu übernehmen, besteht auch die Gefahr, dass wir sie gelegentlich überfordern. Schulkinder sind zwar kognitiv schon sehr weit entwickelt, emotional sind sie aber nach wie vor noch Kinder und Belastungen nicht so gut gewachsen. Deswegen sollte das Thema Unterzuckerung immer wieder angesprochen werden. Wenn die Kinder ihre Anzeichen rechtzeitig erkannt und entsprechend reagiert haben, sollte man sie immer wieder positiv verstärken und ihnen dafür Zuwendung schenken. Das motiviert sie und gibt ihnen das Gefühl, mit dem Diabetes nicht alleine zu sein. Die Mitarbeit von Schulkindern bei der Diabetesbehandlung sollte immer wieder gewürdigt werden.

Besondere Situationen

Schulkinder sind in der Regel sehr sportlich. Sie nehmen an vielen Wettbewerben teil oder treiben in ihrer Freizeit mit Freunden die unterschiedlichsten Sportarten. Das Schulkindalter ist auch der Beginn von Vereinssport. Das sollte sich durch den Diabetes auch nicht ändern. Vielmehr können Sie als Eltern Ihr Kind ermuntern, seine Anzeichen bei körperlichen Aktivitäten im Auge zu behalten. Genauso wie man sich vor einem Spiel warm läuft, gehört eine Blutzuckermessung oder zumindest ein kurzes und intensives »In-sich-Hineinhorchen«, ob man vielleicht Anzeichen spürt, dazu. Das Spüren der Anzeichen hängt davon ab, wie sehr sich das Kind darauf konzentriert und welche Folgen es damit verbindet. Entsprechend kann die Reaktion auch unterschiedlich ausfallen. So kann ein Kind, das sich im Unterricht langweilt, die Anzeichen sehr schnell spüren, während ein anderes Kind, das sich voll auf den Lernstoff konzentriert, seine Symptome verpasst. Genauso können bei körperlichen Aktivitäten die Anzeichen durch die Anstrengung überdeckt werden, während man beim Lesen vielleicht das Zittern der Hand oder das Flimmern vor den Augen gleich bemerkt. Aber es kann auch völlig umgekehrt sein, nämlich dass Kinder die Unterzuckerungsanzeichen beim Sport sofort bemerken und wenn sie Computer spielen, diese völlig ausblenden. Daher ist es besonders wichtig, dass man bei Schulungen oder beim Hypo-Training auf die besonderen Situationen jedes einzelnen Kindes eingeht. Unterzuckerungen haben zwar bei allen Kindern sehr ähnliche Anzeichen, aber der Zeitpunkt ihrer Wahrnehmung und ihr Auftreten kann von Kind zu Kind verschieden sein.

Jugendliche und Unterzuckerungen

Besonders deutlich wird der individuelle Umgang mit Unterzuckerungen im Jugendalter. Wir wissen, dass sich Anzeichen von Unterzuckerungen während der Pubertät rasch ändern können. Anzeichen, die in der frühen Pubertät vorhanden sind, können sich schon nach kurzer Zeit ändern und in der späten Pubertät gibt es wiederum andere Anzeichen. Am besten lassen Sie die Diabetes-Beraterin oder Ihren Diabetes-Arzt nach den Anzeichen fragen. Im Jugendalter kommen noch einige Erschwernisse dazu, die den Umgang mit Unterzuckerungen nicht einfach machen. Manche Jugendliche möchten nicht, dass ihre Freunde und Bekannte sehen, dass sie sich mit ihrem Diabetes befassen. Während jüngere Schulkinder noch stolz ihr Messgerät zeigen, legen Jugendliche mehr Wert auf Diskretion. Das hat oft weniger mit Verheimlichung zu tun, als mit einer Art sozialem Scham und mit dem Wunsch, nicht aufzufallen. Hier können wir Alternativen anbieten: beispielsweise Cola statt Traubenzucker. Hilfreich ist es auch, die besten Freunde von Jugendlichen – zumindest was die Hypoglykämie angeht –, in die Diabetesbehandlung einzuweihen. Das sollte aber auf jeden Fall mit dem Einverständnis des Jugendlichen erfolgen.

Im Rahmen von Diabetesschulungen können Jugendliche auf spezielle Situationen vorbereitet werden. Dazu zählen zum Beispiel Blutzuckermessungen während Kinobesuchen oder gezielte Fragen nach Unterzuckerung bei körperlicher Aktivität. Solche direkten Übungen erleichtern den Alltag.

Unterzuckerungen: lästig oder bedrohlich?

In einer sehr gut angelegten Schweizer Untersuchung wurde die Intelligenzentwicklung von Kindern mit Diabetes von Beginn der Erkrankung an über Jahre hinweg gemessen. Dabei zeigten sich keine Unterschiede zwischen Kindern, die eine schwere Unterzuckerung erlitten hatten, und solchen, die davon gar nicht betroffen waren. Das bedeutet natürlich nicht, dass Unterzuckerungen ungefährlich sind. Vor allem die indirekten Folgen können gefährlich werden, etwa beim Fahrrad-, Inliner- oder Skateboardfahren. Und natürlich muss beim Auto- oder Motorradfahren besonders auf Unterzuckerung geachtet werden. Der direkte Einfluss von niedrigen Blutzuckerwerten auf die Psyche ist vor allem im Moment des Unterzuckers von Bedeutung. Manchmal kann man sich in der Unterzuckerung danebenbenehmen, übermäßig aggressiv oder aufgedreht-heiter bis peinlich wirken. Das wird einem häufig erst nach der Unterzuckerung bewusst, wenn andere erzählen, wie man sich verhalten hat. Für Eltern ist der Anblick ihres Kindes während einer schweren Unterzuckerung sicherlich sehr dramatisch. Gleichzeitig müssen sie aber Hilfe leisten. Deswegen ist es wichtig zu wissen, dass eine Unterzuckerung ein vorübergehender Zustand ist, den wir relativ rasch ändern können und von dem keine Nachwirkungen zurückbleiben.

Die Angst vor Unterzuckerungen

Die Höhe des Blutzuckers unterliegt immer gewissen Schwankungen. Das gilt sowohl für Menschen mit als auch ohne Diabetes. Der Unterschied ist, dass die Schwankungen beim Diabetes viel größer sind als ohne Diabetes. Wenn wir den Blutzucker einstellen, möchten wir also, dass er sich stabil in einem guten Bereich bewegt, ohne große Abweichungen nach oben bzw. nach unten. Besonders die unteren Blutzuckerwerte können Anlass zur Sorge geben, weil sie sich direkt auf das Verhalten und die körperliche Verfassung auswirken. Deshalb ist es auch normal, dass manche Eltern Angst vor Unterzuckerungen haben. Aber auch Kinder und Jugendliche erleben manchmal solche Ängste. Ob sich jemand vor Unterzuckerungen besonders fürchtet, muss nicht unbedingt damit zusammenhängen, dass es schon einmal zu einer schweren Unterzuckerung gekommen ist. Allein die Vorstellung eines solchen Ereignisses kann Angstreaktionen hervorrufen und zu Verunsicherungen führen. Einige Eltern und Kinder haben große Unterzuckerungsängste und müssen ständig daran denken, dass der Blutzucker plötzlich absinken könnte. Das ist auf die Dauer sehr anstrengend und belastend. Jugendliche, die solche Hypoglykämie-Ängste haben, trauen sich immer weniger unter Menschen und wenn, dann nur mit hohen Blutzuckerwerten, weil sie sich dadurch sicherer fühlen. In solchen Fällen ist der erste Schritt immer das Gespräch mit dem behandelnden Arzt oder der Diabetesberaterin, um Lösungen zu finden.

Der körpereigene Unterzucker-Alarm

Unser Körper verfügt mit der Gegenregulation über eine wirksame Abwehr gegen Unterzuckerung, zu der mehrere Alarmstufen gehören, siehe hierzu das Kapitel »Was bedeutet Hypoglykämie?« (Seite 81). Dazu zählen auch Hormone, die den Blutzucker recht rasch wieder ansteigen lassen. Sinkt der Blutzucker unter 80 bis 50 mg/dl, antwortet der Körper zuerst mit vermehrter Ausschüttung von Hormonen, darunter das Adrenalin. Das sorgt dafür, dass durch Schwitzen, Zittern und andere deutliche körperliche Symptome die Unterzuckerung bemerkt wird. Sollte das nicht der Fall sein, kommt es zu einer weiteren Alarmreaktion. Diesmal ist es das Nervensystem, vor allem das Gehirn, das bei Blutzuckerwerten unter 50 mg/dl mit Konzentrationsproblemen, Kopfschmerzen, Sehstörungen und Stimmungsänderungen reagiert. Bleibt der Blutzucker immer noch niedrig, werden

durch die Gegenregulation die in der Leber und in den Muskeln gespeicherten Zuckerreserven freigesetzt. Die Unterzuckerung ist also kein plötzliches Ereignis, sondern ein Prozess, der einen Verlauf hat und an mehreren Stellen unterbrochen werden kann. Der Sinn dieser mehrfachen Abwehrkette ist es sicherzustellen, dass der Unterzucker bemerkt wird. Kein Kind mit Diabetes ist also Unterzuckerungen schutzlos ausgesetzt.

Was tun bei Unterzuckerungsängsten?

Sollten die Ursachen der Hypoglykämie-Angst in starken Blutzuckerschwankungen liegen, kann man zum Beispiel eine kontinuierliche Blutzuckermessung erwägen, siehe hierzu das Kapitel »Blutzuckertests« (Seite 73). Auch ist in einem solchen Fall zu überlegen, ob Ihr Kind nicht auf eine Pumpentherapie umgestellt werden könnte. In

▼ Eine Unterzuckerung zu erkennen kann mit der Hypo-Treppe geübt werden.

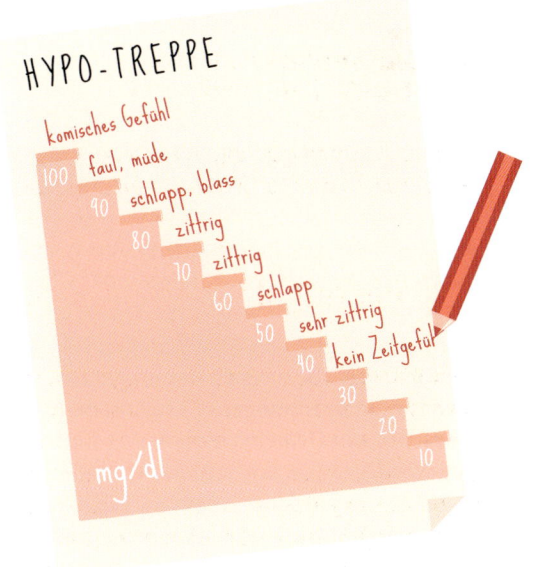

großen Studien hat es sich gezeigt, dass durch eine Umstellung auf die Pumpentherapie die Anzahl der Unterzuckerungen häufig reduziert werden kann. Ihr Kind könnte auch mithilfe der Pumpe, zum Beispiel durch die Anwendung der temporären Basalrate oder des Bolus-Rechners, viel flexibler und gezielter auf seine individuellen Anforderungen reagieren. Natürlich kann die Insulinpumpe die Angst nicht direkt mindern und manchmal löst eine maßlose Technisierung der Behandlung zusätzliche Unsicherheiten und weitere Ängste aus. Wenn Sie oder Ihr Kind häufig Unterzuckerungsängste haben, kann es sinnvoll sein, psychotherapeutische Hilfe in Anspruch zu nehmen. Viele Diabetes-Teams haben psychologische Mitarbeiter, die Ihnen und Ihrem Kind weiterhelfen können. Zögern Sie nicht zu lange, denn Ängste haben die Eigenschaft sich eher zu verfestigen als sich zu verflüchtigen.

Hypoglykämie-Wahrnehmungs-Training

Eine bewährte Methode, um die Angst vor Unterzuckerungen zu senken ist, die Verbesserung der Wahrnehmung von Unterzuckerungsanzeichen. Mit speziellem Verhaltenstraining kann der Umgang Ihres Kindes mit Unterzuckerungen geübt werden. Solche psychologischen und verhaltensmedizinischen Übungen werden »Hypoglykämie-Wahrnehmungs-Training« genannt. Die ersten systematischen Versuche bei Patienten mit Diabetes, die Wahrnehmung ihrer Anzeichen zu verbessern, begannen bereits in den 1980er Jahren. Daraus haben sich dann richtige Trainingsprogramme entwickelt, in denen Menschen mit Diabetes lernen, ihre Blutzuckerwerte genauer vorherzusagen und ihre Anzeichen bewusster zu spüren. Die meisten dieser Trainings sind auch heute noch für Erwachsene konzipiert. Für Kinder sind allerdings spezielle Trainings-Methoden erforderlich, die das Entwicklungsalter berücksichtigen.

Richtige Reaktion bei Unterzuckerungen einüben

Während man bei Erwachsenen mit Diabetes die Wahrnehmung von Anzeichen schärft, müssen wir bei Kindern zunächst die Bereitschaft wecken, sich überhaupt für ihre Anzeichen zu interessieren. In Hypoglykämie-Trainings für Kinder und Jugendliche, wie etwa dem am Olgahospital entwickelten Stuttgarter-Hypoglykämie-Erkennungs-Training, wird die Unterzuckerungserkennung in vier Schritten geübt:

1. Aufmerksam werden auf Symptome. Viele, vor allem jüngere Kinder haben sich daran gewöhnt, dass die Eltern ihnen die Unterzuckerungen »ansehen«. Daher fehlt es ihnen natürlicherweise an der Motivation, sich selber um die Unterzuckerungen zu kümmern. Wenn sie aber merken, dass sie durch mehr Aufmerksamkeit auch zusätzliche Freiheiten im Alltag bekommen und eigenständiger werden, wird auch ihr Interesse an der Wahrnehmung von Anzeichen geweckt.

2. Spüren von Anzeichen. Das Spüren von Anzeichen ist im Alltag gar nicht so einfach. Vor allem weil im Kindesalter die Aufmerksamkeit häufig durch andere Eindrücke abgelenkt ist. Das Spüren von Anzeichen erfordert also eine gewisse Routine. Indem man solche Symptome beschreibt, gemeinsam bespricht und vorspielt, bleiben sie besser in der Erinnerung verankert und werden, wenn sie auftreten, schneller bemerkt.

3. Erkennen der Unterzuckerung. Wenn ein Kind oder ein Jugendlicher Anzeichen spürt, muss auch entschieden werden, ob es sich tatsächlich um eine Unterzuckerung handelt. Bei eindeutigen Symptomen, wie starkem

Zittern oder Schwitzen, ist das noch relativ einfach. Aber Müdigkeit, Kopfschmerzen oder Hunger können auch ganz gewöhnlich auftreten. Hier gilt es schnell zu entscheiden, ob es sich um ein Unterzuckerungsanzeichen handelt und ob der Blutzucker sicherheitshalber gemessen werden sollte.

4. Handeln mit Gegenmaßnahmen. Hier wird im Training eingeübt, was in der Diabetesschulung gelernt wurde. Das betrifft die Mitnahme von Traubenzucker und anderen blutzuckersteigernden Nahrungsmitteln und ihrem schnellen Verzehr. Auch sollte man jemanden Bescheid geben, dass der Blutzucker niedrig ist.

Durch das Hypo-Training lernen Kinder und Jugendliche den Umgang mit Unterzuckerungen und werden sicherer in der Erkennung von Anzeichen. Auch konnten wir in einer eigenen Untersuchung zeigen, dass die Teilnahme an dem Stuttgarter Hypo-Training bei Eltern und Kindern die Angst vor Unterzuckerungen deutlich senken konnte.

Wenn Anzeichen sich verändern

Unterzuckerungsanzeichen verändern sich im Laufe des Diabetes. Deswegen ist es auch wichtig, dass Kinder und Jugendliche wissen, welche Anzeichen sie gegenwärtig beachten sollten. Typisch ist, dass Kinder häufig auf die Anzeichen achten, die sie bei früheren Schulungen gelernt haben, und auf aktuelle Symptome nicht reagieren. Im Hypo-Training, aber auch bei den regelmäßigen Ambulanz-Besuchen sollte also immer eine frische Anzeichenliste erstellt werden.

Wenn Anzeichen verschwinden

Bei Erwachsenen mit Diabetes kommt es nach einer langen Diabetesdauer zu einer gestörten Wahrnehmung von Unterzuckerungen. Die typischen Unterzuckerungsanzeichen werden von den Betroffenen nicht wahrgenommen. Dieses Fehlen von Anzeichen nach langer Diabetesdauer kommt bei Kindern kaum vor. Erstens haben Kinder und Jugendliche ihren Diabetes noch nicht so lange und zweitens weiß man aus Untersuchungen, dass im jüngeren Alter die Gegenregulation besonders gut funktioniert. Trotzdem können sich vor allem Kinder mit sehr guten Blutzuckerwerten an eine leichte Unterzuckerung gewöhnen und reagieren nicht mehr so schnell, wie es nötig wäre. Der Körper passt sich an den niedrigen Blutzuckerspiegel an, sodass sich die Anzeichen erst bei sehr niedrigen Werten bemerkbar machen. Was hier neben einem Hypo-Training hilft, ist die konsequente Behandlung der Unterzuckerung. Auch milde Unterzuckerungen sollten mit sehr schnell wirkenden Kohlenhydraten behoben werden,

▼ **In oder out? Veränderungen der Unterzuckerungsanzeichen zu dokumentieren hilft.**

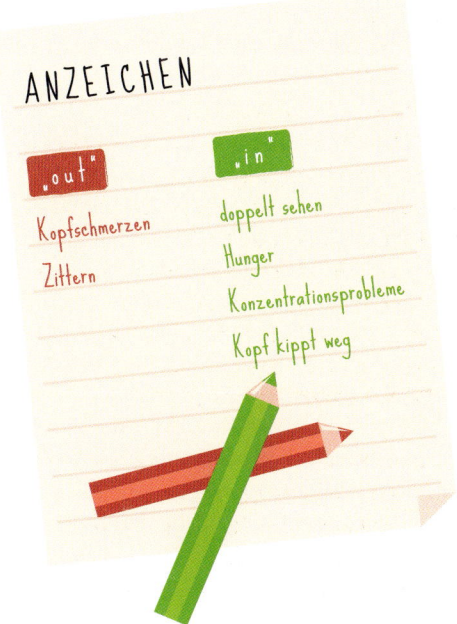

damit der Blutzucker sich schnellstmöglich normalisiert und, salopp ausgedrückt, das Gehirn keine Zeit hat, der Leber zu befehlen, körpereigene Zuckerreserven freizusetzen. Damit wird das Risiko weiterer Unterzuckerungen gemindert.

Wie kommt es zu einer Hyperglykämie?

Wenn im Körper der Insulinspiegel abfällt, kommt es unweigerlich zu einer Blutzuckererhöhung. Sie haben dies damals miterlebt, als bei Ihrem Kind der Diabetes entdeckt wurde. Aber auch später kann es immer wieder zu ganz massiven Blutzuckerspitzen kommen, wenn das Verhältnis zwischen dem Insulin und seinem Gegenspieler, dem Glucagon, aus dem Gleichgewicht gerät. Zu Beginn des Diabetes besteht ein teilweiser Insulinmangel. Im Verlauf kommt es aber zu einem vollständigen Insulinmangel, sodass höhere Insulindosen zum Erreichen einer guten Stoffwechseleinstellung bei Ihrem Kind erforderlich sind. Diese Veränderung spiegelt auch das Ende der Remissionsphase wieder. Das bedeutet aber nicht, dass die Diabeteseinstellung Ihres Kindes schlecht ist, sondern nur, dass mehr Insulin notwendig ist. Kommt man diesem Bedarf nicht nach, kommt es zur Verschlechterung der Blutzuckerwerte.

Die häufigste Ursache für erhöhte Blutdruckwerte ist ein erhöhter Insulinbedarf.

Typischerweise führen Infekte mit hohem Fieber oder Entzündungen zur Überzuckerung (Hyperglykämie). Aber auch Stress und psychische Belastungen können zu massiven Blutzuckerspitzen führen. Sie werden aber vielleicht auch schon festgestellt haben, dass das Wachstum und insbesondere die hormonellen Umstellungen in der Pubertät zu deutlichen Blutzuckerspitzen führen, siehe hierzu das Kapitel »Diabetes im Jugendalter« (Seite 104).

Ursachen und Anzeichen einer Hyperglykämie

Ursachen einer Überzuckerung können sein:

- erhöhter Insulinbedarf (bei Infekt, Fieber, Entzündung, Stress, unter bestimmten Medikamenten, während des Wachstums, in der Pubertäts, während der Periode)
- zu wenig Insulin (verhärtete Spritzstellen, Katheterproblem, kein Insulin zum Essen, vergessener Insulinbolus, defekter Pen, verfallenes Insulin, fehlende Dosis-Anpassung)

Höhere Blutzuckerwerte führen zu leichten bis starken Beschwerden, im schlimmsten Fall zur Bewusstlosigkeit und zum diabetischen Koma. Leichte Blutzuckererhöhungen bleiben oft unbemerkt. Frühe Anzeichen für eine Überzuckerung werden häufig nicht richtig wahrgenommen, bzw. es werden andere, naheliegendere Ursachen dafür gesucht.

Bauchschmerzen können als Komplikation lang andauernder hoher Blutzuckerwerte bzw. einer schlechten Stoffwechseleinstellung auftreten. Wir haben schon häufiger erlebt, dass Kinder oder Jugendliche mit Verdacht auf eine Blinddarmentzündung stationär aufgenommen wurden. Nach Korrektur der ausgeprägten Hyperglykämie und Ausgleich der Acetonurie bzw. des Wasser-Elektrolyt-Haushaltes verschwanden die anfangs heftigen Bauchschmerzen, und die Kinder mussten nicht operiert werden. Bei Jugendlichen, die nicht gut eingestellt sind und eine schlechte Stoffwechseleinstellung haben, kann eine beginnende Ketoazidose wie ein

Infekt mit Übelkeit, Erbrechen und Bauch-schmerzen aussehen. Denken Sie deshalb in einem solchen Fall auch an diese Möglichkeit und nehmen sie rechtzeitig Kontakt zu Ihrem Diabetes-Team auf oder bringen Sie Ihr Kind in die Notfallsprechstunde.

Verhalten bei Infekt (mit oder ohne Fieber)

Da es durch einen Infekt zu höheren Blutzu-ckerwerten kommt, sollten Sie häufiger Blut-zuckerkontrollen sowie Urintests auf Aceton durchführen. Sind die Blutzuckerwerte be-ständig hoch, müssen Sie die Insulindosis im Gesamten erhöhen. Wir empfehlen Erhöhun-gen der Insulindosis um jeweils 20 Prozent, jedoch haben viele Kinder, Jugendliche und ihre Familien mit der Zeit ihre eigenen indivi-duellen Erfahrungswerte. Durch das häufi-gere Messen in diesen Situationen haben Sie auch die Möglichkeit, Korrekturen höherer Werte rascher vorzunehmen. Sollten Sie Ace-ton- bzw. Ketonkörper im Urin oder im Blut bei Ihrem Kind nachweisen, ist es wichtig, dass Ihr Kind zusätzlich noch viel trinkt. In diesen Fällen können Sie sich jederzeit an das Sie betreuende Diabetes-Team wenden. Mehr über die Aceton-Testung im Urin erfahren Sie auch im Kapitel »Aceton« (Seite 72).

Verhalten beim Magen-Darm-Infekt

Auch bei einem Magen-Darm-Infekt ist es wichtig, engmaschig Blutzuckerkontrollen durchzuführen und den Urin regelmäßig auf Aceton zu testen. Da Sie nicht wissen, wie viel Ihr Kind isst bzw. ob die Nahrung voll-ständig aufgenommen wird, empfehlen wir, nur $^2/_3$ der sonst üblichen Dosis des Verzöge-rungs- oder Basalinsulins zu spritzen. An der Pumpe können Sie, solange der Infekt anhält, die Basalrate vorübergehend (temporär) für

einige Stunden oder sogar für den ganzen Tag zunächst um 20 Prozent, bei Bedarf auch um 40 Prozent oder sogar um 50 Prozent absenken. Das Normal- oder »Turbo«-Insulin zu den Mahlzeiten geben sie ausnahmswei-

▼ Überzuckerungen spüren: Das sind die häufigsten Anzeichen.

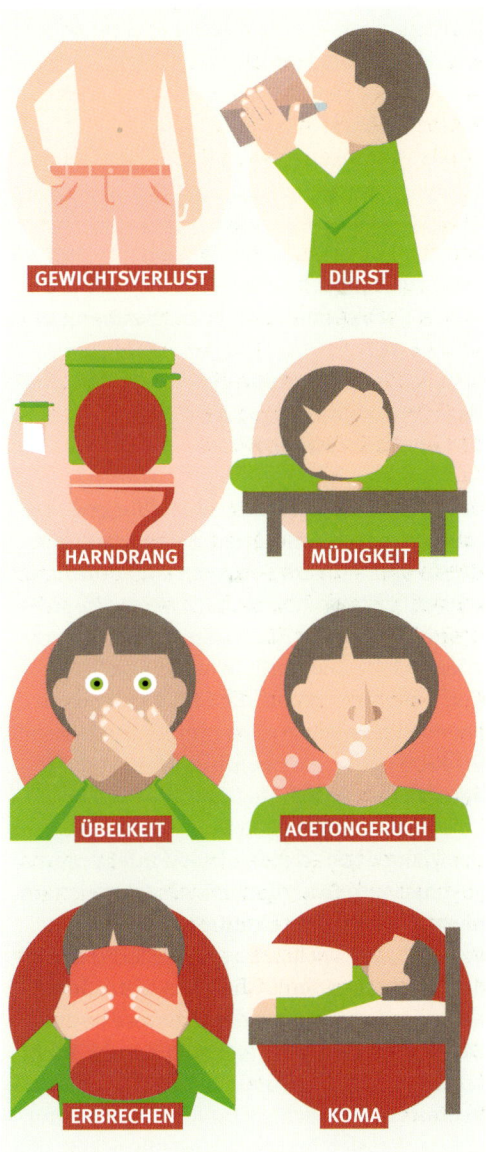

GEWICHTSVERLUST   DURST

HARNDRANG   MÜDIGKEIT

ÜBELKEIT   ACETONGERUCH

ERBRECHEN   KOMA

se erst nach dem Essen, wenn Sie abschätzen können, was und wie viel Ihr Kind tatsächlich gegessen hat.

Es ist wichtig, gut verträgliche und kohlenhydratreiche Nahrung zu sich zu nehmen. 10 g Kohlenhydrate = 1 KHE sind enthalten in:

- ca. 1 gestrichenem Esslöffel Traubenzucker (10 g)
- 15 g Haferflocken
- 1,5 St. normalem Zwieback (kein Diabetikerzwieback)
- 10 Salzstangen
- 60 g pürierter Banane
- 100 g geriebenem Apfel
- 100 ml Coca Cola oder Ähnlichem (kein Light-Getränk)
- 80 g Kartoffelbrei (mit Wasser zubereitet)

WISSEN

Bei hohen Zuckerwerten prüfen:

- Infekt, Fieber, Schmerzen?
- Nadel verstopft?
- Pen defekt?
- Verfallsdatum der Insulinpatrone?
- fehlerhafte Blutzuckermessung (Codierung, Teststreifen übers Verfalldatum)
- Pumpen-Katheter verstopft?
- Spritzstellenproblem (»Spritzbeule«, Verhärtung)
- Stress?
- Wann war die letzte Insulingabe?
- Hat Ihr Kind ausreichend getrunken? Ist Aceton im Blut oder Urin?

Warum können Hyperglykämien gefährlich werden?

Einzelne Blutzuckerspitzen sind nicht gefährlich, es wird nur dann kritisch, wenn die Werte über längere Zeit hoch sind und sich schließlich auch Aceton nachweisen lässt. Dies ist für Sie ein Alarmsignal, dass es jetzt allerhöchste Zeit wird, Insulin zu spritzen und darauf zu achten, dass Ihr Kind ausreichend Flüssigkeit zu sich nimmt. Auch wenn Ihr Kind nichts essen will, es braucht auf jeden Fall Insulin!

Vor allem dann, wenn es einen Infekt mit gesteigertem Grundumsatz des Körpers und nachfolgend hohen Blutzuckerwerten hat. Sollten Sie nichts unternehmen, kann der klinische Zustand Ihres Kindes so kritisch werden wie zu Beginn bei der Diagnosestellung. Der Körper versucht zwar, den Zucker auszuscheiden, schafft es aber nicht mehr. Auch das Aceton wird er nicht mehr los, die Ketonkörper häufen sich im Blut an, es entwickelt sich

die gefürchtete Komplikation der Ketoazidose (massive Übersäuerung und Überzuckerung) mit anschließendem Koma.

Diabetische Ketoazidose

Seit vielen Jahren haben etwa 20 Prozent der Kinder und Jugendlichen, bei denen ein Typ-1-Diabetes auftritt, zu Beginn eine Ketoazidose, das heißt, ihre Diabeteserkrankung ist erst relativ spät erkannt worden. Vor allem sehr junge Kinder, aber auch Kinder aus sozial schwachen Familien oder mit Migrationshintergrund sind gefährdet, bei Diabetesbeginn kränker als andere zu sein. Aber auch im weiteren Verlauf des Diabetes kann es zu dieser ausgeprägten Stoffwechselentgleisung kommen. Deshalb werden Sie und Ihr Kind zu diesen möglichen Komplikationen ausführlich geschult. Im Rahmen der massiven Hyperglykämie gehen dem Körper auch ganz erheblich Salze und Flüssigkeit verloren. Schwitzen bei hohem Fieber, aber auch Erbrechen tragen dazu bei, dass Ihr Kind »eintrocknet«. Die Folge davon ist: Der Blutdruck fällt ab, das Herz schlägt schneller, um trotzdem die einzelnen

WISSEN

Notfallmaßnahmen bei drohender Ketoazidose (positiver Aceton-Nachweis) :

- Nicht allein bleiben.
- Wenig bewegen.
- Viel Wasser trinken (in kurzen Abständen kleinere Mengen).
- Insulin spritzen, auch wenn Ihr Kind nichts isst oder erbricht.
- Alle zwei Stunden Blutzucker und Aceton im Urin oder im Blut messen.
- Bei weiterhin hohen Blutzuckerwerten alle zwei Stunden erneut mit Insulin korrigieren, evtl. nach Rücksprache mit dem Diabetes-Team höhere Korrektur-Dosen verwenden (Notfall-Schemata Ihres Diabeteszentrums).
- Nahrungseinnahme erst wenn der Blutzucker unter 200 mg% ist.
- Rechtzeitig Rücksprache mit dem Diabetes-Team halten.

Organe ausreichend mit Blut zu versorgen. Der hohe Blutzucker macht müde und matt, der Durst wird quälend, aber trotzdem muss Ihr Kind ständig auf die Toilette. Zum Schluss werden die Kinder schläfrig und dämmern vor sich hin. Die Atmung wird ganz tief, da der Körper versucht, die Übersäuerung des Blutes auszugleichen, die durch den massiven Anfall von Ketonkörpern entstanden ist (Kußmaul'sche Atmung). Der Atem Ihres Kindes riecht faulig-süßlich, wie vergorenes Obst oder auch wie normaler Nagellackentferner. Spätestens jetzt muss Ihr Kind sofort in die Klinik. Dort werden dann der Flüssigkeitsverlust sowie die Elektrolytverluste über Infusionen ausgeglichen und die ausgeprägte Überzuckerung über intravenös gegebenes Insulin langsam normalisiert. Die diabetische Ketoazidose bzw. das diabetische Koma sind ein absoluter Notfall und können sehr gefährlich sein, im schlimmsten Fall lebensbedrohlich. Deshalb sollte es in keinem Fall so weit kommen. Da sich eine diabetische Ketoazidose über Stunden bis Tage entwickelt, haben Sie genügend Möglichkeiten, vorher einzugreifen (s. Notfallmaßnahmen bei drohender Ketoazidose). Auf jeden Fall sollten Sie rechtzeitig Kontakt mit Ihrem betreuenden Diabetes-Team aufnehmen. Dieses wird Ihnen auch mitteilen, ab wann das Management daheim nicht mehr möglich ist und Sie mit ihrem Kind in die Klinik kommen sollten.

Der Insulinbedarf verändert sich

Die Hormone fahren Achterbahn, die Stimmungen schwanken, die Pickel sprießen, der eigene Körper verändert sich, das Interesse an der Sexualität erwacht und die Beziehungen zu den Eltern und Freunden sind nicht mehr, was sie einmal waren – die Pubertät ist für die meisten Menschen eine aufregende Phase voller Veränderungen.

Die Pubertät ist eine besondere Zeit, in der es zu starken körperlichen, aber auch psychischen Veränderungen kommen kann. Besteht dazu noch eine chronische Erkrankung wie ein insulinpflichtiger Diabetes, sind spezielle Aspekte in der Behandlung während dieser Zeit zu beachten. Für die hormonelle Steuerung der Pubertät sind folgende Hormone von besonderer Bedeutung: Wachstumshormone, Geschlechtshormone und Schilddrüsenhormone. Während der pubertären Wachstumsphase wachsen die Mädchen im Durchschnitt um 20 cm, die Jungen um

26 cm. Für diesen enormen Wachstumsschub ist eine gesteigerte Ausschüttung von Wachstumshormonen erforderlich. Die Geschlechtshormone sind vor allem für die Ausbildung der sekundären Geschlechtsmerkmale verantwortlich. Daneben wirken sie auch auf das Längenwachstum, die Knochenreifung sowie auf den Muskel- und Fettaufbau. Zusätzliche Veränderungen während der Pubertät sind ein veränderter Tag-/Nacht-Rhythmus, veränderte Essgewohnheiten, Stimmungsschwankungen sowie eine veränderte Ausschüttung von Stresshormonen.

Auswirkungen auf den Diabetes

Während der Pubertät besteht ein deutlich erhöhter Insulinbedarf. Bei Mädchen liegt der Insulintagesbedarf während der Pubertät im Durchschnitt zwischen 1,0 und 1,3 IE/kg Körpergewicht, bei Jungen zwischen 1,1 und 1,4 IE /kg KG. Im Vergleich dazu liegt der Insulintagesbedarf bei Kindern vor der Pubertät im Durchschnitt zwischen 0,8 und 1,0 IE/ kg KG und während der Remissionsphase bei weniger als 0,5 IE /kg KG.

Deshalb sollte die Insulindosis rechtzeitig und ausreichend an den gesteigerten Bedarf angepasst werden.

Gründe für den deutlich erhöhten Insulinbedarf während der Pubertät

- Zunahme der Blutzuckerschwankungen sowie eine erhöhte Glukosevariabilität
- deutlich erhöhte morgendliche Blutzuckerwerte (»Dawn-Phänomen«)
- vermehrte Insulinresistenz, das heißt verminderten Wirkung von Insulin durch die hormonellen Veränderungen
- wegen dieser Veränderungen gelten in dieser Zeit weltweit HbA1c-Werte zwischen 7 und 8,5 Prozent als optimal.

Neben den körperlichen bzw. hormonellen Veränderungen treten während der Pubertät Verhaltensänderungen auf, die sich in unterschiedlicher Ausprägung und sehr individuell auf das Management des Diabetes auswirken können:

- gehäufte Therapiefehler
- fehlende Protokollierung der Blutzuckerwerte
- ungenügende Anpassung der Insulindosis an den gesteigerten Insulinbedarf
- Wunsch nach uneingeschränkter Flexibilität ohne die dafür notwendige Dosisanpassung
- Probleme bei der Übertragung der Verantwortung für die Diabetestherapie von den Eltern auf die Jugendlichen
- verstärkt Probleme, die Erkrankung zu akzeptieren
- Autonomiebestrebung ohne Verlässlichkeit

Was ist zu tun?

Auf jeden Fall sollte rechtzeitig und in ausreichender Menge die Insulindosis an den gesteigerten Bedarf des Jugendlichen angepasst werden. Oft ist dazu eine Umstellung der bisherigen Insulineinstellung erforderlich. Diese Umstellung sollte in Absprache mit dem jugendlichen Patienten und dessen Eltern individuell erfolgen.

Elke, Mutter von Torsten (13 Jahre)

》 Er war nicht wiederzuerkennen.

Torsten hat schon seit er acht Jahre alt ist, Diabetes, und es lief immer alles wunderbar. Er hat alle Blutzuckermessungen sehr gewissenhaft vorgenommen und war immer kooperativ. Jetzt ist er 15 und alles ist anders … Wenn wir ihn nicht immer wieder an die Blutzuckermessungen erinnerten, würde er sie alle vergessen. Er reagiert auch zunehmend genervt auf unsere »Kontrollen« und Mahnungen. Dabei wollen wir ihn ja gar nicht auf Schritt und Tritt verfolgen, sondern nur sicherstellen, dass der Diabetes richtig behandelt wird. ▬

Mögliche Optionen für eine Anpassung der Insulintherapie:

- intensivierte Insulintherapie (ICT)
- schnell und länger wirksame Analoginsuline
- Pumpentherapie (CSII)

Diese Anpassungen sind während dieser Zeit immer wieder erforderlich. Deshalb sollten täglich möglichst häufige Blutzuckermessungen durchgeführt werden. Dazu ist auf jeden Fall die Mitarbeit der jugendlichen Patienten erforderlich. Aus diesem Grund sollte der Übergang zu mehr Eigenverantwortung des Jugendlichen rechtzeitig beginnen und von den Eltern und dem Diabetes-Team unterstützt werden. Tägliche Eltern-Kind-Konflikte um die bestmöglichste Stoffwechseleinstellung bzw. das tägliche Management des Diabetes sollen so vermieden werden.

Diabetes im Jugendalter

Das Jugendalter ist, ob mit oder ohne Diabetes, für Eltern und Kinder eine aufregende und zum Teil anstrengende Zeit. Die körperliche und geistige Entwicklung verändert das Verhalten, die Gefühlswelt und das Denken der Jugendlichen. Andererseits gibt es den Jugendlichen Gelegenheit, sich in neuen Rollen zu erleben und damit Erfahrungen zu sammeln. Dabei kann der Diabetes zu einer ständigen Quelle von Auseinandersetzungen zwischen Eltern und Kindern werden. Jugendliche in der Pubertät fühlen sich bereits wegen der körperlichen Veränderungen anders als zuvor. Der Diabetes kann dieses Gefühl noch verstärken. Auf der anderen Seite gewinnen Freundschaften und Aktivitäten außerhalb der Familie vermehrt an Bedeutung. Dabei kann es passieren, dass der Diabetes, zusammen mit vielen anderen »Pflichten«, am Ende der To-do-Liste landet. Häufig wird der Diabetes auch in den Hintergrund gestellt, damit das Gefühl, anders zu sein als die Freunde, abnimmt.

Wichtig sind in dieser Zeit rechtzeitige Informationen und Gespräche mit den Jugendlichen über Alkohol und das Rauchen, vor allem in Zusammenhang mit dem Diabetes. Die Vermittlung zwischen Jugendlichen und Eltern ist eine häufige Aufgabe des Diabetes-Teams. Wichtig dabei ist, eine vertrauensvolle Beziehung zu den Eltern zu wahren, die sich ja aus der vollständigen Verantwortung in Richtung einer gemeinschaftlichen Fürsorge zurückziehen. Dieser Prozess des Selbstständigwerdens im Management seines Diabetes benötigt Zeit. Deshalb sollte an die Selbstständigkeit langsam herangeführt werden. Keinesfalls sollte man sich lediglich am Alter des Jugendlichen, sondern an seinen individuellen Bedürfnissen orientieren.

Nicht immer muss die Pubertät krisenhaft verlaufen. Vieles hängt davon ab, wie die Umgebung auf die Veränderungen reagiert und damit umgeht. Wir Erwachsene können die Jugendlichen durch diesen spannenden Lebensabschnitt begleiten und dafür sorgen, dass sie keinen Schaden nehmen. Dazu bedarf es an erster Stelle der Geduld und der Beharrlichkeit. Heute wissen wir, dass viele der ungewöhnlichen Verhaltensweisen von Jugendlichen vor allem daher rühren, dass in diesem Alter wichtige Bereiche des Gehirns »umgebaut« werden und daher sowohl Gefühle als auch Erinnerungsvermögen und vorausschauendes Denken zeitweise etwas in Unordnung geraten.

Die Abschnitte der Jugendzeit

Die Jugendzeit ist ein Lebensabschnitt, der wie eine Brücke zwischen Kindheit und Erwachsenenalter liegt. Dabei kann man diesen Abschnitt noch in drei Stufen einteilen:
1. die frühe Jugend (12 bis 14 Jahre)
2. die mittlere Jugend (15 bis 17 Jahre)
3. die späte Jugend (18 bis 23 Jahre)

Auf allen drei Altersstufen kommen auf die Jugendlichen eine Reihe von Veränderungen zu, mit denen sie sich auseinandersetzen müssen. Die vier wichtigsten Fragen, die sich Jugendliche bewusst oder unbewusst stellen, sind:
- »Wer bin ich?« (Die Frage nach der eigenen Identität)
- »Wie sehe ich aus?« (Die Vorstellungen über den eigenen Körper)
- »Wer sind meine Freunde?« (Die Suche nach Zugehörigkeit)
- »Wer bestimmt über mein Leben?« (Die Frage nach Unabhängigkeit)

Wenn Sie die Fragen genau betrachten, wird deutlich, dass der Konflikt mit der Diabetesversorgung nicht ausbleiben kann. Unweigerlich müssen sich die Jugendlichen mit ihrer Erkrankung auseinandersetzen. Wie sie das tun und was unsere Aufgabe dabei ist, wird in den folgenden Abschnitten beschrieben.

Der Freundeskreis

Neben den körperlichen Veränderungen kommt es auch zu vielen anderen Änderungen im Leben der Jugendlichen. Sie entwickeln neue Interessen und geben alte auf. Dadurch lernen sie neue Freunde und Aktivitäten kennen. Insgesamt wird der Freundeskreis größer. Dabei kann es passieren, dass die Jugendlichen den Diabetes vor neuen Bekanntschaften verschweigen, verstecken oder herunterspielen. Nur nicht uncool oder lächerlich aussehen! Viele haben auch einfach keine Lust, erklären zu müssen, was Diabetes bedeutet.

Die gesunden Pausenbrote und die bunten Gürteltaschen für die Blutzuckermessgeräte oder die Insulinpumpe, die die Jugendlichen früher noch toll fanden, gehören der Vergangenheit an. Nicht weil sie undankbar oder aufsässig sind, sondern weil alles, was zu kindlich aussieht, abgelehnt wird. Jugendliche haben große Angst, sich vor anderen zu blamieren. Daher sollte die Diabetesausrüstung auch ihren neuen Stil treffen und nicht dem entsprechen, was wir Erwachsene uns vorstellen. So fragt die 14-Jährige, die sich in einem Shop eine Bluse aussucht, den Verkäufer: »Kann ich die umtauschen, wenn sie meinen Eltern gefällt?« Immer öfter wird Ihr Kind nun nach Geld fragen, um mit Freunden außer Haus zu essen. Das bedeutet für sie gelebte Unabhängigkeit und heißt nicht, dass ihnen das Essen zu Hause nicht schmeckt.

Die frühe Jugend (12 bis 14 Jahre)

Die auffälligsten körperlichen Veränderungen finden meistens in dieser Zeit statt. Ein rasches Wachstum verändert das kindliche Aussehen in Richtung Erwachsene. Viele Teenager sind mit diesen Veränderungen sehr beschäftigt. Häufig sind sie über ihr Aussehen verunsichert oder unglücklich. Sie überspielen es, indem sie sich die Haare grün färben, sich piercen lassen und typisch jugendliche Kleidung tragen. Wenn Ihr Kind schon vor der Pubertät Diabetes bekommen hat, sollten Sie sich spätestens jetzt auf gewisse Änderungen im Umgang mit dem Diabetes einstellen.

Stefan, Vater von Tom (13 Jahre)

》 Plötzlich war alles anders.

Der Diabetes wurde bei Tom festgestellt, als er 5 Jahre alt war. Wir hatten immer gute HbA1c-Werte. Nie über 8 %. Und dann, er war gerade 12 geworden, 9,2 % HbA1c! Dabei hatten wir uns so gefreut, dass Tom die Behandlung mittlerweile sehr selbstständig managte. Nun mussten wir wieder gemeinsam schauen, wie wir die Werte normalisieren.

Der Dauerbrenner: Blutzucker testen und Werte eintragen

Das Blutzuckertagebuch verändert sich in dieser Zeit genauso wie die Schulhefte. Aus netten Aufschrieben werden schlecht leserliche, fahrige und lückenhafte Notizen. Das Eintragen, oder besser Nichteintragen der Blutzuckerwerte gibt Anlass zu regelmäßigen

Auseinandersetzungen. Die meisten Eltern und das Diabetes-Team bestätigen, dass viele Tagebücher von Jugendlichen durch fehlende oder falsche Blutzuckerwerte auffallen. Warum Teenager sich mit dem gewissenhaften Tagebuchführen schwertun, hat unterschiedliche Gründe.

- Blutzucker aufschreiben ist lästig: Jugendliche finden es überflüssig und behaupten, sich ihre Blutzuckerwerte gut merken zu können. Hier sollten Sie als Eltern eine gewisse Beharrlichkeit zeigen. Wenn es sein muss, führen Sie das Tagebuch wieder selbst und erkundigen sich nach den Werten oder versuchen, bei den Messungen zu Hause dabei zu sein. Teenager sind trotz anfänglichen Murrens oft dankbar, wenn Sie Ihnen auf diese Weise das Leben erleichtern. Jugendliche sind heutzutage topfit im Umgang mit dem Computer. Deshalb sollten Sie ihnen Messgeräte empfehlen, die Blutzuckerwerte an den PC oder das Smartphone senden können. Es kommt darauf an, dass beim Arztbesuch genügend Messungen vorgelegt werden können, nur so kann die Insulinbehandlung angepasst werden.

- Blutzucker aufschreiben ist Kontrolle: Viele Jugendliche empfinden das Nachfragen der Eltern nach ihren Schulnoten, ihren Freunden und ebenso nach ihren Blutzuckerwerten als Überwachung. »Wenn meine Eltern einen hohen Wert sehen, fragen sie gleich,

was ich gemacht habe«, lautet der Kommentar eines 13-Jährigen.

- Auch gefällt es manchen Jugendlichen nicht, wenn die Blutzuckerwerte in der Diabetesambulanz aus den Insulinpumpen ausgelesen werden. Hier ist es wichtig, die Jugendlichen einzubeziehen und nicht bloßzustellen. Die Botschaft sollte sein: Wir sind keine Detektive, die in deinem Leben herumschnüffeln, sondern Partner in der Diabetesbehandlung!

Beim Arztbesuch beklagen Eltern häufig die hohen Blutzuckerwerte oder die fehlende Mitarbeit ihrer Kinder. Jüngere Kinder kann man manchmal durch Motivation mehr Engagement bewirken. Bei Jugendlichen kann der Schuss schnell nach hinten losgehen, und sie fühlen sich bloßgestellt. Bitten Sie ihr Diabetesteam um ein Einzelgespräch, wenn Sie über die Nachlässigkeit Ihres Kindes im Umgang mit dem Diabetes sprechen möchten. Der Diabetes ist nur ein Teil im Leben Ihres Kindes. Eltern und Betreuer sollten daher besonders darauf achten, dass sich Jugendliche nicht ausschließlich als Diabetiker fühlen und dem Diabetes zu viel Bedeutung geben. Sie können Ihrer Tochter oder Ihrem Sohn dabei helfen! Geben Sie zu verstehen, dass sie oder er nicht nur Diabetiker ist, sondern eine tolle Persönlichkeit. Jemand, der Musik mag, Sport treibt oder anderen Interessen nachgeht und

– quasi nur nebenbei – auch Diabetes hat. Je vielfältiger das Leben eines Jugendlichen ist, umso weniger Bedeutung kommt dem Diabetes zu.

Die mittlere Jugendzeit (15 bis 17 Jahre)

Jugendliche in diesem Alter haben zwar ihre körperlichen Veränderungen weitgehend akzeptiert, experimentieren aber weiterhin mit ihrem Äußeren und ihren Ansichten. Sie sind in ihrer kognitiven und sprachlichen Entwicklung schon sehr weit und sind sich dessen auch bewusst. Gleichzeitig steigt ihre Risikobereitschaft stark an, denn sie fühlen sich »unverwundbar«. Ein häufiges Statement lautet deshalb: »Was soll schon schiefgehen?« oder »Mir kann das nicht passieren«. Sie ziehen gewagte Aktionen durch, ohne über mögliche Folgen nachzudenken. Man lebt im »Hier und Jetzt«. Ein Teenager in diesem Alter weiß zum Beispiel sehr gut, wie es zu Unterzuckerungen kommt und was dagegen zu tun ist. Trotzdem wird kein Traubenzucker mitgenommen, weil er der Meinung ist, sich auch schnell was kaufen zu können. Die Vorstellung, dass es etwas einmal nicht so klappen könnte, wie man will, wird nicht ernst genommen. Die Jugendliche finden vielmehr endlose Argumente, warum ihnen das nicht passieren kann.

Erste Liebe

Sie erinnern sich bestimmt noch an Ihre erste große Liebe, oder? In diesem Altersabschnitt entwickeln sich die ersten ernsthaften Beziehungen. Was bei Verabredungen zwischen Mädchen und Jungen passiert, hängt davon ab, wie weit die Jugendlichen entwickelt sind und wie sich ihre Freunde verhalten. Untersuchungen haben gezeigt, dass Jugendliche mit Diabetes ihre ersten sexuellen Kontakte etwas später eingehen als ihre Altersgenos-

sen. Das hat nichts zu bedeuten und hängt mit großer Wahrscheinlichkeit damit zusammen, dass Jugendliche mit Diabetes sich etwas langsamer aus der Familie lösen. Das hat seine Berechtigung, denn eine zu frühe Ablösung aus dem Elternhaus würde die meisten Jugendlichen im Umgang mit dem Diabetes überfordern. Die Sexualität entwickelt sich aber bei Jugendlichen mit Diabetes genauso wie bei ihren Altersgenossen.

Daher sollten Jugendliche mit Diabetes genauso über Sexualität und Verhütung aufgeklärt werden wie andere Jugendliche. Viele von ihnen machen sich Gedanken über den Einfluss des Diabetes auf ihre Sexualität und ihre Anziehungskraft auf das andere Geschlecht. Viele Jungen haben schon etwas über Impotenz bei Diabetes gehört, wagen es aber nicht, danach zu fragen. Wenn dann die ersten sexuellen Kontakte ins Stocken geraten – was im Jugendalter häufig vorkommt –, wird es auf den Diabetes geschoben, und das führt zu unbegründeten Ängsten. Die Mädchen fragen sich, ob sie Kinder bekommen können und wie sich der Diabetes auf eine Schwangerschaft auswirkt. Für diese Fragen sollten neben den Eltern auch die Betreuer in den Kliniken zur Verfügung stehen.

Jugendliche ernst nehmen

Geben Sie Ihrem Kind das Gefühl, dass es von Ihnen ernst genommen wird. Versuchen Sie unabhängig vom Diabetes Gemeinsamkeiten zu finden, die keine Streitpunkte beinhalten. Die Forschung liefert dafür gute Argumente: Wissenschaftler haben beobachtet, dass Jugendliche, deren Eltern sich trotz aller Streitigkeiten weiter um den Diabetes kümmerten, bessere Blutzuckerwerte erzielten als Jugendliche, deren Eltern sich aus der Behandlung zurückzogen. Die augenscheinliche körperliche und geistige Entwicklung darf nicht darüber hinwegtäuschen, dass viele Jugendliche mit eigenständigen Aufgaben häufig überfordert sind. Sie sind emotional und von ihrer Motivation her noch nicht stabil genug, sich längere Zeit verlässlich um ihren Diabetes zu kümmern.

Tipp

Die elterliche Betreuung des Diabetes ist in diesem Alter eine Gratwanderung zwischen Unterstützung und Kontrolle. Verzweifeln Sie nicht, vielen Eltern ergeht es momentan wie Ihnen, auch bei gesunden Kindern.

Wenn die elterliche Hilfe als Kontrolle empfunden wird, löst das Ärger aus. Die Jugendlichen müssen immer wieder daran erinnert werden, dass die Fragen und Bemühungen der Eltern ihrer Gesundheit dienen und zu den normalen Aufgaben der Eltern zählen. Jugendliche scheinen Unterstützung eher anzunehmen, wenn die Eltern sie fragen, wie sie helfen können, anstatt sofort Anweisungen zu geben. Konkrete Angebote wie Hilfe beim Aufschreiben der Blutzuckerwerte oder die Festlegung der Insulindosis werden besser akzeptiert, wenn die Jugendlichen mitentscheiden können. Sie sollten nicht das Gefühl haben, dass die Eltern sie damit kontrollieren oder schikanieren wollen. Untersuchungen haben gezeigt, dass sich Jugendliche mit Diabetes mehr Gedanken über ihre Zukunft machen als Jugendliche ohne Diabetes. Das ist berechtigt, denn der Diabetes erfordert mehr Engagement für die eigene Gesundheit. Unsere Aufgabe ist es, den Jugendlichen verständlich zu machen, dass sich der Aufwand allemal lohnt.

Risiko ist alles

Obwohl Psychologen erforscht haben, dass Jugendliche mit Diabetes insgesamt weniger Gefahren und Risiken eingehen als andere, bleiben sie davon nicht gänzlich verschont. Ob Moped, Skateboard, Inlineskates oder Fahrrad – alles, was rollt beansprucht die

Nerven der Eltern besonders. Neben den allgemeinen Gefahren ist auf die Wechselwirkung mit dem Diabetes zu achten. Mit dem Fahrrad und den Inlineskates werden hohe Geschwindigkeiten erreicht, die mehr Aufmerksamkeit erfordern. Niedrige Blutzuckerwerte vermindern das Reaktionsvermögen und den Gleichgewichtssinn. Das sollten Sie Ihrem Kind oft genug sagen, damit es selbst Vorkehrungen treffen kann. Das Gleiche gilt für die Wirkung verschiedener alkoholischer Getränke auf die Blutzuckerlage. Im Gespräch mit dem Diabetes-Team und vor allem bei Schulungen müssen diese Themen aufgegriffen werden. Eltern sollten sich hierüber informieren, damit sie bei Diskussionen mit ihren Kindern entsprechend gewappnet sind.

Die späte Jugendzeit (18 bis 23 Jahre)

In diesem Alter beginnt sich die Beziehung zwischen Eltern und Jugendlichen zu entspannen. Der Umgang miteinander wird einfacher. Der Schulabschluss und die berufliche Ausbildung gewinnen an Bedeutung. Die elterlichen Ratschläge werden wieder ernst genommen und häufiger akzeptiert. Die Ziele der jungen Leute werden realistischer und sie sind auch bereit, mehr Verantwortung für die Diabetesbehandlung zu übernehmen. Eltern sollten ihre beratende Rolle beibehalten, aber den Jugendlichen genügend Raum lassen, sich selbstständig um ihre Angelegenheiten zu kümmern. Die Arztbesuche werden von den Jugendlichen zunehmend alleine wahrgenommen. Allerdings schadet es nicht, wenn die Eltern mit dem Diabetes-Team in Kontakt bleiben. Freundschaften und Beziehungen werden wichtig und die künftige Lebensplanung rückt in den Vordergrund. Die Jugendlichen sollten darüber mit ihren Eltern und ihren Lehrern, aber auch mit den Betreuern in der Klinik sprechen können.

Selbstständigkeit – aber wann und wie viel?

Lange Zeit waren Fachleute überzeugt, dass Eltern und vor allem Mütter sich zu viel und zu lange um den Diabetes ihres Kindes kümmern. Dieses Verhalten wurde als »Overprotection« bezeichnet, was nichts anderes bedeutet, als ein »Zuviel an Fürsorge und Behütung«. Heute denken wir anders darüber.

Man glaubte, Kinder mit Diabetes könnten durch eine übermäßige Betreuung seitens der Eltern in der Entwicklung ihrer Selbstständigkeit gehemmt werden. Also versuchte man Eltern zu helfen, ihre Kinder »rechtzeitig« loszulassen, damit sie möglichst früh mit dem Diabetes selbstständig umgehen lernen. In den letzten Jahren hat sich allerdings herausgestellt, dass dieser Weg nicht unbedingt der richtige ist. Im Gegenteil: In neueren amerikanischen Studien konnte sehr gut dargestellt werden, dass besonders Jugendliche davon profitieren, wenn ihre Eltern sich nicht aus der Diabetesbehandlung zurückziehen, sondern sie bis ins Erwachsenenalter unterstützen. Je mehr und länger sich Eltern um den Diabetes der Jugendlichen kümmerten, umso besser verlief die Diabeteseinstellung.

Jugendliche profitieren von der Hilfe ihrer Eltern

Viele Jugendliche möchten sich selbst um ihren Diabetes kümmern und versichern das auch ihren Eltern und den Ärzten. Aber sobald sie wieder in ihrer alltäglichen, jugendlich geprägten Umgebung angekommen sind, fällt es ihnen schwer, ihre eigenen Ziele zu erreichen. Daher sollten weder Eltern noch andere Betreuer zu früh zu viel Verantwortung von den Jugendlichen erwarten. Keineswegs darf man sich generell am Alter des Jugendlichen orientieren. Es gibt keine Regel, die besagt, dass ein 13-Jähriger in der Lage sein muss, Tag für Tag zuverlässig seine Insulindosis richtig anzupassen und dabei noch sämtliche Blutzuckerwerte, die er brav gemessen hat, in das Diabetestagebuch einzutragen. Es ist besser, die Selbstständigkeit im Umgang mit dem Diabetes gemeinsam mit dem Kind Schritt für Schritt auszuprobieren und einzuüben. Ob die Hilfe der Eltern angenommen wird, hängt im Wesentlichen davon ab, in welcher Form sie angeboten wird. Im Jugendalter vermutet man hinter jede Nachfrage eine Kontrolle und jeder Ratschlag wird als Befehl erlebt. Wenn man das weiß, können sich die Eltern auch darauf einstellen. Die Zauberformel heißt »aushandeln und beraten«. Dabei sollten Eltern immer wieder versichern, dass sie sich für den Diabetes interessieren und nach Möglichkeiten suchen, sich weiter in die Versorgung einzubringen. In welchem Maß das geschieht, kann ausgehandelt werden, und was zu tun wäre, kann dann Gegenstand der Beratung sein. Ermutigen sie Ihr Kind immer wieder zu mehr Selbstständigkeit, ohne es zu plötzlich mit dem Diabetes alleinezulassen.

Gute Blutzuckerwerte: In der Pubertät nicht so einfach zu erreichen. Die Schwierigkeit, bei Jugendlichen den Blutzucker in den Griff zu bekommen, zeigte auch das Ergebnis einer bekannten amerikanischen Untersuchung (sogenannte DCCT-

Studie), an der 1441 Menschen mit Diabetes teilgenommen haben: Ein Teil von ihnen bekam eine sehr einfache Behandlung mit einer morgendlichen und abendlichen Insulinmischung aus Kurz- und Langzeitinsulin (konventionelle Therapie, CT). In der anderen Gruppe wurde einmal am Tag Verzögerungsinsulin gespritzt und dann immer vor den Mahlzeiten die entsprechende Menge Kurzzeitinsulin dazugegeben (intensivierte Therapie, ICT). Am Ende der Studie hat man die HbA1c-Werte der beiden Gruppen miteinander verglichen. Man wollte sehen, welche Behandlungsform zu besseren Ergebnissen geführt hat. Da etwa ein Viertel der Teilnehmer Jugendliche waren, konnten auch ihre HbA1c-Werte mit denen der Erwachsenen verglichen werden. Die Ergebnisse verdeutlichen, dass sowohl Erwachsene als auch Jugendliche mit Typ-1-Diabetes in der konventionellen Therapie (CT, zwei Spritzen am Tag) höhere HbA1c-Werte hatten als in der intensivierten Therapiegruppe (ICT, drei und mehr Insulinspritzen täglich). Aber noch viel wichtiger ist der Vergleich der HbA1c-Werte zwischen Erwachsenen und Jugendlichen: Die Jugendlichen konnten weder in der konventionellen Therapiegruppe noch in der intensivierten Therapiegruppe die HbA1c-Werte der Erwachsenen erreichen. Sie schnitten in beiden Gruppen

schlechter ab und das, obwohl sie während der ganzen Studie bestens betreut wurden. Dieser Vergleich bringt uns auf den Boden der Realität zurück, was die Diabeteseinstellung bei Jugendlichen betrifft. Wir müssen uns in der Pubertät auf höhere HbA1c-Werte gefasst machen. A. Demnach gelten Jugendliche mit HbA1c-Werten von 8,0 bis 8,5 Prozent als gar nicht so schlecht eingestellt, bezogen auf ihre.

Nicht zu viel Mitarbeit von Jugendlichen erwarten

Wie bei den HbA1c-Werten sollte auch von der generellen Mitarbeit der Jugendlichen bei der Diabetesbehandlung nicht zu viel erwartet werden. Gleichzeitig ist es wichtig, selbst kleine Fortschritte und geringe Verbesserungen im Engagement positiv zu bestärken. Loben Sie die Bemühungen Ihres Kindes und gehen Sie nicht nur auf seine Versäumnisse ein. In diesen Fällen ist es hilfreich zu fragen: »Wie kommt es, dass es gestern so gut geklappt hat?« und nicht den heutigen, schlechten Tag zu betonen. Immer, wenn schwierige Aufgaben von Jugendlichen gut gemeistert werden, sollten Eltern positiv darauf reagieren. Ohne Anerkennung geht auch im Jugendalter nichts. Allerdings müssen Eltern gelegentlich ein Vergrößerungsglas benutzen,

um etwas Lobenswertes zu finden. Aber es gibt in der Diabetesbehandlung durchaus auch kleine Erfolge, die natürlich häufig von den großen Alltagskonflikten überschattet werden.

Eindeutige und zeitnahe Absprachen

Für Eltern und andere Betreuer gilt es, bei Abmachungen auf die Eindeutigkeit der Absprachen zu achten. Wenn Jugendliche sich ganz verweigern, muss man eindeutige, überschaubare Forderungen an sie stellen. Wenn der Jugendliche zum Spritzen nicht zu Hause ist, kann man festlegen, dass es den Blutzuckerwert und die Insulindosis telefonisch zu Hause mitteilt und zu einer bestimmten Uhrzeit, zum Beispiel um 22 Uhr, nach Hause kommt.

Immer in Verbindung bleiben

Eltern sollten versuchen, die Diabetesbehandlung bei Ihrem jugendlichen Kind, egal wie alt es ist, im Auge zu behalten. Bieten Sie Ihre Unterstützung immer wieder an, und zeigen Sie ruhig, dass Sie besorgt sind, wenn es angebracht ist. Aber lassen Sie sich beide nicht durch zu hohe Ansprüche und Erwartungen frustrieren. Fragen Sie Ihr Kind, bei welchen Problemen mit dem Diabetes Sie helfen können.

Kontrolltermine in der Ambulanz

Mit den jährlichen Routineuntersuchungen können bei Ihrem Kind rechtzeitig andere Autoimmunerkrankungen oder mögliche Folgeerkrankungen des Diabetes festgestellt werden. Es ist daher enorm wichtig, diese Untersuchungen konsequent wahrzunehmen. So können vermeidbare Spätfolgen auch tatsächlich verhindert werden.

HbA1c-Messung

HbA1c ist eine Abkürzung und bezeichnet eine ganz bestimmte Untergruppe (A1) des menschlichen Blutfarbstoffs Hämoglobin (Hb). Wir alle haben Zucker im Blut, ob wir Diabetes haben oder nicht. Dieser Zucker kann sich im Blut an Eiweiß binden. Beim gesunden Menschen ist recht wenig Zucker im Blut, deshalb sind nur fünf Prozent aller Hämoglobine mit einem Zuckermolekül verbunden. Kinder mit Diabetes haben eine höhere Blutzuckerkonzentration. Die Chance, dass sich bei ihnen Zucker an das Hämoglobin bindet, ist also viel größer. Das HbA1c ist höher. Die mittlere Lebenszeit der roten Blutkörperchen beträgt etwa drei Monate. Der HbA1c-Wert zeigt an, was sich in den letzten zwei Monaten blutzuckermäßig abgespielt hat, und stellt somit einen hervorragenden Langzeitwert für die Stoffwechseleinstellung dar. Manche sprechen auch vom individuellen Blutzuckergedächtnis. Nach den Empfehlungen der Arbeitsgemeinschaft für Pädiatrische Diabetologie (AGPD) und der Deutschen Diabetes-Gesellschaft (DDG) betragen die Normalwerte für Kinder und Jugendliche ohne Diabetes 4,0 bis 6,1 Prozent. Die Stoffwechseleinstellung bei Kindern und Jugendlichen mit Typ-1-Diabetes gilt als »optimal« bei HbA1c-Werten unter 7,5 Prozent, als »mäßig« bei Werten zwischen 7,5 und 9,0 Prozent und als »schlecht« bei Werten über 9,0 Prozent. Vor der Pubertät betrachten wir HbA1c-Werte zwischen 6 und 7 Prozent als optimal. Kommen die Kinder in die Pubertät, sind solche Werte kaum zu erreichen. Dann gelten HbA1c-Werte zwischen 7 und 8 Prozent als sehr gut. In der jährlich durchgeführten Vergleichsauswertung von über 200 Kinderkliniken in Deutschland und Österreich, basierend auf den Daten der DPV-Studiengruppe, zeigte sich 2011 ein durchschnittlicher mittlerer Wert von 7,7 Prozent für alle Kinder, Jugendlichen und jungen Erwachsenen mit Typ-1-Diabetes.

Der durchschnittliche HbA1c-Wert ist in den letzten Jahren deutlich gesunken. Der Anteil der Kinder und Jugendlichen, die sehr gut eingestellt sind, ist gestiegen. Ein HbA1c-Schwellenwert, unterhalb dessen kein Risiko für Folgeerkrankungen besteht, gibt es nicht. Zur Vermeidung von Folgekomplikationen sollten deshalb möglichst niedrige HbA1c-Werte angestrebt werden. Jedes Kind und jeder Jugendliche sollte versuchen, den ihm möglichen niedrigsten normnahen HbA1c-Wert dauerhaft zu erreichen. Dabei sollten häufige Unterzuckerungen und schwere Hypoglykämien vermieden werden. In den meisten Diabetesambulanzen gibt es inzwischen spezielle Messgeräte, welche mit einer kapillären Blutentnahme das HbA1c innerhalb von sechs bis zehn Minuten bestimmen können. Somit kann das aktuelle Ergebnis des Langzeitwertes im Rahmen der ambulanten Diabetessprechstunde bereits mit Ihnen und Ihrem Kind besprochen werden.

Neue HbA1c-Maßeinheit

Vor kurzem wurde eine neue Maßeinheit für den HbA1c eingeführt, mit der der Langzeitwert noch genauer bestimmt werden kann und die international besser vergleichbar ist. Demnach werden die Ergebnisse in mmol HbA1c pro mol Hämoglobin angegeben und

nicht mehr in Prozent. Der Normbereich für Stoffwechselgesunde von vier bis sechs Prozent entspricht dem neuen Referenzbereich von 20 bis 44 mmol/mol. Für die Laboratorien ist diese neue Maßeinheit bereits verbindlich. Gleichzeitig wird die alte Maßeinheit aber noch beibehalten. Um die Umgewöhnung zu erleichtern, werden derzeit beide Maßeinheiten parallel angegeben. Eine Umrechnung vom alten in den neuen HbA1c-Wert erfolgt nach folgender Formel:

$$HbA1c \text{ (mmol/mol)} = (HbA1c \text{ (\%)} - 2{,}15) \times 10{,}929$$

Wie lange die derzeitige HbA1c-Maßeinheit noch beibehalten wird, ist nicht bekannt.

Körperliche Entwicklung

Eines der wichtigsten Ziele in der Behandlung von Kindern und Jugendlichen mit Typ-1-Diabetes ist eine normale körperliche und psychosoziale Entwicklung. Aus diesem Grund werden bei jedem Ambulanzbesuch die Größe und das Gewicht Ihres Kindes bestimmt und auf eine altersgerechte Entwicklung geachtet. Auch eine körperliche Untersuchung gehört in regelmäßigen Abständen dazu. Jugendliche können sich dabei in ihrer Intimität gestört fühlen oder empfinden es als besonders unangenehm, genau betrachtet zu werden. Deshalb ist es wichtig, dass der Kinderarzt während der Untersuchung auf diese Empfindlichkeiten Rücksicht nimmt. Er weiß über die Besonderheiten der Entwicklung Bescheid und weiß, wie er mit diesen natürlichen Hemmungen umgehen sollte. Oft hilft es auch, wenn die Eltern bei der körperlichen Untersuchung nicht dabei sind. Das gibt den Jugendlichen das Gefühl, das auf ihre Scham Rücksicht genommen wird. Unerlässlich ist bei der Untersuchung auch, dass die

Spritzstellen genau angeschaut werden, da die Eltern dies bei Ihrem Kind immer seltener tun (dürfen!).

Körpergewicht

Kinder und Jugendliche mit Typ-1-Diabetes können fast so normal essen wie ihre gesunden Altersgenossen. Deshalb ist – wie bei anderen Kindern auch – Übergewicht möglich. Vorbeugen ist immer besser, als das Gewicht später mühsam wieder reduzieren zu müssen. Auf der anderen Seite ist ein Gewichtsstillstand beim wachsenden Kind alarmierend. Ist die Stoffwechseleinstellung über längere Zeit sehr schlecht oder sogar katastrophal, wird Ihr Kind in dieser Zeit kaum wachsen und Gewicht abnehmen. Ein anderer Grund für ein langsames Wachstum könnte eine unzureichende Kalorienzufuhr sein, z.B. wenn seit Jahren die KHE-Menge nicht mehr angepasst worden ist. Beide Ursachen müssen mit dem Diabetes-Team geklärt werden! Eine ausreichende Kalorienversorgung ist für ein altersgerechtes Wachstum unbedingt notwendig.

Körpergröße

Insulin ist für das Längenwachstum unentbehrlich. Früher waren Kinder mit Diabetes im Durchschnitt fünf Zentimeter kleiner als Kinder ohne diese Stoffwechselstörung. Eine gute Stoffwechseleinstellung ist daher wichtig für ein normales Wachstum und eine altersgerechte Entwicklung. Wächst ein Kind mit Diabetes nicht altersgemäß, müssen natürlich auch andere Ursachen wie zum Beispiel eine Zöliakie, eine Schilddrüsenunterfunktion oder ein Wachstumshormonmangel ausgeschlossen werden.

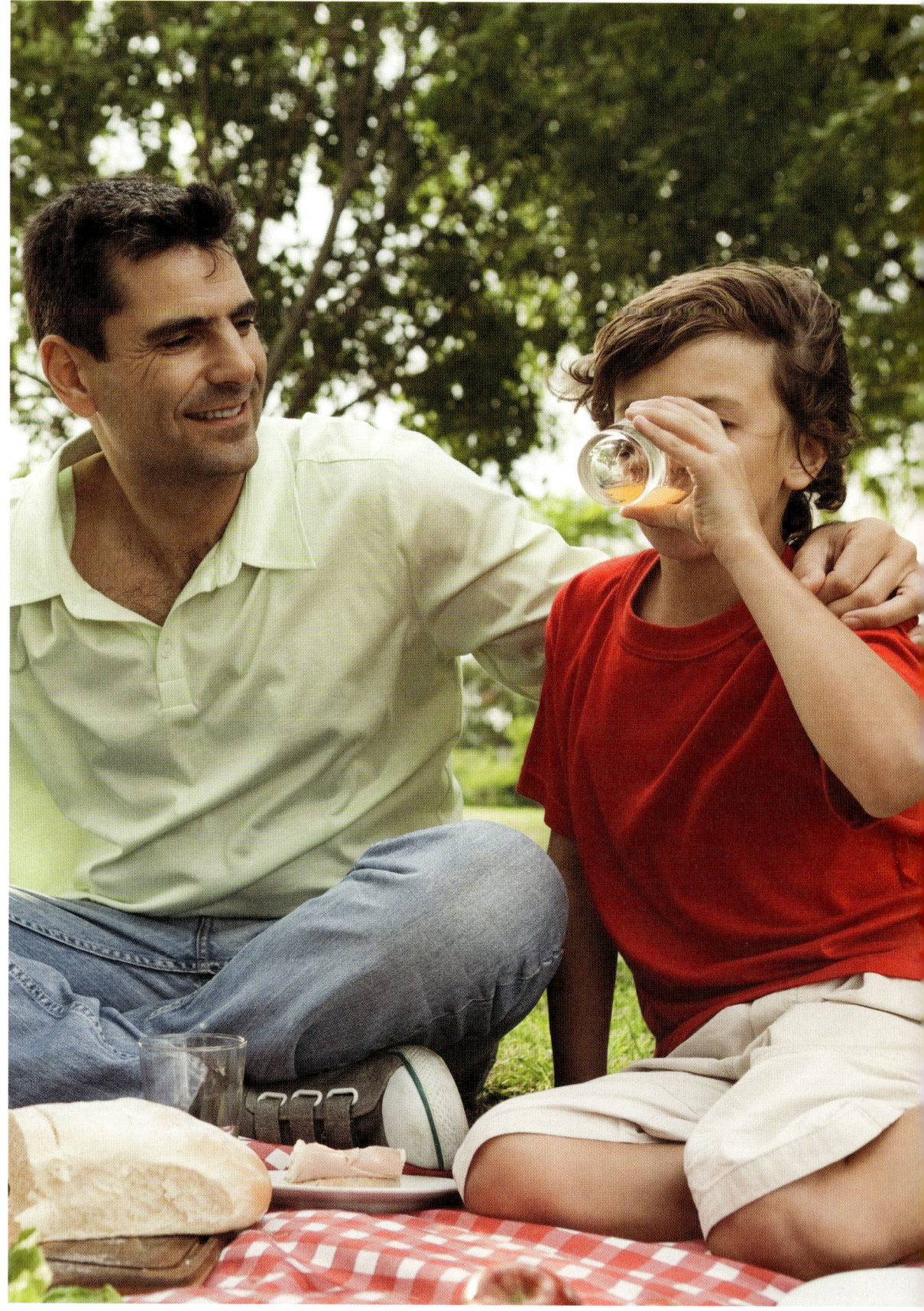

Erlaubt ist, was schmeckt – keine Diät!

Eine gesunde Ernährung ist für Kinder und Jugendliche mit Typ-1-Diabetes ein wichtiger Grundpfeiler der Gesamttherapie. Nicht, dass ein falscher Eindruck entsteht: Es muss keine Diät eingehalten werden! Der Speiseplan darf und soll eine ausgewogene Mischung aller Lebensmittel enthalten und sich an der allgemeinen Ernährungsempfehlung orientieren, die auch für Menschen ohne Diabetes gilt.

Was ist gesund?

Früher wurden bei Diabetes Typ 1 zum Teil sehr strenge und auf Dauer schwer durchführbare Ernährungskonzepte empfohlen. Viele wissenschaftliche Untersuchungen zeigen heute: Je rigider die Ernährungsempfehlungen formuliert sind, umso schwieriger ist es, die Ernährung dauerhaft umzustellen.

Heute sieht die Ernährungsempfehlung für Kinder und Jugendliche mit Diabetes mellitus Typ 1 unter Berücksichtigung einiger Punkte keine andere Ernährungsweise vor als für ihre gesunden Altersgenossen. Das Hauptziel ist es, einen nahezu normalen Blutzuckerverlauf zu erreichen. Da das Insulin Einfluss auf den Blutzuckerspiegel nimmt, gilt es also, ein ausgewogenes Verhältnis zwischen Blutzucker und Insulin herzustellen. Starke Blutzuckerschwankungen, sowohl nach oben (Hyperglykämien) als auch nach unten (Hypoglykämien), sollen vermieden werden. Für eine effektive Behandlung des Diabetes sind nicht nur die verschiedenen Insulinarten, die

Injektionstechniken sowie der Abstand zwischen Injektion und Mahlzeiten wichtig, sondern auch die Art der Nahrungsmittel, ihre Verarbeitung und ihre Zusammensetzung.

Die Grundlage der täglichen Ernährung bildet die Flüssigkeitsaufnahme durch das Trinken. Weitere Hauptnahrungsquellen sind Obst, Gemüse und Kartoffeln, gefolgt von Getreide- und Milchprodukten, Fleisch und Wurst, Fisch und Eiern. Auch Fette und Öle sind sehr wichtig für den Organismus, sollten aber nur in geringen Mengen verzehrt werden. Ebenso sollten zuckerhaltige Lebensmittel nur in kleinen Mengen auf dem Speiseplan stehen.

Zusammensetzung unserer Nahrung

Unsere Nahrung besteht aus Eiweiß, Fetten, Kohlenhydraten, Wasser, Vitaminen und Mineralstoffen. Alle unsere Lebensmittel sind daraus aufgebaut, jedoch ganz unterschiedlich zusammengesetzt. Vitamine, Mineralstoffe und Spurenelemente liefern keine Energie, sind aber für die verschiedenen biochemischen Vorgänge und Abläufe in unserem Körper extrem wichtig. Die wenigsten von ihnen können wir speichern; wir sind also darauf angewiesen, sie täglich mit der Nahrung aufzunehmen. Gesunde Ernährung bedeutet nichts anderes als eine gute Mischung all dieser Bestandteile.

Eiweiß

Eiweiß ist einer der Hauptbestandteile unseres Körpers. Es dient als Baustoff sowie als Energielieferant und ist damit für Kinder und Jugendliche von enormer Bedeutung. Die Hauptquellen für Eiweiß sind Nahrungsmittel tierischen Ursprungs wie Milch und Milchprodukte, Fleisch, Wurst, Fisch und Hühnerei. Aber auch pflanzliche Nahrungsmittel wie Hülsenfrüchte, Kartoffeln, Getreide und daraus hergestellte Produkte sind wichtige Eiweißlieferanten. »Eiweiß« ist der Überbegriff für verschiedene Arten von Eiweißen, die

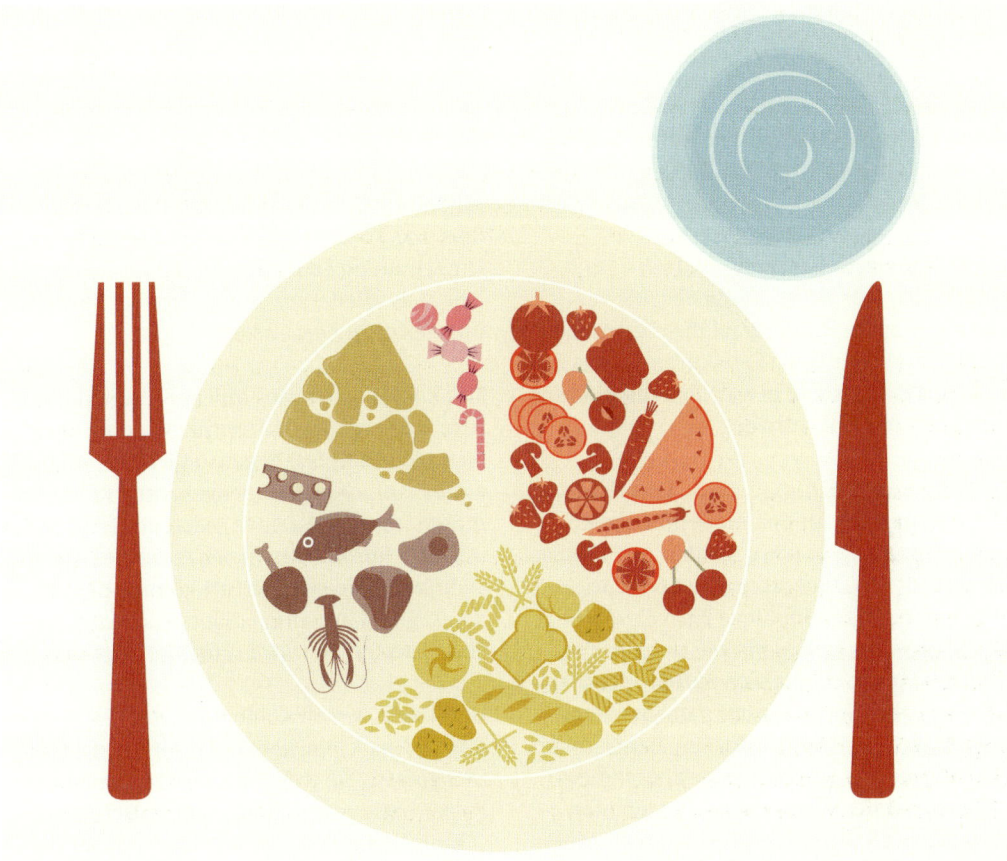

▲ Ausgewogen – das sollte täglich auf dem Teller liegen.

wiederum aus unterschiedlichen Verbindungen verschiedener Aminosäuren bestehen. Eiweiß wird nicht insulinabhängig verwertet, es sollte aber nicht in unbegrenzter Menge gegessen werden. Beim Abbau von Eiweiß bzw. der einzelnen Aminosäuren entstehen geringe Zuckermengen. Diese können bei einem hohen Verzehr von eiweißhaltigen Nahrungsmitteln den Blutzucker Stunden später noch erhöhen, da nicht sofort zu verwertende Aminosäuren von der Leber in Zucker umgebaut werden können. Aus diesem Grund sollten bei besonders eiweißreichen bzw. fettreichen Mahlzeiten Extraeinheiten Insulin,

sogenannte **FPE = Fett-Protein (Eiweiß)-Einheiten,** abgegeben werden, jedoch über einen längeren Zeitraum, siehe hierzu das Kapitel »FPE = Fett-Protein-Einheit« (Seite 124).

Fette

Fette sind für viele Stoffwechselvorgänge in unserem Körper sehr wichtig und fungieren auch als Baumaterial für Nervenbahnen und Blutgefäße. Sie sind in Herkunft und Bauweise den Eiweißen sehr ähnlich. Fette bestehen in unterschiedlicher Zusammensetzung aus verschiedenen Fettsäuren, die in unserem Körper zur Energiegewinnung abgebaut bzw. als Baumaterial weiterverarbeitet werden.

Es gibt bei Fetten bzw. Fettsäuren folgende Unterschiede:

Tierischer oder pflanzlicher Ursprung. Tierischen Ursprungs sind Butter, Sahne, Schweine- oder Gänseschmalz, Rindertalg und Ähnliches. Pflanzlichen Ursprungs sind alle Öle.

Gesättigt oder ungesättigt, einfach oder mehrfach ungesättigt. Diese Begriffe verwendet man im Hinblick auf die chemische Struktur der einzelnen Fettsäuren. Gesättigt bzw. ungesättigt sagt etwas über die Bindung innerhalb der Fettsäure aus.

Essentiell oder nichtessentiell. Eine essentielle Fettsäure ist für den menschlichen Körper sehr wichtig, er kann sie aber nicht selbst herstellen, im Gegensatz zu nichtessentiellen Fettsäuren. Der empfohlene Fettverzehr liegt bei 30 Prozent der Gesamtkalorien pro Tag. Als Streichfette eignen sich Butter oder Margarine, wobei Butter ein auf natürlicherem Weg ohne irgendwelche Zusätze hergestelltes Nahrungsmittel ist, Margarine aber industriell hergestellt werden muss. Als Kochfette eignen sich Öle wie hochwertiges Rapsöl, Olivenöl oder andere pflanzliche Öle, die auch zur Zubereitung von Salaten oder zum Braten geeignet sind. Zum Frittieren ist ein Pflanzenöl wie Sonnenblumenöl ausreichend.

Kohlenhydrate

Der Hauptnährstofflieferant unserer Ernährung sind die Kohlenhydrate. Kohlenhydrate werden unterschieden in verdauliche und größtenteils unverdauliche Kohlenhydrate, die sogenannten Ballaststoffe. Auf diese wird später eingegangen. Die verdaulichen Kohlenhydrate bestehen aus einem oder mehreren verschiedenen Zuckerbausteinen. Sie werden während des Verdauungsvorgangs in die Grundbausteine Glukose (Traubenzucker) und Fruktose (Fruchtzucker) gespalten und abgebaut. Nur Glukose und Fruktose können vom Darm in die Blutbahn aufgenommen werden und somit den Blutzuckerspiegel beeinflussen. Kohlenhydrate in Form von Stärke (viele Bausteine) sind Bestandteil vieler Nahrungsmittel wie Getreideprodukte, Brot, Nudeln, Reis und Kartoffeln. Der Körper benötigt zur Umwandlung von Stärke in Glukose einige Zeit, was wiederum den Blutzucker langsam und zeitverzögert ansteigen lässt.

Das Kohlenhydrat aus Milchprodukten (Lactose) wie Joghurt, Buttermilch und Ähnlichem benötigt fast genauso viel Zeit, obwohl es aus einfach zusammengebauten Kohlenhydraten (zwei Bausteinen) besteht. Die in Milch und Milchprodukten gleichzeitig enthaltenen Nährstoffe Eiweiß und Fett können die Verdauung verlangsamen. Handelsüblicher Zucker (Saccharose) wird schneller abgebaut.

Unter dem Begriff Kohlenhydrate (KH) werden also die verschiedenen Zuckerarten zusammengefasst. Sie werden nach der Anzahl ihrer Zuckerbausteine in drei Gruppen unterteilt:
- Einfachzucker
- Zweifachzucker
- Vielfachzucker

Durch den Verdauungsvorgang werden die Kohlenhydrate in ihre Einzelbausteine aufgespalten, denn nur so können sie ins Blut gelangen. Einfachzucker müssen nicht mehr gespalten werden. Sie werden gleich ins Blut aufgenommen. Bei Zwei- und Mehrfachzucker dauert es viel länger, bis sie im Blut aufgenommen werden, da ihre Spaltung mehr Zeit braucht.

Durch die Berücksichtigung der Bauart der verschiedenen Kohlenhydrate lässt sich die Blutzuckerwirksamkeit der unterschiedlichen Nahrungsmittel im Hinblick auf eine »ideale« Blutzuckerkurve gut kalkulieren.

Einfache Kohlenhydrate wie Traubenzucker und Fruchtzucker müssen nicht aufgespalten werden; sie können schon im Mund durch die Mundschleimhaut in die Blutbahn aufgenommen und direkt zu den Körperzellen transportiert werden.

Zweifache Kohlenhydrate wie Haushaltszucker, Milchzucker oder Malzzucker müssen mithilfe des Verdauungsenzyms Amylase in ihre einzelnen Bausteine aufgespalten werden und können erst dann durch die Darmschleimhaut in die Blutbahn gelangen.

Ebenso die vielfachen Kohlenhydrate (auch Vielfachzucker genannt) aus Getreide, Brot, Reis, Nudeln und Kartoffeln; auch sie müssen erst mithilfe von Amylase aufgespalten werden und dienen dann der Energiegewinnung in der Körperzelle. Diese Vorgänge dauern natürlich länger als die direkte Aufnahme in die Blutbahn. Dadurch steigt der Blutzucker erst später an.

Ballaststoffe sind als Bestandteile pflanzlicher Nahrungsmittel meist unverdauliche Kohlenhydrate. Beispiele sind Pektin und Zellulose. Teilweise können sie durch Erhitzen verdaulich gemacht werden, größtenteils aber nicht. Durch ihre Unverdaulichkeit verlangsamen sie die Verdauung der gleichzeitig mitaufgenommenen verdaulichen Kohlenhydrate und führen somit zu einem langsameren Blutzuckeranstieg.

Ein frischer Apfel mit Schale enthält Pektine. Diese verlangsamen die Verdauung bzw. das Herauslösung des Fruchtzuckers. Dadurch steigt der Blutzucker langsamer an, als wenn man die gleiche Menge Apfelsaft trinken würde, denn im Saft ist nur der gelöste Fruchtzucker als Kohlenhydrat vorhanden.

Nicht immer sind Kinder oder Jugendliche bereit – genau wie wir Erwachsene –, ihre

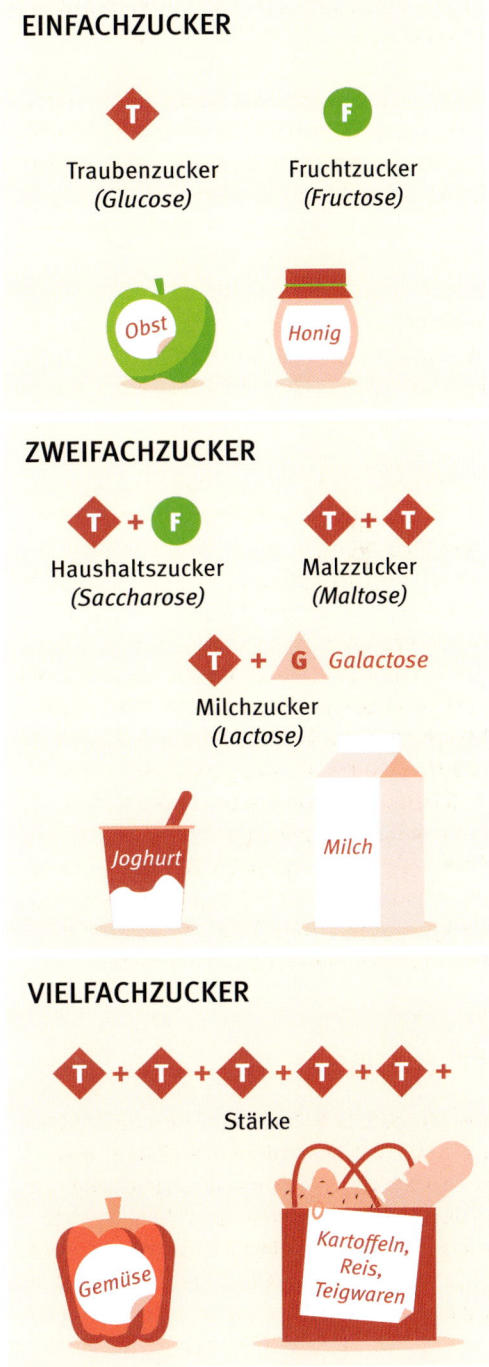

EINFACHZUCKER

Traubenzucker
(Glucose)

Fruchtzucker
(Fructose)

Obst

Honig

ZWEIFACHZUCKER

Haushaltszucker
(Saccharose)

Malzzucker
(Maltose)

Galactose

Milchzucker
(Lactose)

Joghurt

Milch

VIELFACHZUCKER

Stärke

Gemüse

Kartoffeln, Reis, Teigwaren

▲ Kohlenhydrat ist nicht gleich Kohlenhydrat.

119

bisherigen Essgewohnheiten total zu ändern. Dies muss auch nicht sein. Beginnen kann man in kleinen Schritten.

Süßungsmittel

Als Süßungsmöglichkeit für Diabetiker bieten sich verschiedene Produkte an:

Süßstoffe

Süßstoffe sind künstliche Produkte, die zwar süß schmecken, aber keinerlei Kohlenhydrate und somit auch keinerlei Energie (Kalorien) enthalten. Sie sind synthetisch hergestellte oder natürliche Ersatzstoffe für Zucker, die eine wesentlich stärkere Süßkraft haben. Desweiteren verursachen sie im Vergleich zu Zucker keine Karies.

ADI-Wert (**A**cceptable **D**aily Intake). Er gibt den Höchstwert (in mg) für die tägliche Aufnahme von Süßstoffen an. Er wird von der WHO (Weltgesundheitsorganisation) festgelegt und sollte nicht überschritten werden. Süßstoffe haben neben der angenehmen Eigenschaft, einfach nur süß zu schmecken, auch einige negative Eigenschaften: Sie bieten keinerlei Nährwerte, sie können bei zu hoher Dosierung bitter oder auch seifig schmecken und sind nicht sehr hitzestabil.

Im Alltag sollten Kinder und Jugendliche trotz der ADI-Empfehlung nur wenige mit Süßstoff gesüßte Lebensmittel zu sich nehmen, da wir Süßstoff auch in Produkten finden, in denen wir ihn nicht unbedingt erwarten: in Zahnpasta, sauer eingelegten Lebensmitteln und Fertigprodukten wie Ketchup, Senf und Ähnlichem.

Verwendung. Süßstoffe werden in der Lebensmittelindustrie oft als Kombination verschiedener Süßstoffe eingesetzt, da sie eine synergetische Wirkung besitzen. Das heißt, in Kombination kann eine höhere Süßkraft erzeugt werden als durch die Summe der einzelnen Süßstoffe. Sie können auch den Geschmack von enthaltenen Aromen verstärken und werden verwendet in verarbeiteten und konservierten Lebensmitteln, kalorienarmen Getränken, Light-Limonaden, kalorienarmen Desserts, Süßspeisen, Süßstofftabletten und Tafelsüße.

Stevia

Stevia wird aus der Pflanze Stevia rebaudiana (»Süßkraut«, auch »Honigkraut«) gewonnen. Es ist seit 2011 als Pulver, gepresst wie Würfelzucker oder in Form von getrockneten Blättern im Handel erhältlich. Es findet aber auch zur Herstellung von zum Beispiel Limonaden Verwendung. In der EU wurde eine maxima-

---

WISSEN

Tauschen Sie einfach Weizen- gegen Vollkornmehl

Teigwaren oder Reis durch die entsprechenden Vollkornprodukte zu ersetzen, stellt sich in der Praxis meist als der schwierigste Teil dar. Dies kann erst einmal durch Mischen der beiden Produktarten (Normal und Vollkorn) oder durch Ergänzen von Pasta- oder Reisgerichten mit rohen Gemüsesalaten erfolgen. Nach und nach können Sie anstelle von Toastbrot Vollkorntoast und anstelle von Weizenmehl Type 405 Weizenmehl Type 550 oder Roggenmehl verwenden. Den gleichen Effekt, den die Ballaststoffe erzielen, erreicht man auch durch den gleichzeitigen Verzehr von Fett innerhalb der Mahlzeit, zum Beispiel als Belag auf dem Brot oder durch Obst in Verbindung mit Joghurt oder Trinkmilch.

Die Süßkraft wird immer bezogen auf Haushaltszucker angegeben:

Süßungsmittel	Süßkraft	ADI-Wert mg je kg Körpergewicht	E - Nummer
Haushaltszucker	1,0		
Acesulfam K	130–200	0–9 mg	E 950
Aspartam*	200	0–40 mg	E 951
Aspartam-Acesulfam-Salz*	350	»akzeptabel«	E 962
Cyclamat	30–50	0–7 mg	E 952
Neohesperidin DC	400–600	0–5 mg	E 959
Saccharin	300–550	0–5 mg	E 954
Stevia	300	4 mg	E 960
Stevialglycoside	300	4 mg	E 960
Sucralose	600	0–15 mg	E 955
Thaumatin	2 000–3 000	»akzeptabel«	E 957

* enthält eine Phenylalaninquelle, nicht geeignet für Personen mit Phenylketonurie
Werte lt. BfR (Bundesamt für Risikobewertung, August 2003)

le Tagesdosis von 4 mg Stevioglykosid pro kg Körpergewicht festgelegt. Diese Menge ist nicht ausreichend, um beispielsweise alleine mit Stevia einen Liter Limonade zu süßen, daher gibt es keine allein mit Stevia gesüßten Lebensmittel im Handel. Die Lebensmittel, die Stevia enthalten, tragen zum Beispiel den Zusatz »30 Prozent weniger Zucker«. Stevia darf auch nicht als »natürlicher« Süßstoff bezeichnet werden, da die Süßkraft chemisch aus der Pflanze gewonnen wird.

Zuckeraustauschstoffe

Sie sind süß schmeckende Kohlenhydrate, die insulinunabhängig verstoffwechselt werden, aber den Blutzuckerverlauf geringfügig beeinflussen. Verwendet werden sie zur Geschmacksgebung in Kaugummis, Bonbons und zuckerreduzierten Lebensmitteln. Ihre Süßkraft ist dem Haushaltszucker (Saccharose) ähnlich. Ihr Energiegehalt liegt mit 2,4 kcal/g (10 kJ/g) unter dem des Haushaltszuckers, aber höher als bei Süßstoffen.

Sie werden zum großen Teil aus Früchten und Gemüse, aber auch aus Holz gewonnen. Aus gesundheitlicher Sicht sind sie unbedenklich. Sie können aber bereits bei einer Aufnahme von mehr als 20 bis 30 g pro Tag im Darmtrakt nur langsam aufgenommen werden, dort Wasser binden und so den Stuhl verflüssigen oder Magen-Darm-Beschwerden wie Völlegefühl und Blähungen verursachen. Sind einem Lebensmittel mehr als zehn Prozent Zuckeraustauschstoffe zugesetzt, müssen diese mit dem Warnhinweis »Kann bei übermäßigem Verzehr abführend wirken« auf der Verpackung gekennzeichnet werden.

In der EU zugelassene Zuckeraustauschstoffe sind die verschiedenen Zuckeralkohole:
- Sorbit (E 420)
- Mannit (E 421)
- Isomalt (E 953)
- Maltit (E 965)
- Maltitol-Sirup (E 965)
- Lactit (E 966)

- Xylit (E 967)
- Erythrit (E 968)

sowie Fruktose.

Zuckeraustauschstoffe verursachen keine Karies, deshalb werden sie häufig in der Süßwarenindustrie eingesetzt.

Berechnung der Kohlenhydrate

Die Menge der Kohlenhydrate muss zur besseren Abstimmung mit der Insulindosis verrechnet werden. Hierfür verwenden wir die Bezeichnung **KHE = Kohlenhydrat-Einheit.**

In anderen Diabeteszentren und vielen im Handel erhältlichen Austauschtabellen werden die Begriffe BE, KH oder aber auch KHE verwendet. Sie definieren alle jeweils die Menge von 10 bis 12 g Kohlenhydraten für eine Einheit.

Wir wählten ganz bewusst die Menge von 10 g pro Einheit, dadurch wird das Umrechnen von Verpackungsangaben in KHE einfacher und wir berücksichtigen die Bedürfnisse der vielen sehr kleinen Kinder mit Diabetes. Bei den ganz Kleinen könnte sich schon eine geringe Mehrmenge massiv auf den Blutzucker auswirken – unter Umständen reichen schon 2 g pro Einheit.

Tipp

Für Brot und andere Lebensmittel gelten in Österreich und der Schweiz dieselben Berechnungsgrundlagen für Kohlenhydrate wie in Deutschland: 10 g Kohlenhydrate entsprechen 1 Einheit. Auch wie in Deutschland gibt es unterschiedliche Bezeichnungen für jeweils 10 g Kohlenhydrate: BE, KHE, KE.

Spezielle Diabetikerlebensmittel

Nicht alles, was im Handel mit dem Zusatz »Diät« gekennzeichnet ist, ist für Diabetiker bestimmt, sondern signalisiert allein die Verwendung für einen bestimmten Ernährungszweck. Bis zum Jahr 2010 war der Zusatz von Zucker für sogenannte »Diabetikerlebensmittel« laut Diät-Verordnung verboten. Stattdessen waren nur Süßstoffe und/oder Zuckeraustauschstoffe zugelassen. Seit 2012 sind in der Diät-Verordnung die Regelungen für Diabetikerlebensmittel gestrichen und die daraus resultierende Pflicht zur Angabe von Broteinheiten außer Kraft gesetzt. Spezielle Diabetikerlebensmittel durften noch bis Oktober 2012 nach der alten Regelung in den Verkehr gebracht werden. Seither ist der Verkauf von Lebensmitteln mit dem Zusatz »für Diabetiker im Rahmen eines Diätplans« o.Ä. nicht mehr erlaubt!

Diabetikergeeignete Nahrungsmittel werden nun z. B. mit der Bezeichnung »zuckerreduziert« oder »mit Süßungsmitteln« im Handel erhältlich sein. Der normale Haushaltszucker wird wie bisher durch Süßstoffe oder Zuckeraustauschstoffe oder beides in Kombination ersetzt. Der Anstieg des Blutzuckers wird nach dem Verzehr solcher Produkte geringfügig anders sein als beim Genuss von zuckerhaltigen Nahrungsmitteln. Es bietet sich somit kein großer Vorteil beim Verzehr solcher Lebensmittel im Vergleich zu »normalen« Nahrungsmitteln und deshalb sind sie für eine Diät nicht erforderlich.

Vitamine, Mineralstoffe und Spurenelemente

Sie alle stellen wichtige Bestandteile unserer Ernährung dar. So benötigen wir zum Beispiel Vitamin C zum Erhalt und Aufbau unseres Immunsystems, Kalium für unsere Nervenbahnen und Jod, damit unsere Schilddrüsenfunktion nicht gestört wird. Bei einer gesunden, abwechslungsreichen Lebensmittelauswahl besteht in keiner Hinsicht eine Mangelgefahr.

Energie

Immer wieder und überall begegnen uns die Begriffe **kcal (Kilokalorien)** und/oder **kJ** (Kilojoule). Die drei Grundbausteine unserer Ernährung liefern uns Energie. Diese wird in den Maßeinheiten kcal und/oder kJ angegeben. Kcal ist aber die immer noch gängigere Form.

1 g Eiweiß = 4 kcal
1 g Kohlenhydrate = 4 kcal
1 g Fett = 9 kcal
1 g Alkohol = 7 kcal

Mahlzeiten

Die Anzahl der einzelnen Mahlzeiten wird individuell auf Ihr Kind und dessen Tagesablauf und Ernährungsgewohnheiten abgestimmt und folgt nicht wie früher üblich einem starren Schema. Normalerweise geht das betreuende Team von drei Hauptmahlzeiten und ein bis drei Zwischenmahlzeiten aus, die aber individuell an den Tagesrhythmus und Bedarf Ihres Kindes angepasst werden können.

Eine Verteilung der Kohlenhydrate auf die verschiedenen Mahlzeiten ist sehr wichtig. Nur dadurch lässt sich die Wirkung des Insulins ideal nutzen und die gewünschte »Normalisierung« des Blutzuckerspiegels erreichen. Wichtig ist die Zusammensetzung der einzelnen Mahlzeiten. Eine Mahlzeit sollte nicht ausschließlich aus Kohlenhydraten bestehen, sondern auch Eiweiß, Fett und vor allem Vitamine und Mineralstoffe enthalten.

So ist es sinnvoller, zum Frühstück ein Müsli aus Getreideflocken, Cerealien, Obst und Joghurt oder Milch zu essen als ein Toastbrot mit Marmelade. Dasselbe gilt für die Pausenbrote in der Schule: Anstatt eines hellen Brötchens oder eines Laugenbrötchens sollten Sie Ihrem Kind besser ein belegtes Vollkornbrot mit Wurst oder Käse und Gemüse mitgeben.

Als Mittag- oder Abendessen ist die Kombination von Fleisch, Fisch, Geflügel oder Hühnerei (Eiweiß als Hauptbestandteil) mit Beilagen wie Kartoffeln, Reis oder Teigwaren (Kohlenhydrate als Hauptbestandteil) und Gemüse oder Salat bzw. Obst als Dessert (Vitamine und Mineralstoffe) die ideale Kombination.

Glykämischer Index

Gleiche Kohlenhydratmengen verschiedener Nahrungsmittel weisen unterschiedliche Wirkungen auf den Blutzuckerspiegel auf. Eine Hilfe zur Abschätzung der Wirkung von Nahrungsmitteln auf den Blutzuckerspiegel bietet der glykämische Index.

Ein niedriger glykämischer Index sagt aus, dass der Blutzuckerspiegel nur sehr langsam ansteigt (Haferflocken, Hülsenfrüchte); ein hoher glykämischer Index wiederum bewirkt einen schnellen Blutzuckeranstieg (Traubenzucker, Zucker, Weißbrot, Teigwaren). Traubenzucker wird deshalb beispielsweise immer mit 100 Prozent angegeben.

Die Handhabung des glykämischen Index im Alltag steht immer noch in der Diskussion, da wichtige Einflüsse wie der Ausgangswert des

Blutzuckers, die Art des Diabetes, die Zusammensetzung der Mahlzeit etc. keine Berücksichtigung finden. Auch ist der Blutzuckeranstieg individuell unterschiedlich. Er bietet aber trotz allem unter der Berücksichtigung folgender Faktoren wichtige Hinweise auf die Blutzuckerwirksamkeit bestimmter Lebensmittel:

- Zubereitungsart (Zerkleinerung, Erhitzung)
- Konsistenz (flüssig, breiig, fest)
- Verdauung und Resorption
- Glukoseanteil der Kohlenhydrate

FPE = Fett-Protein-Einheit

In bestimmten Situationen kann es bei sehr fett- und eiweißreichen Mahlzeiten zu einem verzögerten Blutzuckeranstieg kommen. Trotz genau berechneter Insulindosis kann der Blutzucker aufgrund folgender Faktoren verzögert ansteigen:

- durch einen hohen Fettgehalt der Nahrung (zum Beispiel bei Pizza oder mit Käse überbackenen Speisen)
- durch Umwandlung von Eiweiß (Aminosäuren) in Glukose

Die FPE entspricht 100 kcal eines Lebensmittels aus dessen Eiweiß- und Fettanteil. Für jede Einheit an FPE wird eine individuelle Menge an zusätzlichem Insulin benötigt. Zum Thema FPE sprechen Sie bitte Ihren behandelnden Arzt oder Ihre Diabetesberaterin an.

Beispielhafter Tagesplan für einen achtjährigen Jungen. Empfehlung: Energiebedarf: 1 900 kcal; davon 50 Prozent über Kohlenhydrate = 230 g = 23 KHE

Mahlzeit	Lebensmittel	KHE
Frühstück	Müsli (30 g Haferflocken, 55 g Apfel, 85 g Heidelbeeren, 150 g Naturjoghurt)	3,75
	180 ml Milch (1 gr. Tasse) mit 1 TL Kakaogetränkpulver	1,25
Schule	2 kleine Scheiben Vollkornbrot mit Käse und gekochtem Schinken	2
	150 g Karottenstreifen	
	400 ml Wasser	1
Mittagessen	Hähnchenkeule mit Soße	4
	Gemüsereis (160 g Reis + 150 g Paprika-Zucchini-Mais-Mischung)	
	30 g Kopfsalat mit Joghurtdressing	
	400 ml Wasser	
	100 g Schokoladenpudding	1
Nachmittag	3 Butterkekse (15 g)	1
	100 g Birne	1
	100 ml Orangensaft + 200 ml Früchtetee	1
Abendessen	1 Laugenbrezel mit Butter	4
	1 Tomate und $1/2$ Paprika	
	1 Becher Fruchtjoghurt, zuckerreduziert	1
	200 ml Wasser oder Tee	
Spätmahlzeit	200 ml Milch	1
	2 Teelöffel Kakaogetränkpulver	1
Gesamt		**23**

Beispielhafter Tagesplan für ein fünfjähriges Mädchen
Empfehlung: Energiebedarf: 1 400 kcal; davon 50 Prozent über Kohlenhydrate = 170 g = 17 KHE

Mahlzeit	Lebensmittel	KHE
Frühstück	2 Scheiben Vollkorntoast mit Frischkäse und Gurke	2
	50 g Apfel ($^1/_2$)	0,5
	200 ml Milch (1 große Tasse)	1
Kindergarten	$^1/_2$ Laugenbrezel (40 g) mit Butter	2
	80 g Karottenstreifen	
	300 ml Wasser oder ungesüßter Tee	
Mittagessen	150 g Spaghetti (gegart) Bolognese	3
	30 g Kopfsalat mit Joghurtdressing	
	100 g Schokoladenpudding	1
	300 ml Wasser	
Nachmittag	3 Stück Butterkekse (15 g),	1
	1 Mandarine (50 g)	0,5
	200 ml Früchtetee	
Abendessen	1 Vollkornbrötchen mit Lyoner und Edamer	3
	$^1/_2$ Tomate	
	1 Becher Fruchtjoghurt, zuckerreduziert	
	200 ml Wasser oder Tee	1
Spätmahlzeit	200 ml Milch	1
	2 Teelöffel Kakaogetränkpulver	1
Gesamt		**17**

Ernährung mit Gefühl und Verstand

Trotz zunehmender Aufklärung meinen immer noch viele Menschen, dass der Typ-1-Diabetes bei Kindern und Jugendlichen mit falscher oder übermäßiger Ernährung zusammenhängt. Entsprechend oft werden die Eltern gefragt, ob sie ihrem Kind früher zu viel Süßigkeiten oder »ungesunde Nahrung« gegeben hätten. Das ist natürlich alles Unsinn, aber trotzdem betrifft es immer wieder viele Eltern, weil sie dann den Eindruck haben, dass sie sich rechtfertigen müssten.

Es ist sehr wichtig für Sie und Ihr Kind zu wissen, dass der Diabetes nicht durch übermäßiges Naschen oder anderer Essgewohnheiten ausgelöst wurde.

Die Bedeutung der Ernährung liegt also weniger in der Vergangenheit, sondern in der Gegenwart und in der Zukunft Ihres Kindes. Daher sollten auch Eltern völlig unbefangen an das Thema Ernährung bei Diabetes herangehen.

Caroline, Mutter von Lukas (10 Jahre)

» Wir waren erst sehr verunsichert.

Natürlich wollten wir Lukas nach der Diagnose so gesund wie möglich ernähren und dachten, er dürfte wegen des Zuckers jetzt gar nichts Süßes mehr essen. Die Diabetes-schulung und die Gespräche mit der Ernährungsberaterin haben uns sehr geholfen. Wir wissen jetzt, dass Lukas wie alle anderen Kinder auch naschen darf – in Maßen, eben genauso wie andere Kinder auch.

Petra, Mutter von Evelyn (6 Jahre)

» Wir mussten mit Vorurteilen kämpfen.

Als meine Kollegin, die unsere Tochter kennt, von der Diabeteserkrankung erfuhr, fragte sie ganz ungläubig: Aber so viel Süßes hat sie doch gar nicht gegessen, oder?

Diabetes-Diät war gestern – heute ist gesunde Ernährung angesagt

Sie haben sicherlich im Kapitel über Ernäh-rung gelesen, dass der Typ-1-Diabetes nicht bedeutet, dass Ihr Kind nun auf eine reichhal-tige Ernährung verzichten muss. Im Gegen-teil: Es ist wichtig, dass die Zusammenset-zung der täglichen Nahrung vielfältig ist und den generellen Empfehlungen für Kinder und Jugendliche entspricht. Daher trifft auch die Bezeichnung »Diät« im Zusammenhang mit Diabetes bei Kindern und Jugendlichen nicht wirklich. Schon deswegen nicht, weil die meisten jungen Leuten sofort ans Abnehmen oder ans Gewichthalten denken und nicht an eine medizinisch empfohlene Ernährungs-form. Psychologisch gesehen macht es viel mehr Sinn, bei Diabetes von gesunder, ausge-wogener Ernährung zu sprechen, anstatt von »Diät«. Weil es um Kinder geht, sollten wir auch von »kindgerechter« Ernährung spre-chen. Damit ist gemeint, dass Essen in erster Linie schmecken und Spaß machen muss. Sie sehen es den Kindern förmlich an, wie sie sich freuen, wenn sie nach einigen Tagen mit Diabetes auf der Station erfahren, dass sie tatsächlich weiterhin noch Pommes essen dürfen!

Diabetes und Essen

Das wirklich Neue, das auf Sie zukommt, ist, die Kohlenhydrate, die in der Nahrung enthalten sind, mit der Insulindosis und der Bewegung des Kindes in Einklang zu bringen. Dabei müssen wir darauf achten, dass die Kinder ihre natürliche Art zu essen beibehal-ten. Die moderne Insulintherapie ermöglicht mithilfe der Insulinpumpe oder der Injektion von schnell wirkenden Insulinanaloga auch spontanes Essen. Das ist besonders für jünge-re Kinder wichtig, die einen geringen Bedürf-nisaufschub haben – aber auch ältere Kinder und Jugendliche sind häufig in ihrem Essver-halten sehr spontan.

Kinder lernen essen

Kein Kind kommt mit einem gestörten oder falschen Essverhalten auf die Welt. Im Gegen-teil: Kleinkinder wissen bzw. spüren ziemlich genau, wann sie satt sind, Hunger haben oder Durst empfinden. Mit der Zeit wird dieses ursprüngliche Essverhalten durch Erziehung, Umgebungsfaktoren und die sich ausbil-denden Vorlieben des Kindes für bestimmte Nahrungsmittel verändert. Daher hängen bei

Kindern die Essgewohnheiten zum großen Teil davon ab, welche Einflüsse und Vorbilder sie in der Familie vorfinden.

Die Vorbilder sitzen am Tisch

Es ist eine Tatsache, dass das Essverhalten des Kindes sich vor allem an dem orientiert, was es bei seinen Eltern oder in der Familie sieht. Dies gilt besonders für jüngere Kinder. Aber auch ältere Kinder oder Jugendliche lernen durch Nachahmung. Allerdings suchen sie sich ihre Vorbilder dann weniger in der Familie, sondern vor allem bei Freunden, Idolen oder anderen attraktiven Personen. Die Eltern haben dann kaum noch eine Chance, prägend auf das Essverhalten einzuwirken. Deswegen ist es wichtig, das Essverhalten bei Kindern in den ersten zehn Lebensjahren positiv zu beeinflussen.

Auf Geschmack und Aussehen kommt es an

Eine gewisse Veränderung der Ernährung bei Diabetes beginnt bereits im Krankenhaus und führt häufig schon dort zu den ersten Schwierigkeiten. Denn auch in Kinderkliniken gelingt es nicht immer, Zubereitung und Aussehen des Essens mit kindlichen Vorstellungen in Einklang zu bringen. Dazu kommen die fremde Umgebung und natürlich weitere Belastungen durch Unterzuckerung, Spritzen oder die Blutzuckerkontrollen.

Das alles kann den Appetit eines Kindes sehr vielfältig beeinflussen. In solchen Fällen müssen die Eltern zusammen mit den Mitarbeitern der Klinik rasch eine Lösung finden, damit das Kind das Essen nicht als Strafe empfindet, sondern wieder Spaß daran hat.

Wenn Kinder eine Speise anschauen, dann entwickeln sie oft andere Vorstellungen darüber als wir Erwachsene. Eine Mahlzeit, die uns appetitlich erscheint und für uns verführerisch riecht, kann ein Kind durchaus als ekelhaft empfinden.

Sie sollten sich nicht scheuen, Ihr Kind im Krankenhaus auf unappetitlich wirkende oder schlecht schmeckende Speisen hinzuweisen und nach einer Änderung zu fragen. Wenn möglich, sollten die Kinder beim Essen immer eine Auswahlmöglichkeit haben und wegen des Diabetes nicht auf eine vorgegebene Mahlzeit fixiert werden.

Auf Vorlieben des Kindes Rücksicht nehmen

Persönliche Vorlieben des Kindes sollten weiterhin berücksichtigt werden, denn sie helfen, den Ernährungsplan einzuhalten. Keinesfalls darf beim Kind der Eindruck entstehen, dass die Ernährung wegen des Diabetes mit Einbußen oder Verzicht verbunden ist. Dass manche Mahlzeiten bzw. Süßigkeiten aufgeschoben werden müssen, bedeutet nicht, dass sie völlig vom Speiseplan des Kindes verschwinden. Auch eine Zurückweisung von Nahrungsmitteln lässt sich vermeiden, wenn persönliche Vorlieben und Wünsche des Kindes auch weiterhin berücksichtigt werden. Das gilt ganz besonders für die Auswahl von Desserts, Süßigkeiten für Zwischenmahlzeiten oder extra KHE) beim Sport und bei Bewegung. So merkt Ihr Kind, dass es ernst genommen wird, dass sich Diabetes und Süßes nicht ausschließen, und es wird den mit seiner Beteiligung aufgestellten Speiseplan bereitwilliger akzeptieren.

Geschmäcker sind verschieden

Was den Gaumen freut, hängt sehr stark vom Alter ab: Während bei kleinen Kindern die Konsistenz, der Geruch und das Aussehen einer Speise eine große Rolle spielen, ist bei vielen Jugendlichen das angesagt, was in ist und wovor es den Eltern graust: Fast-Food. Im Folgenden erfahren Sie, wie Sie Ihrem Kind trotz Diabetes eine leckere und vollwertige Ernährung schmackhaft machen können und mit den Besonderheiten des Diabetes gut umgehen.

Kleinkinder und Ernährung

Jüngere Kinder entdecken und erforschen beim Essen alles, was auf ihrem Teller liegt. Neben dem Geschmack sind Konsistenz, Farbe und Form der Speisen sehr interessant und beeinflussen die Vorlieben Ihres Kindes. Während Erwachsene beim Essen vorwiegend auf den Geschmack und auf die Sättigung achten, beziehen Kinder Nahrungsmittel in ihre Erlebniswelt mit ein. Genau das können Sie sich zunutze machen, um Ihrem Kind das, was auf seinem Teller liegt, schmackhaft zu machen.

Die Vorstellungen über den Diabetes und seine Behandlung sind bei Kindern unter sechs Jahren durch ihre alterstypische, sehr konkrete Denkweise geprägt. Dies gilt besonders für die auf den Diabetes abgestimmte Ernährung. Für jüngere Kinder ist Hunger noch der Ausdruck des Bedürfnisses nach Sättigung, Nähe und Wärme. Für sie ist die Auswahl von Nahrungsmitteln nach Gesichtspunkten wie KHE-Gehalt oder Fettanteil ziemlich egal und daher ohne Bedeutung. Wie vieles andere in diesem Alter hängen Vorliebe und Abneigung für bestimmte Speisen davon ab, welche Erfahrung das Kind bisher damit gemacht hat. Dabei wird das angebotene Essen danach beurteilt, wie es gerade schmeckt, wie es aussieht und wie interessant es ist. Daher ist es verständlich, dass graue Vollkornnudeln mit einer bleichen Sauce im Vergleich zu Spaghetti mit kräftig rotem Ketchup schon rein optisch geringe Chancen haben.

Alles sofort haben

Typisch für jüngere Kinder ist es, dass sie interessante Ereignisse kaum abwarten können und begehrenswerte Dinge sofort haben wollen. Je jünger ein Kind ist, umso schwerer fällt es ihm, seine Bedürfnisse aufzuschieben. Das hängt damit zusammen, dass in dieser Altersstufe Gefühle den meisten Einfluss auf das Verhalten haben. Das kann man beim Essen sehr gut beobachten. Je jünger ein Kind ist, umso rascher möchte es seinen Hunger oder Durst stillen.

Wenn Kinder zwischen den Mahlzeiten Hunger bekommen oder nach dem Spritzen des Insulins auf das Essen warten müssen, wird ihre Geduld ebenso wie die der Eltern häufig auf eine harte Probe gestellt. Mit der Insulinpumpe und den schnell wirkenden Insulinen kann hier den Bedürfnissen der Kinder oft besser entsprochen werden als mit der herkömmlichen Spritzenbehandlung.

Nicht aufessen wollen

Vor allem jüngere Kinder hören sehr schnell zu essen auf, wenn sich das Gefühl der Sättigung bei ihnen langsam einstellt oder aber plötzlich andere Aktivitäten an Bedeutung gewinnen.

Sie sollten Ihr Kind in solchen Momenten am besten durch Belohnungen motivieren, noch etwas zu essen. Nur, wenn Ihr Kind darauf nicht eingeht, sollten Sie maßvolle Disziplin einfordern und darauf bestehen, dass es noch etwas isst. Essgewohnheiten, vor allem die Wichtigkeit regelmäßiger Mahlzeiten, müssen kleine Kinder erst noch erlernen. Sie sollten Ihrem Kind dabei helfen und gut abwägen, wie sehr Sie auf dem Aufessen bestehen sollten. Auf jeden Fall darf ein Kind nicht gezwungen werden, seinen Teller leer zu essen, wenn es tatsächlich pappsatt ist. Sonst entwickelt es rasch ein negatives Verhältnis zum Essen.

Haben Sie den Eindruck, dass es noch an KHE fehlt, fragen sie das Kind einfach, ob es nicht etwas anderes dafür haben möchte.

Für den Diabetes nicht so interessant, aber trotzdem von Bedeutung ist es, dass Kinder bereits sehr früh lernen, mit Besteck zu essen. Damit lernen sie, die Nahrung mundgerecht zu portionieren, und können ihre Feinmotorik üben.

Wenn Kinder langsam essen: Slowfood im Kindesalter

Manche Kinder entwickeln sich zu ausgesprochenen »Langsamessern«, und der Verzehr eines Brötchens kann mitunter eine halbe Stunde dauern. Das kann an der Größe der Portion liegen, daran, dass es dem Kind nicht schmeckt oder das Kind sehr verträumt ist. Solchen »Langsamessern« sollte man die Por-

tionen auf größeren Tellern servieren, damit die Nahrungsmenge kleiner aussieht. Wenn der Blutzucker in Ordnung ist, können sich die Kinder durchaus Zeit lassen. Problematisch ist es, wenn Zeitdruck herrscht oder der Blutzucker niedrig ist. Dann können Sie mit etwas Orangensaft aushelfen und zwischendurch den Blutzucker testen. Wenn Ihr Kind häufiger seine Portionen nicht schafft, sollten Sie über die Menge nachdenken.

Probleme mit dem Essen – was können Sie tun?

Sie sollten immer behutsam vorgehen, wenn Sie das Essverhalten Ihres Kindes verändern wollen oder müssen. Kinder mit Diabetes sollten auf jeden Fall mit dem Gefühl aufwachsen, so normal wie möglich essen zu dürfen. Das Essen darf nicht als Bestandteil der Behandlung erlebt werden, auch wenn es aus diabetologischer Sicht sicherlich dazugehört. Kinder mögen es, wenn es am Tisch so zugeht, wie sie es gewohnt sind. Änderungen, Hektik und für das Kind unverständliche Regeln können es sehr stören.

Die Menge muss stimmen. Wichtig ist, das Kind mit der angebotenen Nahrungsmenge nicht zu überfordern. Es ist meistens einfacher, den Hunger des Kindes mit Nahrungsmitteln, die nicht berechnet werden müssen, zu stillen, als ihm die notwendigen Kohlenhydrate gegen seinen Willen aufzuzwingen.

Mitmachen hilft. Sinnvoll ist es auch, die Kinder beim Kochen aktiv einzubeziehen. Jüngeren Kindern macht es meist Spaß, beim Kochen zu helfen: Salate zu putzen, Teig zu kneten oder Soßen zu rühren und kleine, einfache Mahlzeiten gemeinsam zuzubereiten. Die Ernährung sollte also nicht wie ein Medikament oder »Therapeutikum« behandelt werden, sondern Spaß machen und schmecken.

Jochen, Vater von Lena (5 Jahre)

» Lena liebt es, wenn sie in der Küche mithelfen darf.

Leider ist unsere Tochter keine fleißige Esserin. Sie hat oft keinen Appetit und will vom Essen deshalb nichts wissen. Wir haben die Erfahrung gemacht, dass Lena dem Essen mehr Aufmerksamkeit schenkt, wenn wir sie beim Kochen ganz aktiv miteinbeziehen. Das mag zwar mehr Zeit in Anspruch nehmen, als wenn wir in der Küche alleine hantieren würden, wir sparen aber dafür beim Essen mehr Zeit. Lena konzentriert sich dann mehr auf das, was sie selber rühren durfte, und isst dann besser …

Gemeinsamkeit hilft. Jüngere Kinder können durch Nachahmung viele wünschenswerte, leider aber auch schlechte Essgewohnheiten erwerben. Daher ist es günstig, wenn die Familie das Essen zu einem gemeinsamen Ereignis werden lässt. Alle sollten die gleichen Speisen bekommen, keinesfalls darf das Kind mit Diabetes am »Extratisch« landen. Das kann Probleme aufwerfen, wenn Geschwisterkinder da sind.

Flexibilität hilft. Bei jüngeren Kindern können sich die Vorlieben für bestimmte Speisen rasch ändern. Was heute noch gut zu schmecken scheint, kann morgen schon nicht mehr munden. Das hängt mit der spielerischen Entdeckung und Reifung des Geschmackssinns zusammen und bedeutet nicht immer, dass das Kind besonders wählerisch ist. Daher ist es für Sie als Eltern wichtig, dass Sie mit Speisen flexibel umgehen und vornehmlich auf die Wünsche des Kindes reagieren, ohne aber Nahrungsmittel endlos auszutauschen.

Schulkinder und Ernährung

Besonders sportlich aktive Schulkinder haben einen ausgeprägten Appetit. Das wird bei der Insulinbehandlung entsprechend berücksichtigt. Zudem möchten gerade Jungs sportlichen und athletischen Idealen entsprechen und deshalb auch ihre Kräfte stärken.

Der vermehrte Hunger der Kinder ist auf den »Nachholbedarf« des Körpers zurückzuführen, der durch den Gewichtsverlust bei der Diabetesmanifestation entstanden ist. Hinzu kommt, dass nach dem Krankenhausaufenthalt das Essen zu Hause einfach besser schmeckt. Und schließlich lernen die Kinder auch in der Diabetesschulung, dass sie nach

Bedarf essen können. Wenn Eltern jedoch den Eindruck haben, dass sich das Essverhalten innerhalb von ein bis zwei Monaten nicht wieder eingependelt hat, sollte zunächst die Insulintherapie und dann auch das Essverhalten abgeklärt werden.

Denn auch wenn durch die Insulinpumpe und den »Turbo«-Insulinen die Essenszeiten und Mengen flexibler geworden sind, sollte man die Kalorienzahl im Auge behalten, damit das Gewicht der Kinder nicht übermäßig ansteigt. Durch eine vielfältige Ernährung und gemeinsames Essen kann sich das Essverhalten schnell wieder normalisieren.

Caroline, Mutter von Lukas (10 Jahre)

❯❯ Lukas hat einen ordentlichen Appetit.

Schon im Krankenhaus, nachdem Lukas Insulin bekommen hatte, hat er angefangen, Unmengen zu essen. Auch zu Hause, nach dem Krankenhausaufenthalt, hat er sich den Teller immer richtig vollgeladen. Später aß er dann etwas weniger, aber auch jetzt isst er noch so fast so viel wie mein Mann, vor allem, wenn er Sport gemacht hat. ▬

Schulkinder: Zunehmend persönliche Vorlieben

Im Schulkindalter ändern sich die Vorlieben der Kinder. Die Geschmäcker sind dann sehr unterschiedlich – auch werden die Kleinen immer individueller und entdecken verschiedene Bedürfnisse: Essen soll schmecken, aber auch stark machen, gesund, aber auch interessant sein und irgendwie Spaß machen. Nicht einfach für Eltern bzw. Mütter, die sich jeden Tag etwas einfallen lassen müssen. Zudem kommen die ersten Anregungen von außen und der »Geschmack« der Schnellrestaurants verführt die Kinder schnell.

Peter und Ines, Eltern von Annika (10 Jahre)

❯❯ Fast Food war schon ein Problem.

Als Annika sieben wurde und in die Schule kam, hatten wir eine problematische Phase. Einige ihrer Mitschüler hatten sie »auf den Geschmack« von Fast Food gebracht. Annika wollte dann auch immer öfter Burger. Wir hatten einige Diskussionen. Jetzt machen wir zuhause öfter gemeinsam »Vollkornburger« mit frischen Zutaten und einer eigenen Sauce – eine gesunde Alternative! … ▬

Positiv ist, dass Schulkinder zunehmend gesunde Ernährung bevorzugen. Das hängt damit zusammen, dass sich der Unterricht über Ernährung in der Schule in den letzten Jahren grundlegend geändert hat. Die Kinder lernen in der Schule bereits die Grundlagen gesunder Ernährung, ganz unabhängig davon, ob sie Diabetes haben oder nicht. Oft sind es sogar die Kinder selbst, die zu Hause nach solchen Nahrungsmitteln fragen.

Vom Wiegen und Kalorienzählen

Früher gehörte die Waage ganz selbstverständlich zur Diabetesbehandlung dazu. Die Speisen mussten immer akribisch abgewogen werden, und die Kinder durften nicht mehr und nicht weniger essen, als die Waage vorgab. Heute dient die Waage glücklicherweise nur noch dazu, zu Beginn der Erkrankung die Menge der Kohlenhydrate in den Nahrungsmitteln aufzuzeigen. Ziel ist es, statt zu wiegen, verlässlich zu schätzen. Also die KHEs in den Nahrungsmitteln anhand ihrer Größe, Schwere in der Hand und Konsistenz einzuschätzen. Das ist erst mal ungewöhnlich, aber durch Übung und regelmäßige Anwendung ohne Probleme zu erlernen. Und schätzen bedeutet nicht wiegen! Es muss also nicht auf das Gramm genau, sondern nur ungefähr stimmen.

Bernd, Vater von Tim (9 Jahre)

» Übung macht den Meister

Als wir das erste Mal nach Tims Diabetesdiagnose essen gehen wollten, sind wir zu unserem Lieblingsitaliener. Der Kellner hat nicht schlecht gestaunt, als meine Frau die Küchenwaage aus der Handtasche zog und die Spaghetti für Tim abgewogen hat. »Seid ihr jetzt beim Wirtschaftskontrolldienst?« hat er gefragt. Wenn wir heute essen gehen, machen wir das pi mal Daumen und das klappt gut. Aber wir mussten das Abschätzen erst eine Weile üben. ◼

Jugendliche und Ernährung

Wie viele andere Regeln und Abmachungen nehmen Jugendliche auch das Einhalten von Ernährungsempfehlungen nicht immer so genau. Das ist typisch für diese Altersphase, in der die Jugendlichen sich dem elterlichen Einfluss entziehen wollen. Dabei sind gemeinsame Mahlzeiten mit der Familie häufig ein Symbol für Regelmäßigkeit und Kontrolle, also besondere Reizthemen in diesem Alter.

Elke, Mutter von Torsten (13 Jahre)

» Zeit fürs Essen? Fehlanzeige.

Er hat nie Zeit, mit uns zu essen, immer ist er unterwegs, und wenn er mal zu Hause ist, dann holt er sich schnell was aus dem Kühlschrank. Ich sage dann immer: »Mache wenigstens einen Blutzuckertest und gib einen Bolus ab!« Hoffentlich macht er das auch … richtig kontrollieren können wir das nicht mehr. ◼

Experimente sind »in«

Manche Jugendliche experimentieren auch mit ihrem Diabetes und der Ernährung. Sie wollen sehen, wie sich der Verzehr von bestimmten Nahrungsmitteln auf ihren Blutzucker auswirkt. Hinzu kommt, dass die Auswahl der Nahrung für Jugendliche auch eine gewisse Lebenseinstellung bedeutet. Die Schnellrestaurants wie McDonald's, Burger King und Co. sind beliebte Treffpunkt der Jugendlichen, dort werden keine besonderen Tischmanieren verlangt und der Erlebniswert ist meistens sehr hoch. Außerdem sind keine nörgelnden Eltern dabei. Umgekehrt gibt es aber auch Jugendliche, die aufgrund ihres Umweltbewusstseins und/oder aus ethischen Gründen auf bestimmte Produkte oder generell auf Fleisch verzichten möchten. Wenn wir die Ernährungsgewohnheiten von Jugendlichen bewerten wollen, müssen wir das vor dem Hintergrund ihres Lebensstils tun. Denn das Essen ist in diesem Alter stark mit dem eigenen Weltbild verbunden.

Tipp

Einen gemeinsamen Nenner finden und gelegentlich Kompromisse eingehen. Das entspannt die Lage – Sie werden sehen.

Alkohol – dabei sein ist wichtig

Der Genuss von Alkohol ist für viele Jugendliche Ausdruck von Erwachsensein. Auch der Druck von Gleichaltrigen trägt dazu bei, dass Jugendliche mit Diabetes dieser Versuchung schwer aus dem Weg gehen können.

Wichtiger als das Verbot gewisser alkoholischer Getränke für Jugendliche unter 18 Jahren (das kaum beachtet wird) ist das gemeinsame Gespräch über die Wirkung des Alkohols auf den Blutzucker. Sie müssen wissen, dass Alkohol den Blutzucker längerfristig senken kann. Deshalb ist es wichtig, zusätzlich Kohlenhydrate zu essen, ganz besonders vor dem Schlafen.

Der Umgang mit Alkohol ist bei Jugendlichen Bestandteil der Diabetesschulung. Sollten Sie merken, dass Ihr Kind öfter Alkohol zu sich nimmt, sollten Sie mit ihm darüber sprechen. Wenn sich das schwierig gestaltet, vereinbaren Sie einfach einen Termin in der Diabetesambulanz, damit dieses Thema dort von »neutralen Personen« aufgegriffen werden kann.

Stefan, Vater von Tom (13 Jahre)

» Tom will dazugehören – auch beim Trinken!

Gerade in der Pubertät werden Grenzen ausgetestet. Ich kann das gut verstehen, wir waren ja alle mal jung. In Toms Freundeskreis sind schon einige 16 und trinken jetzt immer öfter Bier und die bekannten »Alkopops«. Tim will da mitziehen. Was den Alkohol betrifft, muss er wegen des Diabetes aber doppelt aufpassen, das weiß er auch. Erst wenn er 16 ist, darf er Alkohol trinken – natürlich nichts Hochprozentiges. Wir haben aber schon jetzt mit ihm darüber gesprochen, was Alkohol für seinen Insulinbedarf bedeutet, und hoffen, dass er dann vernünftig ist und sein Limit kennt. Verbieten wollen und können wir ihm Alkohol nicht, er soll vielmehr lernen, verantwortungsbewusst damit umzugehen …

Essen als Seelentröster oder aus Langeweile

Zu viel essen oder ständiges Naschen kann auch emotionale Ursachen haben. Vor allem bei Jugendlichen führen Liebeskummer, Streit mit den Eltern oder schulische Probleme oft zu starken Gefühlsschwankungen, die durch zusätzliches Essen ausgeglichen werden.

Wenn sie den Eindruck haben, dass Ihr Kind sein Essverhalten aus emotionalen Gründen verändert, ist es besser, sich psychologischen Rat zu holen oder mit der Ernährungsberatung Ihres Diabetes-Teams zu sprechen.

Vollwertkost ist sehr gut, aber nicht zwingend

Trotz aller Bemühungen um eine möglichst zwanglose Ernährung gibt es bei Diabetes doch bestimmte Regeln. Daher sollte man sich gut überlegen, ob durch weitere Ernährungsvorgaben, wie etwa bei der Vollwertküche, nicht zusätzliche Belastungen und Einschränkungen für das Kind entstehen. Auf der anderen Seite spielt die Zusammensetzung der Nahrung für die Gesundheit und den Blutzuckerverlauf eine wichtige Rolle. Die Vollwertkost basiert hauptsächlich – aber nicht nur – auf pflanzlichen Bestandteilen.

Die Lebensmittel stammen meist aus biologischem Anbau und haben eine geringe »Verarbeitungsstufe«, d.h., sie sind weitestgehend naturbelassen. Dadurch wird ihre natürliche Zusammensetzung erhalten, und sie können so ohne größere Verluste Vitamine, Mineralstoffe und weitere wertige Inhaltsstoffe für den menschlichen Organismus liefern. Wichtig ist zu wissen, dass zum Beispiel im Vollkornbrot enthaltene Kohlenhydrate langsamer abgebaut werden als die im Weißbrot und damit der Zucker gleichmäßiger ins Blut gelangt. Andererseits sehen etwa Vollkornnudeln oft grau(enhaft) aus und wirken auf Kinder wenig appetitanregend. Fehlt dann auch noch Ketchup – denn Ketchup ist eine 20- bis 30-prozentige Zuckerlösung, die das Essen durch den Zuckeranteil aufpeppt –, wird das Essen für viele junge Feinschmecker zur Qual. Die »rote Soße« gehört nun einmal zu den Lieblingsspeisen der meisten Kinder und Jugendlichen. Damit Ihr Kind nicht ganz auf diese Leidenschaft verzichten muss, können Sie schmackhafte Soßen in Ketchup-Form selbst oder noch besser gemeinsam mit Ihrem Kind zubereiten. Der Vorteil ist, dass dieser hauseigene Tomaten-Ketchup nicht angerechnet werden muss, gut schmeckt und seine Herstellung Spaß macht. Oben finden Sie das entsprechende Rezept, mit dem die Autorenschaft (die nach wie vor ein Ketchup-Fan ist) sich und ihre Familie erfreut.

Elisabeth, Mutter von Lisa (3 Jahre)

» Unsere Freunde haben recht unterschiedlich reagiert.

Am Anfang wollten wir selber gar nicht so viel Kontakt zu unseren Freunden haben. Aber es war gut, dass die meisten uns nicht in Ruhe gelassen haben. Die Behandlung zu erklären fanden wir sehr einfach. Nur Fragen wie: »Warum hat Lisa Diabetes bekommen?« oder: »Kann der Diabetes geheilt werden?« waren anstrengend und nervig. ▪

WISSEN

Ketchup natur
Zutaten für zwei bis drei Kinder

- 800 g sehr reife Tomaten
- Saft einer halben Zitrone
- 2 EL-Tomatenmark
- 2 EL Tomatensaft natur
- 2 TL Distelöl
- Süßstoff, flüssig

■ Die Tomaten mit heißem Wasser übergießen und schälen (sollte vorsichtshalber von Erwachsenen gemacht werden). Kerne bitte entfernen. Tomaten mit dem Zitronensaft pürieren und mit dem Süßstoff abschmecken.

■ Zwei leere Ketchup-Flaschen (möglichst je 500 ml) auswaschen und an anschließend in einem warmen Wasserbad liegend erwärmen.

■ Einen Teelöffel Distelöl in jede Flasche geben und verteilen. Flasche zu $^3/_4$ mit pürierten Tomaten füllen, je einen Esslöffel Tomatensaft und das Tomatenmark dazugeben und kräftig schütteln. Fertig ist das Ketchup!

Was müssen Oma und Opa wissen?

Für Kinder ist ein regelmäßiger Kontakt zu den Großeltern, aber auch zu Tante und Onkel häufig ein fester Bestandteil ihrer Familienwelt. Das sollte sich auch nach der Diagnose des Diabetes auf keinen Fall ändern. Egal, ob die Großeltern ihr Enkelkind nur für einen Tag haben, oder es auch mal länger bei Oma und Opa bleibt – ein paar wichtige Dinge über die Diabetesbehandlung sollten Großeltern wissen.

Das Blutzuckermessgerät kommt immer mit

Dieses kleine Gerät ist das A und O, wenn es um die Blutzuckerkontrolle geht. Und die ist sehr wichtig, da Unterzuckerungen immer sofort behandelt werden müssen. Es gehört also zur Grundausstattung für die Diabetesbehandlung und sollte immer mitgeführt werden – ganz egal, ob bei einem Nachmittag mit Oma und Opa oder auf Tagesausflügen. Doch wie funktioniert das Piksen und Messen? Die Bedienung des Blutzuckermessgerätes gehört für die Großeltern natürlich nur dazu, wenn sie sich das auch zutrauen. Wichtig ist, dass Sie als Eltern – gerne auch gemeinsam mit Ihrem Sprössling – den Großeltern erklären, wann gemessen werden muss. Das sollten die Großeltern auf jeden Fall im Blick behalten. Ob das Enkelkind dann selbst misst oder die Großeltern ihm dabei helfen, können Sie gemeinsam entscheiden.

Für manche aus der Großelterngeneration ist der Diabetes noch eine sehr einschränkende Erkrankung mit starren Behandlungsregeln und Diätvorschriften. Deshalb macht es auch Sinn, allgemein über die Fortschritte und neue Therapiemöglichkeiten zu sprechen. Für Kinder mit Diabetes ist es auf jeden Fall ein Zugewinn an Lebensqualität, wenn der Diabetes sie nicht von ihren Omas und Opas trennt, sondern gemeinsame Aktivitäten nach wie vor möglich sind.

Welche Großeltern verwöhnen ihre Enkel nicht gerne?

Eins ist klar: Wenn's ums Essen und Naschen geht, bricht bei fast allen Großeltern das Verwöhnen durch. Wenn Sie wissen, dass Oma und Opa beim Essen eher großzügig sind, dann sollten Sie vorher besprechen und genau einplanen, welche Leckereien es geben wird. Bleiben die Kinder länger bei den Verwandten, ist die Übernahme der Insulingabe vorab zu klären, denn das Spritzen oder die Abgabe per Pumpe erfordert schon weitergehende Kenntnisse, die rechtzeitig eingeübt werden sollten. Es gibt auch viele Diabetes-Teams, die kleine Schulungen für Angehörige anbieten, fragen Sie dort gerne nach! Und: Schenken Sie den Großeltern doch einfach dieses Buch. In den Kapiteln zu den »Blutzuckertests« (Seite 73) und zur »Hypo- und Hyperglykämie« (Seite 81) finden sie die zahlreiche Informationen und hilfreiche Tipps. Um weder die Großeltern zu überfordern noch die Eltern einer Ungewissheit auszusetzen, kann man mit kurzen Besuchen oder Ausflügen beginnen, und wenn es klappt, können diese peu à peu ausgedehnt werden.

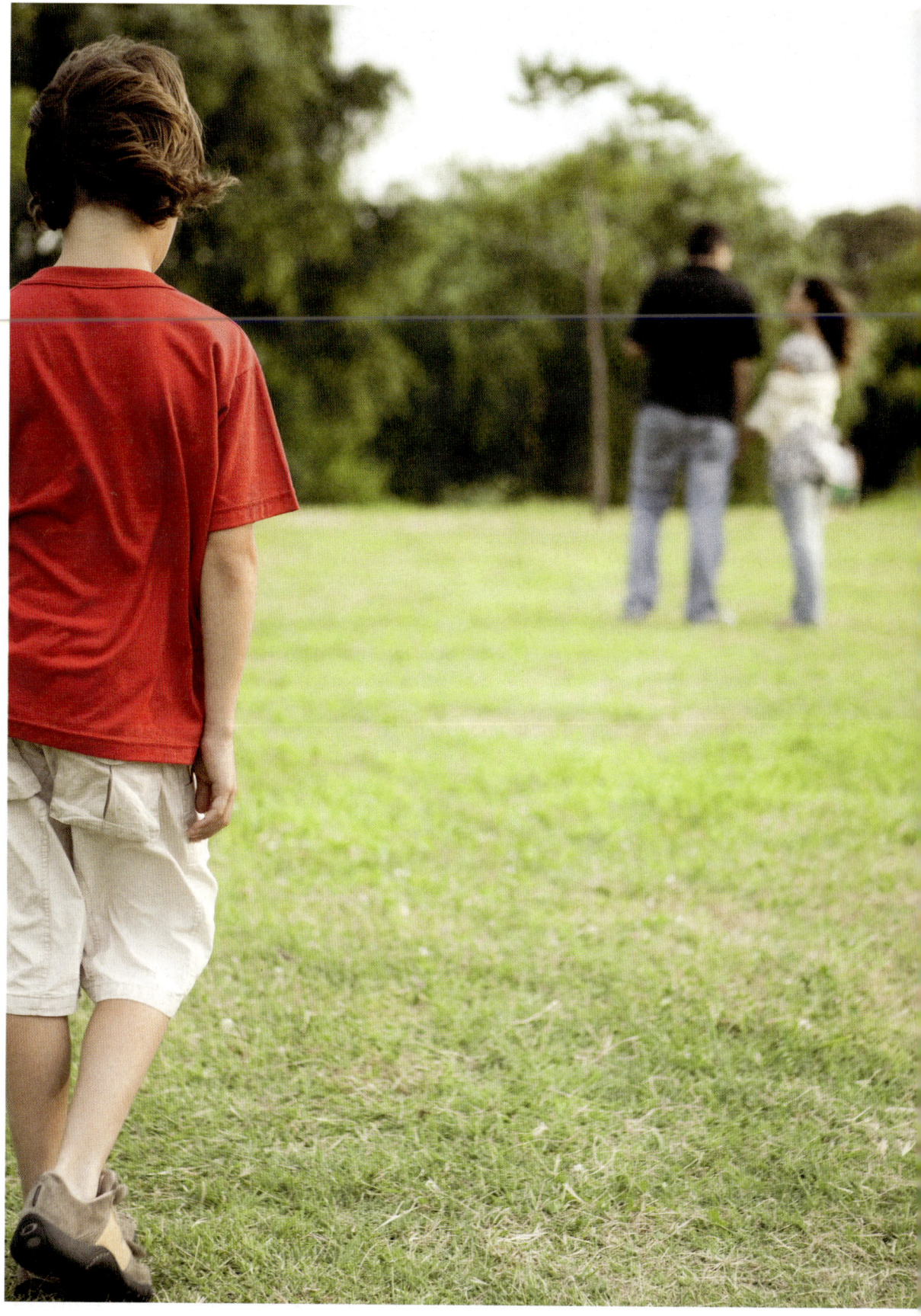

Kleine Kinder mit Diabetes werden groß

Der Alltag mit einem an Diabetes erkrankten Kind wird zumindest zu Beginn stark umgekrempelt. Doch in jedem Falle gilt: Ihr Kind kann genauso glücklich aufwachsen wie jedes andere auch. In diesem Buchteil erhalten Sie viele hilfreiche Antworten, wenn es um die Betreuung außer Haus, Herausforderungen in der Pubertät und eine gesunde psychische Entwicklung Ihres Kindes geht.

Herausforderungen meistern

Wenn die Kleinen größer werden, verändert sich nicht nur die Behandlung des Diabetes, sondern auch der Familienalltag. Die Betreuung in Kita und Schule stellt z.B. einen besonderen Einschnitt im Leben Ihres Kindes dar. Wie Sie sich und Ihr Kind bestens auf neue Situationen einstellen können – wie längere Zeiten außer Haus – erfahren Sie im Folgenden.

Babys und Klein(st)kinder mit Diabetes

Für Kinder mit Diabetes im Alter von unter fünf Jahren ist die Insulinpumpentherapie in Deutschland mittlerweile Standardtherapie. Aktuell werden in dieser Altersgruppe über 80 Prozent mit einer Pumpentherapie behandelt.

Gerade der sehr niedrige Insulinbedarf bzw. die hohe Insulinempfindlichkeit der sehr jungen Patienten ist mit einer Spritzentherapie schwierig einzustellen. Auch das oft unregelmäßige bzw. unberechenbare Ess- und Bewegungsverhalten ist mit einer Pumpentherapie viel besser und genauer einzustellen als mit mehrfachen Injektionen. Die Tagesbasalrate ist in dieser Altersgruppe extrem niedrig, oft nur 1 bis 3 IE. Sie beträgt ca. 20–30 Prozent des gesamten Insulinbedarfs. Im Vergleich

dazu benötigen ältere Kinder und Jugendliche ca. 40–50 Prozent des Tagesinsulins als Basalinsulin. Ausführlichere Informationen über die Pumpentherapie, besonders im Vergleich mit der Spritzentherapie, finden Sie im Kapitel «Insulinpumpentherapie» (Seite 50).

Tipp

Erste Untersuchungen zeigen, dass vor allem bei den Eltern kleinerer Kinder die Belastung durch Angst vor Unterzuckerungen und im Umgang mit den Mahlzeiten durch die Pumpentherapie signifikant abnimmt. Das Risiko von Hypoglykämien bei einer Blutzuckereinstellung im gewünschten Bereich konnte durch den frühen Beginn der Pumpentherapie deutlich reduziert werden.

Diabetes und Kindergarten

Für die weitere Entwicklung Ihres Kindes ist es ein außerordentlich wichtig, dass es nach der Entlassung aus der Klinik wie bisher den Kindergarten besuchen kann. Auch wenn der Diabetes noch vor dem ersten Kindergartenbesuch auftritt, ist das kein Hindernis dafür, das Kind im Kindergarten anzumelden. Zuvor

sollten Sie jedoch mit den Erzieherinnen darüber sprechen, dass es jetzt doch einiges zu beachten gilt. Sehr gerne wird auch von den Eltern das Angebot angenommen, gemeinsam mit der Diabetesberaterin aus dem Diabetes-Team die Erzieherinnen zu informieren. Fragen Sie in Ihrer Klinik einfach nach.

Was müssen die Erzieherinnen im Kindergarten wissen?

Die meisten Erzieherinnen werden kaum Erfahrung mit der Erkrankung haben und den Unterschied zwischen Typ-1- und Typ-2-Diabetes kennen. Ganz wichtig ist darauf hinzuweisen, dass keiner Schuld am Auftreten der Erkrankung hat und der Diabetes auch nicht ansteckend ist. Informieren Sie die Kindergärtnerinnen darüber, dass Ihr Kind jetzt Insulin bekommt. Je nachdem, ob Ihr Kind das Insulin mittels Spritze oder durch eine Pumpe verabreicht bekommt, können sie die wichtigen Punkte der Insulinbehandlung aufzeigen. Wenn Ihr Kind eine Insulinpumpe trägt, werden sich die anderen Kinder vielleicht am Anfang dafür interessieren, was das wohl ist und warum sie gelegentlich mal piepst. Da die Insulinbehandlung in diesem Alter meist zu Hause stattfindet, sehen die anderen Kinder höchstens eine gelegentliche Blutzuckermessung oder Insulinabgabe über die Pumpe.

Eine wichtige Information für Erzieherinnen ist der Umgang mit Unterzuckerungen. Vor allem sollten Sie erklären, wie eine Unterzuckerung erkannt werden kann. Das sollten Sie schon im ersten Aufklärungsgespräch tun, ohne natürlich damit Angst oder Befürchtungen zu erzeugen. Eine sachliche Schilderung ist hilfreicher als die dramatische Darstellung des Worst Case. Da jüngere Kinder Unterzuckerungsanzeichen nicht immer deutlich benennen können, ist eine genaue Beobachtung ihres Verhaltens besonders wichtig. Dabei sollten die Erzieherinnen die Anzeichen einer Unterzuckerung bei Ihrem Kind kennen und vor allem die Situationen einschätzen können, in denen Unterzuckerungen auftreten können. Mindestens genauso wichtig ist jedoch auch die Verhinderung der Unterzuckerung. Deshalb muss auf das vollständige und regelmäßige Essen zu den Zeiten, die Sie mit den Betreuerinnen festlegen, unbedingt geachtet werden. Wenn die Kinder toben und ihr Essen später bekommen als gewöhnlich, tritt häufig eine Unterzuckerung ein. Manche Erzieherinnen sind so couragiert, dass sie bei den Anzeichen einer Unterzuckerung einen Blutzuckertest durchführen. In anderen Fällen spürt das Kind selbst, dass es ihm nicht gut geht, und wendet sich an die Kindergärtnerin. Oft ist es aber so, dass das Kind bei den ersten Zeichen einer Unterzuckerung sofort, ohne zu testen, Traubenzucker, Saft oder Limonade bekommt. Wichtig ist, dass alle Betreuerinnen wissen, wo sich der Traubenzucker befindet. Bewährt hat sich auch bei jüngeren Kindern der sogenannte Flüssigzucker aus der Tube, da er ohne zu kauen schnell gegessen werden kann.

Jochen, Vater von Lena (5 Jahre)

» Die Erzieherinnen wissen alle Bescheid.

Unsere Tochter ist noch zu klein, um richtig einzuschätzen zu können, wann sie unterzuckert ist. Deshalb haben wir mit den Betreuerinnen ausgemacht, dass sie auf die Symptome genau achten und immer einen Test machen, wenn sie sich unsicher sind … ▪

Schon im Kindergarten müssen wir darauf achten, dass Kinder mit Diabetes keine Ausgrenzung erleben. So sollten Kindergeburtstage rechtzeitig geplant werden, sodass auch das Kind mit Diabetes ohne Probleme beim Essen daran teilnehmen kann. Das ist eine

Frage der Organisation und der Zusammenarbeit mit der Kindergartenleitung. Deswegen sollten Sie als Eltern bestrebt sein, dieses Verhältnis positiv zu gestalten und die Erzieherinnen mit so vielen Informationen wie nötig zu versorgen, ohne sie natürlich dabei zu überfordern. Ganz selten kommt es auch vor, dass ein Kindergarten sich damit sehr schwertut, ein Kind mit Diabetes aufzunehmen, weil sich die Erzieherinnen dieser Aufgabe nicht gewachsen fühlen. Wenn Sie als Eltern diesbezüglich nicht weiterkommen, sollten Sie baldmöglichst Unterstützung holen, indem Sie zum Beispiel die Mitarbeiter Ihres Diabetes-Teams ansprechen und sie um Vermittlung bitten. Es geht um das Wohl des Kindes mit Diabetes und dafür müssen alle Beteiligten über ihren Schatten springen.

Diabetes und Schule

Wie sieht es aus, wenn Ihr Kind nach dem Klinikaufenthalt wieder in die Schule geht? Wird der Diabetes von den Mitschülern und Freunden akzeptiert? Wie reagieren die Lehrer? Werden sie trotz Verunsicherung Ihr Kind an allem teilhaben lassen?

Sprechen Sie die Lehrer an

Am besten ist es, sich mit den Lehrern frühzeitig in Verbindung zu setzen und sie über die neue Situation des Kindes zu informieren. Die Schule, die Mitschüler und die Lehrer haben einen großen Einfluss auf die Befindlichkeit des Kindes mit Diabetes. Schließlich spielt sich ein Großteil seines Alltags in der Schule ab. Und da der Diabetes nicht nur während stationärer Krankenhausaufenthalte behandelt wird, sondern jeden Tag und überall präsent ist, wird es umso wichtiger werden, dass sich Lehrer aufgeschlossen zeigen und sich mit einigen Grundlagen der Behandlung vertraut machen. Neben sehr verständlichen Informationen, siehe hierzu das Kapitel »Service« (Seite 164), ist das persönliche Gespräch vor allem mit dem Klassenlehrer unerlässlich.

Wenn jemand aus dem Diabetes-Team Ihres Kindes mit dem Lehrer sprechen kann, ist das der beste Weg, um den weiteren Schulbesuch vorzubereiten. Sollte die Klinik, in der Ihr Kind behandelt wird, eine Krankenhausschule haben, kann sich auch die Lehrerin oder der Lehrer mit der Heimatschule in Verbindung setzen. Erfahrungsgemäß ist es für diese Personen einfacher, mit den Lehrern vor Ort zu sprechen, da sie emotional nicht so belastet sind wie die Eltern. Das erleichtert ein sachliches, effektives Gespräch.

Alle Bemühungen zielen darauf ab, dass Ihr Kind in seiner Schul- und Freizeit den Diabetes nicht als Krankheit im eigentlichen Sinne empfindet und es übertriebene Vorsicht oder unnötige Verbote nicht noch zusätzlich als einschränkend erlebt. Es ist selbstverständlich, dass ein Kind mit Diabetes nicht ausgegrenzt, sondern integriert wird! Dies gilt besonders für Klassenfahrten, Schullandheimaufenthalte und andere Aktivitäten in der Schule. Nur so kann das Kind lernen, den Diabetes zu akzeptieren und von der Behandlung weitgehend unbelastet am Unterricht teilzunehmen. Sicherlich müssen aber auch die Lehrer über die Anzeichen von niedrigen und sehr hohen Blutzuckerwerten aufgeklärt werden, damit sie diese Symptome gegebenenfalls richtig deuten und entsprechend reagieren können.

Auf keinen Fall ist der Diabetes ein Grund, vom Sportunterricht befreit zu werden. Im

Gegenteil, wie Sie im Kapitel »Sport« (Seite 156) lesen werden, ist es für Kinder mit Diabetes wichtig, dass sie sportlich aktiv bleiben. Daher sollten auch Sportlehrer besonders gut über den Diabetes informiert werden. Da der Sportunterricht erhöhte körperliche Bewegung zur Folge hat, müssen Sie bzw. Ihr Kind an die Sport-KHE/BE denken. Am einfachsten mitzunehmen sind Trinkpäckchen und der obligatorische Traubenzucker. Auf jeden Fall sollte es Routine werden, vor dem Sport einen Blutzuckertest zu machen. Wenn es aber beim Sportunterricht doch einmal zu einer starken Unterzuckerung kommt, muss das Kind pausieren und der Blutzucker getestet werden. Auf keinen Fall darf das Kind unbeaufsichtigt im Umkleideraum verbleiben oder ohne Verständigung der Eltern alleine nach Hause geschickt werden. Eine der wichtigsten Botschaften für Lehrer ist es, dass Unterzuckerungen auf jeden Fall sofort durch Gabe von entsprechenden Nahrungsmitteln behandelt werden müssen und dass das Kind nicht gleich mit sportlicher Aktivität weitermachen darf.

Immer mehr Kinder und Jugendliche mit Typ-1-Diabetes werden mit einer Insulinpumpe behandelt. Auch mit einer Pumpe kann man Sport treiben, vor allem Ausdauersport. In der Regel wird sich Ihr Kind aber vor dem Sportunterricht von der Pumpe abkoppeln. Mit dem Lehrer sollte ein Ort oder eine Stelle vereinbart werden, an der die Pumpe sicher aufbewahrt werden kann.

Essen im Unterricht?

Unterzuckert Ihr Kind im Unterricht, so muss es das Recht haben, zu essen oder zu trinken. Auch eine Blutzuckermessung muss im Unterricht möglich sein, wenn sich das Kind oder der Jugendliche seiner Blutzuckerhöhe nicht sicher ist. Vermuten der Lehrer oder die Lehrerin aufgrund der krakeligen Schrift Ihres Kindes eine beginnende Unterzuckerung, so sollten sie das Kind auf einen Blutzuckertest ansprechen oder zum Essen auffordern. Wenn ein Kind bei deutlichen Anzeichen einer Unterzuckerung nicht essen will, kann die Weigerung bereits Ausdruck des niedrigen Blutzuckers sein, wie wir im Kapitel »Was bedeutet Hypoglykämie?« (Seite 81) beschrieben haben! Vor allem bei Kindern in der Grundschule können Sie dem Lehrer bzw. der Lehrerin einige Päckchen Traubenzucker zur Verwahrung geben.

Unterzuckerung in der Schule

Für den Fall, dass es doch zu einer Unterzuckerung während des Schulbesuches kommt, sollte vorab im Schulsekretariat die Telefonnummern der Eltern und des Notarztes notiert werden. Als Diagnose ist der Diabetes mellitus und als akuter Anlass für den Einsatz eine schwere Unterzuckerung zu nennen.

Bei Bewusstlosigkeit darf keine feste oder flüssige Nahrung verabreicht werden. Das Kind sollte in die stabile Seitenlage gebracht werden, und es sollte bis zum Eintreffen des Notarztes eine Person bei dem Kind bleiben.

In vielen Schulen kann auch die Glucagonspritze hinterlegt werden, wenn jemand von den Lehrern bereit ist, sich den Gebrauch der Spritze anzueignen. Es finden sich immer Lehrer, die diese Aufgabe übernehmen.

Hat Ihr Kind einen guten Freund oder eine gute Freundin, werden diese vielleicht auf einer Klassenfahrt bei einer Unterzuckerung helfen oder den Lehrer darauf aufmerksam machen. Wenn die Lehrer über Unterzuckerungen und ihre Behandlung gut informiert sind, können Sie Ihr Kind beruhigt an Klassenfahrten teilnehmen lassen.

Viele Kinder mit Diabetes tragen auch einen SOS-Anhänger oder wenigstens eine Notfall-Karte mit den Verhaltensregeln und wichtigen Telefonnummern bei sich. Solche Notfallereignisse sorgen nicht nur bei Ihnen, sondern auch in der Schule für Aufregung. Wenn die Lehrer aber wissen, worum es geht, können sie sich besser auf die Situation einstellen.

Den Diabetes zu verschweigen ist ein verständlicher Wunsch der meisten Jugendlichen, da sie so sein wollen wie die anderen. Sie sollten deshalb mit Ihrem Kind darüber sprechen, in welcher Form und wer von den Mitschülern in der Klasse informiert werden soll. Im nächsten Kapitel schildern wir Ihnen, wie Sie Ihr Kind auf eine solche Situation am besten vorbereiten können.

Es ist sehr verständlich, dass Sie sich vor allem in der Schule die bestmögliche Betreuung und Versorgung Ihres Kindes auch hinsichtlich des Diabetes wünschen. Für die Lehrer, die natürlich alle Kinder zu beaufsichtigen haben, müssen wir die Informationen über den Diabetes und seine Behandlung so vermitteln, dass sie sich sicher fühlen und wissen, was zu tun ist.

Was Lehrer über Diabetes wissen sollten

In den folgenden Abschnitten werden wir Ihnen Hinweise geben, welche Informationen und Kenntnisse über den Diabetes für Lehrer und für Ihr Kind in der Schule besonders nützlich sind. Es ist nicht nötig, dass sich ein Lehrer das gesamte theoretische Wissen über den Diabetes aneignet. Aber er sollte über einige Punkte der Behandlung besonders gut informiert sein, die im Unterrichtsalltag vorkommen können. Das hilft den Lehrern, ihre Schüler mit Diabetes besser einzuschätzen und sie zu unterstützen.

Unterzuckerung. Es ist wichtig, dass Lehrer über die Ursachen, die Anzeichen und die Behandlung von Unterzuckerungen Bescheid wissen. Die Lehrer sollten in der Lage sein, die ersten Anzeichen einer Unterzuckerung beim Kind zu erkennen. Sehr wichtig wäre, dass sie den Lehrern die individuellen Anzeichen Ihres Kindes erläutern, denn diese können anders sein als allgemein beschrieben.

Die Behandlung einer beginnenden Unterzuckerung ist relativ einfach, wenn die dazu notwendigen Kohlenhydrate in Form von Getränken oder kleinen Mahlzeiten (Snacks oder Zwischenmahlzeiten) bereitstehen. Ihr Kind sollte immer Reservenahrung in der Schultasche haben. Wenn die Lehrer einverstanden sind, können Sie vor allem für jüngere Kinder eine sogenannte Hypo-Box in der Schule oder im Klassenzimmer einrichten, aus der Ihr Kind bei einer Unterzuckerung etwas isst.

Der Lehrer muss darauf achten, dass das Kind bei einer Unterzuckerung die nötige Mahlzeit wirklich zu sich nimmt und sich anschließend für mindestens 20 Minuten körperlich nicht anstrengt. Solche Mahlzeiten für Unterzuckerungen sollten einfach verpackt und leicht zugänglich sein, damit ihr Verzehr schnell geht und den Unterricht nicht übermäßig stört. Wichtig ist, dass es den Lehrern klar ist, dass sehr rasch, aber nicht hektisch gehandelt werden muss.

Zwischenmahlzeiten. Viele Kinder erhalten eine Insulinbehandlung, die aus mehreren Injektionen am Tag besteht. Das bedeutet, dass mindestens eine Mahlzeit am Vormittag in der Schule eingenommen werden muss. Diese Mahlzeit wird in der Regel von den Eltern mitgegeben und gehört zum Behandlungsplan. Ältere Schulkinder bekommen häufig auch ein Pausengeld, um sich am Kiosk ihre Mahlzeit zu kaufen. Hier müssen Sie als Eltern darauf achten, dass Ihr Kind weiß, welche Nahrungsmittel zu seinem Behandlungsplan passen. Auf jeden Fall muss das Kind die Möglichkeit haben, zum vorgegebenen Zeitpunkt etwas zu essen. Wenn es eine Schulmensa gibt, können Sie sich die Speisepläne im Voraus zukommen lassen und mit Ihrem Kind besprechen. Am Vormittag wird die Zwischenmahlzeit meistens gegen 10 Uhr eingenommen und fällt damit nicht immer in die große Pause. Deshalb können die Kinder ihre Zwischenmahlzeit schon im Unterricht aufessen. Vor allem ältere Schüler müssen aber während der Pausen ihr Klassenzimmer wechseln. Deshalb ist darauf zu achten, dass die Kinder trotzdem genügend Zeit haben, ihre Mahlzeiten einzunehmen.

Vor allem sehr junge Kinder werden überwiegend mit einer Pumpe behandelt. Wenn sie in die Schule kommen, sollten die Lehrer, vor allem der Klassenlehrer, über das Prinzip der Pumpentherapie Bescheid wissen. Über die Pumpe muss für jede Mahlzeit Insulin abgegeben werden. Das heißt, die entsprechenden KHE-Mengen für das Pausenvesper und evtl. auch für das Mittagessen müssen zusammen mit dem aktuellen Blutzuckerwert, der vor der Mahlzeit gemessen wird, in die Pumpe oder einem dazu gehörenden Steuerungsgerät eingegeben werden. Da Erst- und Zweitklässler noch nicht selbstständig mit Zahlen im Hunderterbereich rechnen können, sind sie auf die Hilfe des Lehrers angewiesen. Bevor das Insulin abgegeben wird, sollte der Lehrer die Eingaben des Kindes überprüfen. Hilfsprogramme der Pumpen, der sogenannte Bolus-Expert oder Bolusrechner, erleichtern Ihrem Kind die Eingaben durch individuelle Voreinstellungen. Die meisten Lehrer lernen den Umgang mit einem Schüler, der Diabetes hat, ohne Probleme. Oft ist es jedoch erforderlich, dass zu Beginn der Grundschulzeit ein Elternteil, in der Regel die Mutter, für eine gewisse Zeit mithilft und in der großen Pause oder beim Mittagessen vor Ort ist, um

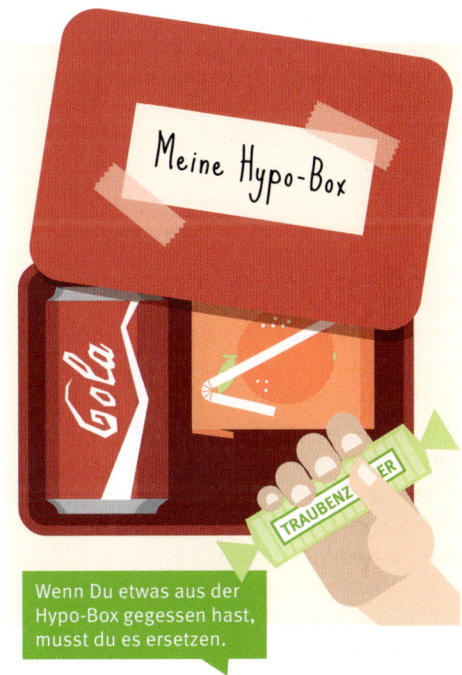

Wenn Du etwas aus der Hypo-Box gegessen hast, musst du es ersetzen.

▲ Die Hypo-Box ist wie ein Erste-Hilfe-Kasten: Im Notfall sofort bedienen und danach wieder auffüllen.

zusammen mit ihrem Kind und dem Lehrer die notwendigen Blutzuckermessungen und gegebenenfalls Insulinabgaben vorzunehmen. Oft übernimmt der Klassenlehrer nach dieser Eingewöhnung gemeinsam mit Ihrem Kind das Diabetes-Management. Nur in speziellen Einzelfällen kann eine Integrationshilfe über das Gesundheitsamt beantragt werden.

Blutzuckerkontrollen. Der technische Fortschritt in der Medizin hat zur Entwicklung von sehr kleinen Blutzuckermessgeräten geführt, die leicht im Schulgepäck mitgeführt werden können. Das macht die Blutzuckermessungen in der Schule oder unterwegs unkompliziert. Trotzdem können die Messgeräte bei Verwendung im Unterricht durch Piepsen auffallen. Blutzuckermessungen sind in der Schule dafür da, um bei Verdacht auf eine

143

Unterzuckerung Klarheit zu schaffen oder aus besonderen Gründen die Blutzuckerlage des Kindes zu überprüfen. Die Lehrer können davon ausgehen, dass Kinder, die ein Blutzuckermessgerät mit sich führen, auch damit umgehen können.

Sport in der Schule. Der Sportunterricht macht Eltern häufig Sorgen, da sie wissen, dass dabei vermehrt Unterzuckerungen auftreten können. Daher sollte mit dem Sportlehrer im persönlichen Gespräch auf Unterzuckerungen und vorbeugende Maßnahmen eingegangen werden. Die beste Methode, auf Nummer Sicher zu gehen, ist der Blutzuckertest vor dem Sportunterricht. Bei Kindern, die vor dem Sport niedrige Blutzuckerwerte zeigen, sollte der Sportlehrer dafür sorgen, dass sie einen zusätzlichen kleinen Snack essen. Die Erfahrung zeigt, dass in solchen Situationen Kinder besonders gern ein kohlenhydratreiches Getränk wie zum Beispiel Apfel- oder Orangensaft trinken, weil das schnell geht. Ähnlich verhält es sich bei körperlicher Betätigung in den Pausen wie beim Ballspielen oder Fangen. Mehr Informationen darüber finden sie im Kapitel »Sport« (Seite 156).

Klassenarbeiten. Unterzuckerungen haben nicht nur körperliche Auswirkungen, sondern können auch die Denkfähigkeit des Kindes vorübergehend beeinträchtigen. Das betrifft sowohl das logische Denken, wie etwa Zusammenhänge zu erkennen, als auch die Schnelligkeit des Denkens. Das ist eine wichtige Information für Lehrer, die sie vor allem bei Klassenarbeiten berücksichtigen sollten. Eine Blutzuckerbestimmung vor der Klassenarbeit gibt einen Hinweis auf die Stoffwechsellage und damit auf die zu erwartende Leistung des Schülers. Bei niedrigen Blutzuckerwerten sollte das Kind eine zusätzliche KHE/BE (Denk-KHE/BE) essen. Manchmal ist der Blutzucker vor der Klassenarbeit rein zufällig niedrig, manchmal hat es aber auch

bestimmte Gründe. Die Aufregung angesichts einer Klassenarbeit kann sich in hohen, aber auch in niedrigen Blutzuckerwerten ausdrücken. Dabei können sehr hohe Blutzuckerwerte die Denkleistung ebenfalls beeinträchtigen, allerdings nicht in dem Ausmaße wie niedrige Blutzuckerwerte (Hypoglykämien). Ihr Kind sollte die Möglichkeit haben, bei hohen Blutzuckerwerten – vor allem vor Klassenarbeiten – dem Lehrer Bescheid zu geben, damit dieser im Vorfeld entscheiden kann, dies bei der Arbeit zu berücksichtigen oder Ihrem Kind einen anderen Termin für die Klassenarbeit anzubieten.

Tagesausflüge. Schon in der Grundschule werden viele Tagesausflüge und Wanderungen unternommen. Davon sollten Kinder mit Diabetes nicht ausgeschlossen werden. Auch hier ist eine gute Ernährungsplanung Voraussetzung für einen problemlosen Ausflug. Eltern können sich beim Lehrer erkundigen, wie lange der Tagesausflug dauern wird, wie viel körperliche Aktivität geplant ist und welche Verpflegung es geben wird. Bei Wanderungen ist es wichtig, dass die Kinder auch genügend zuckerfreie Getränke dabeihaben, da man diese nicht überall kaufen kann. Bei Tagesausflügen gehören das Blutzuckermessgerät und der Traubenzucker in den Rucksack. Vor allem wenn das Kind noch nicht so lange Diabetes hat, ist es in Ordnung, wenn Sie als Mutter oder Vater fragen, ob Sie nicht bei den ersten Ausflügen als Begleitperson mitgehen können. Vor allem bei jüngeren Kindern und zu Beginn der Erkrankung haben die meisten Lehrer dafür Verständnis und fühlen sich auch entlastet, da die Kinder in der Selbstversorgung ihres Diabetes noch nicht so geübt sind.

Schullandheim. Die Teilnahme an Schullandheimaufenthalten gehört zu den prägenden Erfahrungen, die für die soziale Entwicklung von Kindern und Jugendlichen sehr wichtig sind. Eltern sind jedoch ein wenig ängstlich, wie die Behandlung des Diabetes im Schullandheim gewährleistet werden kann. Auch ohne Diabetes können im Schullandheim Ereignisse vorkommen, an die Eltern und Lehrer nicht immer gerne denken. Beim Diabetes betrifft das die Ernährung und natürlich die richtige Durchführung der Insulinbehandlung. Lehrer haben in erster Linie Angst vor möglichen Unterzuckerungen. Das bereitet auch den Eltern Sorgen. Wie bei Tagesausflügen sollte auch hier rechtzeitig mit der Planung begonnen werden. Bei Problemen sollte das Diabetes-Team angesprochen werden, das ebenfalls mit den Lehrern Kontakt aufnehmen kann. Auch können Kinder vor Schullandheimaufenthalten speziell geschult werden, damit sie im Umgang mit ihrer Diabetesbehandlung sicherer werden. Wichtig sind genaue Absprachen zwischen Ihnen, Ihrem Kind und dem Lehrer über den Ablauf der Blutzuckerkontrollen, vor allem nachts, und über das Vorgehen bei möglichen Unterzuckerungen. Sie als Eltern sollten telefonisch in regelmäßigen Abständen über den Gesundheitszustand Ihres Kindes informiert werden. Zur Vorbereitung eines Schullandheimaufenthaltes gehören auch die Information der Herbergseltern und die Frage nach der ärztlichen Versorgung vor Ort. Da die Schulen auch zunehmend Schullandheimaufenthalte im Ausland anbieten, sollte in solchen Fällen immer rechtzeitig das Diabetes-Team angesprochen werden.

Wie sag ich's meinem Lehrer? Es ist nicht immer einfach, gegenüber Fremden und Laien die richtigen Worte, Formulierungen und Begriffe über den Diabetes und seine Behandlung zu finden. Vereinbaren Sie deshalb einen Termin mit dem Klassenlehrer, auf den Sie sich auch gemeinsam mit dem Diabetes-Team vorbereiten können: Was muss der Lehrer wissen? Wie erkläre ich den Diabetes am einfachsten? Der Klassenlehrer kann dann die anderen Kollegen informieren, sodass Sie nicht mit jedem Lehrer einzeln sprechen müssen.

Caroline, Mutter von Lukas (10 Jahre)

» Die Infoliste war eine gute Idee.

Wir haben uns bei Lukas' Einschulung ein paar Tipps bei unserer behandelnden Diabetesärztin geholt, wie wir am besten über den Diabetes sprechen können. Dann haben wir eine kleine Liste erstellt. Die haben wir dann der Lehrerin beim Erstgespräch gleich mitgegeben. Die Lehrerein fand das super! Wenn die Lehrer Infomaterial bekommen, können sie sich leichter orientieren. Die Liste hat Lukas' Lehrerin dann ganz einfach kopiert und an die Kollegen verteilt …

Diabetes bei Jugendlichen

Mit der Pubertät kommen auf Ihr Kind vielfältige Herausforderungen zu, die ganz typisch sind auf dem Weg zum Erwachsensein: Nicht nur der Körper verändert sich, auch die Persönlichkeit bildet sich aus. Stärken werden erkannt und auch Schwächen bemerkt. Die Berufsfindung steht an! Helfen Sie Ihrem Kind, diesen neuen Lebensabschnitt gut zu meistern. Denn auch ohne den Diabetes ist diese Zeit eine Achterbahn der Gefühle.

Berufswahl

Die Berufswahl sollte sich wie bei allen Jugendlichen an Neigungen, Begabungen und Fähigkeiten orientieren. Grundsätzlich sind fast alle Berufe für Menschen mit Diabetes geeignet. Es sollte aber auf die Selbst- und Fremdgefährdung durch Hypoglykämie geachtet werden. Deshalb gibt es gewisse Einschränkungen bei der Berufswahl.

Als ungeeignete Berufe gelten:
- Berufskraftfahrer,
- Berufe mit Personenbeförderung,
- Berufe mit berufsmäßigem Schusswaffengebrauch,
- Berufe auf hoher See,
- Berufstaucher und
- Berufe mit Überwachungstätigkeiten.

Wechselnde Arbeitszeiten oder Schichtarbeit sind bei gut geschulten Menschen mit Diabetes kaum ein Problem. Inwieweit das sinnvoll ist, muss jeder für sich selbst entscheiden.

Fragen nach Erkrankungen sind im Bewerbungsverfahren nicht zulässig, deshalb muss auch der Diabetes im Bewerbungsgespräch nicht angegeben werden. Man darf sogar bewusst die Unwahrheit sagen. Auch die Frage nach einer Schwerbehinderung stellt eine Diskriminierung dar und muss nach neuester Rechtsauffassung nicht mehr wahrheitsgemäß beantwortet werden.

Behinderte und chronisch kranke Menschen können auf Antrag Erleichterungen beim Studium erhalten. Nachteilsausgleiche sind in manchen Prüfungsordnungen oder Hochschulgesetzen beschrieben, je nach Bundesland, oder liegen im Ermessen der jeweiligen Universität/Hochschule. Nachteilsausgleiche sind – je nach Bundesland – in manchen Prüfungsordnungen oder Hochschulgesetzen beschrieben. Manchmal liegen sie auch im Ermessen der jeweiligen Hochschule. Deshalb lohnt es sich auf jeden Fall, direkt bei den Hochschulen anzufragen, um die individuellen Regelungen zu erfahren. Für spezielle Fragen zur Berufswahl und Ausbildung ist das Sozialreferat des Deutschen Diabetiker Bundes (DDB) eine gute Adresse.

Psychische Belastungen

Der Diabetes und vor allem seine tägliche Behandlung beeinflussen und verändern den Alltag und den Tagesablauf der betroffenen Kinder und Jugendlichen. Sie sind gezwungen, sich Gedanken zu machen und sich öfter bewusst zu verhalten, damit die notwendige Behandlungsroutine tagtäglich richtig abläuft.

Erlebt ein Kind seinen Diabetes überwiegend als stressig, können sich daraus unter Umständen psychische Probleme entwickeln. Diese wiederum schmälern die Lebensqualität und können so im Kindes- und Jugendalter die normale psychosoziale Entwicklung stören.

Anderssein wegen Diabetes

Jugendliche vergleichen sich immer wieder mit Altersgenossen. Erleben sie sich durch den Diabetes als »andersartig«, kann das dazu führen, dass sie sich eher zurückziehen, weniger Lebensfreude zeigen, andere nicht so einfach an sich herankommen lassen und ihre schulische Leistungen abnehmen.

Andere Jugendliche rebellieren offen gegen ihren Diabetes, indem sie die Behandlung nicht mehr so ernst nehmen, sich weniger um ihre Diabeteseinstellung kümmern und dadurch sogar sich selbst gefährden, weil ihre Blutzuckerwerte außer Kontrolle geraten.

Aber es gibt auch Jugendliche, die so sehr bestrebt sind, ihren Diabetes gut und gewissenhaft zu handhaben, dass sie vor lauter Gedanken um ihren Blutzucker gar keine Zeit mehr haben, »Jugendliche« zu sein.

Traurigkeit und auffälliges Verhalten

Die Erschwernisse durch die Behandlung des Diabetes, das Gefühl, durch die Erkrankung ausgegrenzt zu sein, und die meist daraus folgende schlechte Diabeteseinstellung können bei manchen Kindern und Jugendlichen zu psychischen Problemen führen, die einer Depression sehr ähnlich sind. Das kann sich darin zeigen, dass sie sich immer weniger um ihren Diabetes kümmern, auch andere Interessen aufgeben, sich nur noch ganz speziellen Beschäftigungen zuwenden (wie zum Beispiel Computerspielen) und auch in der Schule nicht mehr so leistungsfähig sind wie früher.

Die Folge ist zunehmender Streit in der Familie, meist wegen schlechter Blutzuckerwerte und einer Verschlechterung des Allgemeinzustands. Oft lassen sich solche Probleme in der Familie regeln, aber wenn Sie den Eindruck haben, dass Ihr Sohn oder Ihre Tochter spezielle Hilfe braucht, zögern Sie nicht, Ihr Diabetes-Team einzuschalten. Auch der Weg zu einer Erziehungsberatungsstelle oder zum Schulpsychologen ist richtig, damit Fachleute die Situation einschätzen können und entsprechende Unterstützung bieten.

Diabetes und ADHS

Mangelnde Konzentration und Aufmerksamkeit oder ständig unruhiges und impulsives Verhalten können Zeichen eines Aufmerksamkeits-Defizit-Hyperaktivitäts-Syndroms (ADHS) sein. Experten schätzen die Häufigkeit von ADHS bei Kindern und Jugendlichen

in Deutschland auf ca. 4–5 Prozent. Durch den Anstieg des Typ-1-Diabetes im Kindesalter kann es vorkommen, dass ein Kind, das schon ADHS hat, zusätzlich noch einen Diabetes bekommt, obwohl beide Erkrankungen nichts miteinander zu tun haben. Umgekehrt kann aber auch ein Kind mit Diabetes im Laufe seines Lebens ein ADHS bekommen. Wie auch immer, hat ein Kind sowohl einen Typ-1-Diabetes als auch ADHS, sollte die Behandlung des ADHS überprüft werden, insbesondere wenn das Kind medikamentös (z. B. mit Atomoxetin oder Methylphenidat) behandelt wird. Meistens sind die Medikamente auf die Schul- und Hausaufgabenzeit dosiert. Da der Diabetes aber den ganzen Tag versorgt werden muss, ist eine ausgedehntere Wirkzeit der ADHS-Medikamente meist hilfreich für eine zuverlässige Diabetesversorgung. Auch in einer psychotherapeutischen Behandlung von Kindern mit ADHS sollte die Behandlung des Diabetes unbedingt berücksichtigt werden. Wenn ihr Kind Diabetes und ADHS hat, sprechen Sie darüber mit Ihrem Diabetologen und dem Arzt bzw. Therapeuten, bei dem Ihr Kind wegen des ADHS behandelt wird.

Diabetes und Diät

Glücklicherweise ist das Wort »Diät« aus der Diabetesbehandlung bei Kindern und Jugendlichen weitgehend verschwunden. Stattdessen sprechen wir von einer gesunden Ernährung, die sich auch bei Diabetes kaum von der herkömmlichen Ernährungsweise unterscheidet. Trotzdem lernen Kinder und Jugendliche mit Diabetes bereits sehr früh, dass sie beim Essen immer wieder bestimmte Regeln beachten sollten. Das betrifft nicht nur das, was sie essen, sondern auch, wie viel sie essen. Während also Menschen ohne Diabetes essen, ohne viel darüber nachzudenken (was auch nicht immer richtig ist), sind Kinder und Jugendliche mit Diabetes gedanklich immer wieder mit ihrem Essen beschäftigt. Das ist prinzipiell nicht verkehrt und kann sogar der Behandlung entgegenkommen. Wenn aber Jugendliche dazu neigen, ihr Essverhalten und ihre Figur besonders kontrollieren zu wollen, kann sich daraus unter Umständen ein auffälliges Essverhalten entwickeln. In der Tat sind Jugendliche mit Diabetes anfälliger für solche Essproblemen als Jugendliche ohne Diabetes. Zum Glück sind die Fälle von ernsthaften Essstörungen bei Diabetes trotzdem sehr selten. Wenn Ihre Tochter oder Ihr Sohn regelmäßig in die Diabetesambulanz kommt, können solche Entwicklungen rechtzeitig aufgedeckt werden. Sollte Sie am Essverhalten Ihres Kindes etwas beunruhigen, sprechen Sie Ihr Diabetes-Team darauf an.

Wenn die Angst zunimmt

Ängstlichkeit und Angststörungen können bei Jugendlichen häufiger auftreten, vor allem, wenn die Pubertät als besonders belastend erlebt wird. Dabei handelt es sich oft um vorübergehende Auffälligkeiten, die meist von alleine verschwinden. Manchmal kann auch der Diabetes zu Angstgefühlen führen, vor allem wenn die Behandlung nicht optimal auf den Jugendlichen abgestimmt ist. So kann etwa die übermäßige Angst vor einer Unterzuckerung dazu führen, dass Jugendliche die Öffentlichkeit meiden und sich nicht mehr trauen, andere Jugendliche zu treffen. Sie versuchen dann bewusst, ihren Blutzucker höher zu halten, damit sie ohne die Gefahr einer Unterzuckerung mit anderen etwas unternehmen können. Solche überzogenen Unterzuckerungsängste wirken sich natürlich auch ungünstig auf die Diabeteseinstellung aus. Oft können sie im Gespräch mit der Diabetesberatung oder mit dem Diabetologen aufgelöst werden. Manchmal hilft es, die Behandlung zu verändern. Bleiben die Ängste aber, ist eine psychologische Beratung der richtige Weg, um sie abzubauen.

Manche Jugendliche mit Diabetes haben auch sogenannte paradoxe Ängste. Einerseits kümmern sie sich wenig um ihren Diabetes, andererseits haben sie aber Angst vor den Folgen ihrer hohen Blutzuckerwerte. Auch wenn Jugendliche sich häufig desinteressiert zeigen, wenn es um die Folgen einer schlechten Diabeteseinstellung geht: Psychologische Untersuchungen haben gezeigt, dass sie diesbezüglich durchaus Ängste und Sorgen haben, die sie aber meist nicht verraten.

Deswegen müssen wir uns gut überlegen, ob wir Jugendliche, die nachlässig mit ihrer Diabetesbehandlung umgehen, mit drastischen Schilderungen über Folgeschäden »auf den rechten Behandlungsweg« bringen wollen. Meistens funktioniert das nicht, denn entweder verdrängen sie die Schilderungen oder diese führen zu einer lähmenden Angst, die ebenfalls wenig hilfreich ist. Wichtig ist, dass jegliche Form von übermäßiger Ängstlichkeit bei Kindern und Jugendlichen mit Diabetes bei längerer Dauer psychologisch abgeklärt werden, denn Angstgefühle können die Behandlung erschweren.

Ein häufiges Phänomen in der Pubertät ist, dass die Jugendlichen ihre Behandlung zeitweise besonders vernachlässigen. Das ist für Sie als Eltern nicht immer einfach auszuhalten und kann zur Quelle ständiger Auseinandersetzungen werden. Vor allem wenn Ihr Kind den Diabetes vor der Pubertät bekommen hat und Sie die ganze Zeit bemüht gewesen sind, gute Blutzuckerwerte zu erreichen, kann das für Sie ein frustrierendes Erlebnis werden, wenn sich die Stoffwechseleinstellung Ihres Kindes plötzlich verschlechtert. Einerseits ist dieser Einschnitt bedingt durch die – ganz normale – pubertäre Entwicklung Ihres Kindes und die damit zusammenhängenden Verhaltensänderungen. Andererseits kann aber auch eine psychische Veränderung die Ursache sein, die sich in einer strikten

Ablehnung des Diabetes und seiner Behandlung ausdrückt. Es ist durchaus normal, dass sich die Blutzuckerwerte und die HbA1c-Werte in der Pubertät nach oben verschieben. Wenn das vorübergehend ist und sich in einem Rahmen hält, der ärztlicherseits gerade noch tolerabel ist, halten wir es als »Pubertätsdiabetes« aus und versuchen, weitere Verschlechterungen zu verhindern. Sollte sich aber die Stoffwechseleinstellung in der Pubertät in einem Maße verschlechtern, das die Jugendlichen akut gefährdet, sind weitere Hilfsmaßnahmen unumgänglich.

Psychosoziale Folgen

Die Erkrankung eines Kindes an Diabetes hat auch Folgen für die gesamte Familie und ihre Zukunftsplanung. Viele Eltern überlegen sich, wie sie Beruf und Betreuung zu Hause unter einen Hut bringen können. Diese Frage ist umso wichtiger, je jünger das Kind bei der Erkrankung ist. Aber auch bei älteren Kindern mit Diabetes kann die Versorgung tagsüber zu einem Problem werden, besonders wenn beide Eltern berufstätig sind oder etwa das Kind mit einem alleinerziehenden Elternteil aufwächst.

Berufstätigkeit der Eltern
Wie die einzelnen Familien und Eltern mit dieser Frage umgehen, hängt auch davon ab, ob sie noch weitere verwandtschaftliche Unterstützung in der Nähe haben. Manchmal können die Großeltern einspringen, wenn die Eltern bei der Arbeit sind oder etwas Wichtiges zu erledigen haben. Durch den Diabetes wird aber die Betreuung des Kindes insofern erschwert, als dass die Personen, die längere Zeit mit dem Kind zusammen sind, unbedingt auch etwas von der Behandlung verstehen müssen.

Da der Typ-1-Diabetes vor allem bei Kindern im jüngeren Alter zugenommen hat, muss bei Berufstätigkeit der Eltern eine Betreuung in Form einer Tagesmutter oder in einem Hort bzw. einer Kindertagesstätte gefunden werden. Auch hier ist die Schulung der Betreuer unumgänglich. Ebenso kann der Diabetes zu einem Zeitpunkt auftreten, zu dem die Mutter sich gerade überlegt, wieder in ihren Beruf einzusteigen. Durch den Diabetes werden solche Pläne oft infrage gestellt. Unsere Erfahrungen zeigen, dass diese grundsätzlichen Entscheidungen nicht zu schnell getroffen werden sollten. Vor allem in der ersten Zeit nach der Erkrankung erscheint die Zukunft ungewiss und man ist geneigt, aus der Belastungssituation heraus vorschnelle Entscheidungen zu treffen. Was die Berufstätigkeit von Müttern von Kindern mit Diabetes angeht, hat die Münchner Psychologin Busse-Widmann in einer groß angelegten Befragung festgestellt, dass fast ein Drittel der Mütter nach der Diabetes-Diagnose ihre berufliche Tätigkeit eingeschränkt haben. Das zeigte sich insbesondere bei Müttern, deren Kind im Kleinkind- oder im Vorschulalter an Diabetes erkrankte. Selbst manche Väter mussten ihre Berufstätigkeit begrenzen. Trotzdem sollten solche Änderungen im Berufsleben nicht zu schnell vorgenommen werden. Erst wenn die Eltern im Alltag sehen, wie die Versorgung ihres Kindes klappt, wie sich das Kind auf den Diabetes einlässt und welche Unterstützungsmöglichkeiten es noch gibt, kann beurteilt werden, ob etwas und was verändert werden müsste.

Diabetes und Schule – eine Doppelbelastung?
Bei manchen Kindern kommt es in der ersten Zeit nach Feststellung des Diabetes zu Veränderungen in ihren Schulleistungen. Kinder, die zuvor sehr gute Schüler oder Schülerinnen waren, bekommen schlechtere Noten und andere haben keine Lust oder Kraft mehr, sich in der Schule anzustrengen. Auch empfinden es manche Eltern als eine große

Belastung für ihr Kind, dass neben dem Diabetes auch noch ein anspruchsvoller Schulalltag bewältigt werden muss. Vor allem in den ersten Monaten nach Diagnose können solche Schwankungen in den Schulleistungen auftreten und zu einer gewissen Schulunlust führen, was in der Regel bald überwunden wird. Daher sollte nicht zu schnell an einen Wechsel der Schule oder der Schulform gedacht werden.

Wenn Eltern alleine erziehen

In Deutschland beträgt bei Familien der Anteil der alleinerziehenden Mütter bzw. Väter etwa 20 Prozent. Das bedeutet, dass ein nicht geringer Teil der Kinder mit Diabetes von nur einem Elternteil großgezogen wird. Das kann zu Belastungen führen, weil die alleinerziehende Mutter oder der alleinerziehender Vater nun auch noch den Diabetes mitversorgen muss. Meistens sind alleinerziehende Eltern sehr gut organisiert, aber die zusätzlichen Aufgaben in Zusammenhang mit der Diabetesbehandlung können oft schier unlösbare Probleme bereiten. Das Diabetes-Team in den Kinderkliniken kann in solchen Fällen helfen, wenn es darum geht, Betreuungszeiten zu überbrücken oder die ambulante Kinderkrankenpflege einzuschalten. Auch die Sozialberatung bietet die Möglichkeit, nach

zusätzlichen Entlastungen, wie Familienhilfe, zu suchen, siehe hierzu das Kapitel »Soziale Hilfen und Diabetes – wo gibt es Unterstützung?« (Seite 160).

In diesem Zusammenhang möchten wir die Situation von Eltern ansprechen, die getrennt leben, aber die gemeinsame Sorge für ihr Kind haben. Im Interesse des Kindes sollten sich Eltern über die Behandlung soweit einigen, dass sie ihrem Kind eine verlässliche Diabetesbehandlung bieten können.

Konkret bedeutet das: Wenn ein Kind zum Beispiel unter der Woche bei der Mutter wohnt und an den Wochenenden den Vater besucht, verläuft die Behandlung bei beiden Eltern ähnlich. Kinder brauchen Verlässlichkeit in der Diabetesbehandlung und Vorbilder, an denen sie sich diesbezüglich orientieren können. Unterschiedliche Botschaften oder sich widersprechende Erfahrungen mit der Behandlung können Kinder irritieren und ihre Bereitschaft zur Mitarbeit bei der Versorgung ihres Diabetes beeinträchtigen. Wenn Eltern ein Kind getrennt erziehen, ist es wichtig, dass sie sich in Bezug auf den Diabetes und seine Behandlung in den wesentlichen Fragen einig sind.

Wenn Kinder erwachsen werden

Es wird die Zeit kommen, in der Ihr Kind aus der kinderärztlichen Behandlung im wahrsten Sinne des Wortes herauswächst und wir uns über die weitere Versorgung in der Erwachsenendiabetologie Gedanken machen. Um Ihrem Kind und Ihnen diesen Übergangsprozess zu erleichtern, ist ein gemeinsames Vorgehen von den bisherigen Betreuern aus der Kinderklinik und den künftigen internistischen Kolleginnen und Kollegen notwendig.

Der Wechsel in die Erwachsenenmedizin erfolgt meist zwischen 16 und 21 Jahren, wobei die meisten Jugendlichen ab dem 17. und bis zum 20. Lebensjahr die kinderdiabetologische Betreuung verlassen. Da der Wechsel vorhersehbar ist, sollte er auch rechtzeitig und gut geplant erfolgen. Bewährt haben sich Informationsabende in der Diabetesambulanz, um dort die Fragen zum Wechsel zusammen mit dem Diabetes-Team zu besprechen. Für Sie als Eltern ist es auch erleichternd, wenn Sie wissen, dass Ihr bisheriger Kinderdiabetologe Kontakt zum neuen Arzt bzw. zur neuen Ärztin Ihres Kindes hat und die wichtigsten Informationen über den bisherigen Verlauf und die Behandlung des Diabetes ausgetauscht wurden. Aber auch Ihre Kinder können vom Diabetes-Team auf den Übergang vorbereitet werden, indem man mit ihnen bespricht, worauf sie achten und welche Fragen sie von sich aus stellen sollten. Wichtig ist, dass die jungen Erwachsenen nicht längere Zeit ohne diabetologische Betreuung bleiben, nicht in fremde Städte zum Studieren oder zur Ausbildung gehen, ohne dort eine sichere Anlaufstelle für ihren Diabetes zu haben, und dass es medizinische Ansprechpartner für den Fall gibt, dass ihre Blutzuckereinstellung überprüft werden muss.

Wenn das gewährleistet ist, werden Sie Ihr Kind viel leichter seinen weiteren Weg gehen lassen und die Gewissheit haben, dass sein Diabetes weiter gut versorgt wird.

Und die Geschwisterkinder?

Die plötzliche Erkrankung eines Kindes an Diabetes betrifft die gesamte Familie. Auch die gesunden Geschwister müssen sich auf die neue Situation einstellen. Änderungen im Familienalltag, bei der zeitlichen Zuwendung der Eltern und überhaupt im Umgang miteinander sind einige der vielen Folgen davon. Wie Sie es schaffen, den Bedürfnissen aller Geschwisterkinder gerecht zu werden, lesen Sie in diesem Kapitel.

Wie ein Geschwister mit dem Diabetes des Bruders oder der Schwester umgeht, hängt von verschiedenen Faktoren ab. Als erstes ist das Alter von Bedeutung. Jüngere Kinder reagieren anders als ältere oder Jugendliche. Aber auch ältere Geschwister fallen gelegentlich in das Verhaltensmuster von Jüngeren zurück, um Aufmerksamkeit zu bekommen oder weil sie sich überfordert fühlen. Ebenso spielt die Geschwisterfolge eine Rolle. Als Eltern haben Sie es nicht so einfach. Sie müssen das Kind mit Diabetes sowohl auf emotionaler Ebene als auch auf der medizinischen (bei der Behandlung) besonders unterstützen. Daher ist es nicht verwunderlich, wenn die gesunden Geschwister manchmal mehr oder weniger deutlich signalisieren: »Hallo, wir sind auch noch da!«

Patrick (5 Jahre)

» Er atmet den Diabetes zu mir hoch!

Frank ist mein Bruder. Er hat Diabetes! Das hat er mit acht bekommen. Ich habe mit dem Frank ein Zimmer und eigentlich schläft er oben im Hochbett. Aber seit dem Diabetes schläft er unten. Da können Mama und Papa besser den Blutzucker messen. Da hab ich dann endlich oben schlafen dürfen! Das wollte ich immer! Aber jetzt will ich es nicht mehr. Ich will lieber bei Mama und Papa oder auf dem Sofa schlafen. Ich will nicht, dass Frank den Diabetes zu mir hochatmet!

Wenn sich die Geschwister bei Ihnen beschweren, dass Sie als Eltern weniger Zeit für sie haben, versuchen Sie, nicht gleich mit Strenge oder mit Apellen wie „sei froh, dass Du nicht krank bist" oder „stell dich nicht so an" zu reagieren. Oft reicht es schon, wenn sich die Geschwister einfach ernst genommen fühlen und merken, dass sie dazu gehören.

Mein Bruder hat Diabetes

Wohl kein Erwachsener käme auf diesen Gedanken. Aber für ein Kind in Patricks Alter eine durchaus »normale« Schlussfolgerung. Solche »magischen« Erklärungen sind typisch für diese Entwicklungsphase. Patrick hatte einfach Angst, angesteckt zu werden. Deshalb mussten ihn die Eltern überzeugen, dass er nicht in Gefahr war, auf diese Weise Diabetes zu bekommen. Erstens, weil der Diabetes wirklich nicht ansteckend ist, und zweitens, weil der Arzt, den die Eltern zum Gespräch dazu geholt hatten, ihm überzeugend darstellen konnte, dass er jeden Tag von vielen Kindern mit Diabetes angehaucht werde. Und trotzdem habe er noch keinen Diabetes bekommen. Trotzdem schlief Patrick noch fast drei Wochen lang auf einer Matratze, auf der »sicheren Seite« neben dem Hochbett, bis er wieder nach oben zog.

Geschwisterkinder = Schattenkinder?

Geschwister von Kindern mit Diabetes werden häufig als »Schattenkinder« bezeichnet. Damit soll ausgedrückt werden, dass sie im wahrsten Sinne des Wortes im Schatten der Erkrankung ihrer Geschwister stehen und aufwachsen. Auch wenn dieser Ausdruck sehr einleuchtend scheint, ist er nicht hilfreich. Statt von Schattenkindern sollten wir von Kindern mit besonderen Bedürfnissen

sprechen. Wenn Sie als Eltern diese besonderen Bedürfnisse erkennen, können Sie die Geschwister dabei unterstützen, mit der neuen Situation besser zurechtzukommen. Geschwisterkinder haben das Bedürfnis nach Sicherheit, Wichtigkeit und Aufmerksamkeit.

Sicherheit ist ein Grundbedürfnis

Die meisten Kinder, egal welchen Alters, werden von der Erkrankung ihres Geschwisters meist verunsichert und haben oft Ängste. Sie fragen sich im Stillen, ob sie wohl selber auch krank werden könnten. Auch beschäftigt sie die Frage, inwieweit der Diabetes ansteckend ist. Jüngere Kinder können auch Fantasien darüber entwickeln, wie es dazu gekommen ist. Dabei beziehen sie vieles auf sich, wie Patrick es auch getan hat. Vielleicht glauben sie, ihr Geschwister früher zu sehr geärgert zu haben, und nun ist es krank geworden. Das kann Schuldgefühle auslösen und damit verbunden auch die Angst vor Strafe. Unabhängig davon, wie die Geschwisterkinder gefühlsmäßig reagieren, ob eher verständnisvoll oder zurückhaltend – hinter all diesen Reaktionen steht meist Unsicherheit, Überforderung und auch Angst. Dem können die Eltern entgegenwirken, indem sie versuchen, schnellstmöglich wieder Sicherheit zu vermitteln, indem sie mit den Kindern gemeinsam über die Situation reden. Um die Geschwisterkinder nicht zusätzlich zu belasten, wollen die Erwachsenen meist erst dann mit ihnen über die Erkrankung des Bruders oder der Schwester sprechen, wenn sie selber mehr darüber wissen. Diese Reaktion ist verständlich, kann aber dazu führen, dass die Kinder vermehrt ihre eigenen Vorstellungen und Fantasien über die Erkrankung entwickeln. Daher sollten Geschwisterkinder, ähnlich wie das Kind mit Diabetes, baldmöglichst darüber aufgeklärt werden, was geschehen ist.

Tipp

Immer daran denken:

1. **Der Diabetes bedroht mich nicht.**
2. **Ich habe die gleichen Rechte in der Familie wie früher.**
3. **Meine Eltern sind weiter für mich da und sie haben mich lieb.**

Das Bedürfnis nach Wichtigkeit

Diese Veränderungen spüren auch die Geschwisterkinder. Kaum eine andere Erfahrung löst am Anfang so gegensätzliche Gefühle bei Kindern aus, wie das Zusammensein mit einem Geschwister, das von einer bleibenden Erkrankung betroffen ist. Einerseits möchte man für nichts auf der Welt tauschen, andererseits erhält das erkrankte Geschwister scheinbar viele Privilegien, um die es die gesunden Geschwister beneiden. Der innere Konflikt ist nicht einfach zu lösen und oft werden Ventile dafür gesucht, die dann zu Spannungen in der Familie führen.

Am Anfang stehen die Diagnose und die damit verbundenen Sorgen und Ängste der Eltern. Die Geschwisterkinder spüren, dass in ihrem Familienleben etwas Unerwartetes und Bedeutendes passiert ist. Sie merken die Veränderungen im Verhalten ihrer Eltern. Wenn diese vorher meist eine beruhigende Sicherheit ausstrahlten, ist das nun einer angespannten und wechselhaften Stimmung gewichen. Für die zu Hause wartenden Kinder sind die Eltern nicht mehr berechenbar. Meist ist immer ein Elternteil im Krankenhaus, bei jüngeren Kindern mit Diabetes auch über Nacht. Die Kinder sehen ihre Eltern manchmal weinen und erleben sie oft zum ersten Mal sehr traurig. Bei den Geschwisterkindern kann diese Situation Angst und Verunsicherung auslösen, egal ob sie scheinbar mit Verständnis, Gleichgültigkeit oder Wut darauf reagieren. Mit diesen Gefühlen haben sie so ziemlich genau ihre Situation erspürt. Denn sie merken bei aller Mühe der Eltern, dass sie im Augenblick eine andere Wichtigkeit haben als vor der Diagnose des Diabetes beim Geschwisterkind.

Das Bedürfnis nach Aufmerksamkeit

Normalerweise haben Eltern ihre Kinder meist gleichermaßen in ihrem Blickfeld. Manchmal kann sich dieser Fokus oder »Aufmerksamkeits-Blick« kurzzeitig auf nur eines der Kinder in der Familie konzentrieren. So wird bei der Geburt eines neuen Geschwisters der »Aufmerksamkeits-Blick« auf das Baby gerichtet. Der elterliche Blickwinkel verengt sich. Ähnliches passiert auch bei Geburtstagen, Einschulungen und anderen besonderen Ereignissen, die speziell eines der Kinder betreffen. Wenn dann die »Ausnahmesituation« vorbei ist, wird die Aufmerksamkeit wieder auf alle Kinder in der Familie verteilt. Der Diabetes kann zu Beginn die Wahrnehmung der Eltern ebenso beeinflussen, ohne dass es ihnen gleich bewusst wird. Das Blickfeld wird auf das Kind mit Diabetes konzentriert. Das ist auch richtig, denn die Aufmerksamkeit wird dort gebraucht. Um dem Geschwisterkind gerecht zu werden, muss aber die Perspektive zumindest zeitweise auch wieder sie einschließen. Wenn sich Eltern darüber bewusst werden, verändert sich ihre Sichtweise und die Geschwister spüren, dass sie erneut im Fokus der elterlichen Aufmerksamkeit stehen.

Alter der Geschwisterkinder

Das Alter des Geschwisters beeinflusst auch die Reaktion auf die Erkrankung des Bruders oder der Schwester. Häufig erleben erstgeborene Kinder durch die Erkrankung ihres Geschwisters eine erneute »Entthronung«. Dabei werden neben der Erkrankung auch die Eindrücke, die bei der Geburt der jüngeren Geschwister aufgetreten sind, wieder belebt. Es kommt zu zwiespältigen Gefühlen, also einerseits positiven Empfindungen, aber gleichzeitig auch dem Gefühl, in einer Konkurrenz zu stehen. Auch der Altersabstand zwischen den Geschwistern kann eine große Rolle spielen. Diesbezügliche Untersuchungen haben gezeigt, dass je geringer der Altersunterschied zwischen den Kindern ist, umso größer der Leidensdruck des gesunden Geschwisterkindes ausfallen kann.

Extrazeiten für die Geschwister

Eltern können sich gerade zu Beginn der Diabetesbehandlung auch gezielt den Geschwistern zuwenden. Indem sie bewusst ein bestimmtes Ereignis mit dem Geschwisterkind erleben, erfüllen sie dessen Wunsch nach Sicherheit, Wichtigkeit und Aufmerksamkeit. Anstatt also das Geschwisterkind immer wieder zu »vertrösten«, ist es hilfreicher, einen gemeinsamen Einkaufsbummel, einen Kinobesuch oder einen Nachmittagsausflug zu unternehmen. Die uneingeschränkte Aufmerksamkeit für eine begrenzte Zeitspanne ist viel hilfreicher als kurze, improvisierte Zuwendungen. Zudem kann das die innere Ausgeglichenheit des Kindes fördern und sowohl die Eltern-Kind-Beziehung als auch den Umgang der Geschwisterkinder untereinander positiv beeinflussen. Solche besonderen Zeiten, auch »Quality-Time« genannt, können die Situation der Geschwisterkinder deutlich entspannen.

Wenn Geschwister helfen

Spannungen können auftreten, wenn Geschwister zu viel Verantwortung für die Diabetesbehandlung übernehmen müssen. Auch sollte von den gesunden Geschwisterkindern nicht automatisch eine besondere Rücksichtnahme erwartet werden. Bemerkungen wie »Sei doch froh, dass du keinen Diabetes hast« sind nicht hilfreich. Sie treffen zwar den Kern des Problems, aber eine diesbezügliche Einsicht können wir von den Geschwistern nicht erwarten. Kinder, vor allem jüngere Kinder,

haben einen natürlichen Egoismus. Das hilft ihnen, ihre Persönlichkeit zu entwickeln. Dafür brauchen sie das Verständnis ihrer Eltern und ihres Umfelds. Vieles, was uns Erwachsenen im Umgang zwischen Geschwistern unfair erscheint, gehört zu ihrem natürlichen Umgang miteinander, und sie lernen dadurch Konflikte zu lösen. Andererseits gibt es auch viele Kinder, die sich mit ihren erkrankten Geschwistern identifizieren. Sie leiden mit ihnen und helfen in vielen Situationen weiter. In solchen Fällen können die Geschwister als »Eisbrecher« auftreten und für ihre Geschwister viele Wege ebnen. Auch müssen die gesunden Geschwister damit umgehen, dass sie zum Beispiel bei einem Restaurantbesuch auf neugierige Blicke treffen, wenn bei ihnen am Tisch der Blutzucker gemessen oder Insulin gespritzt wird. Oft werden sie in der Schule auf ihren Bruder oder ihre Schwester mit Diabetes angesprochen. Das verlangt viel Selbstsicherheit und soziale Kompetenz. Sollte man Geschwisterkinder anders erziehen?

Kinder, deren Geschwister Diabetes haben, brauchen keine besondere Erziehung, aber sie benötigen vermehrte Aufmerksamkeit seitens der Eltern, vor allem zu Beginn des Diabetes. Auch sind Geschwisterkinder in ihren Vorstellungen über die Erkrankung häufig weiter, als ihre Eltern es annehmen. Das heißt, es ist wichtig, mit den Geschwistern frühzeitig zu reden. Sie sollten so gut wie möglich über die Behandlung des Diabetes Bescheid wissen, ohne dadurch Verantwortung übernehmen zu müssen. Geschwisterkinder erzählen selten direkt von ihren Problemen mit dem erkrankten Geschwister. Vielmehr drücken sie ihren »Frust« oder ihre Angst indirekt aus. Schließlich sollten Eltern die Rivalität zwischen den Geschwistern gestatten. Darin zeigt sich ein normales Phänomen der kindlichen Entwicklung, das vor allem auch dem Kind mit Diabetes zugutekommt.

Aktiv und unterwegs

In diesem Buchteil finden Sie praktische Informationen darüber, wie Sie und Ihr Kind in bestimmten Situationen, zum Beispiel beim Sport, auf Reisen oder im Restaurant, mit der Diabetesbehandlung umgehen können. Sollten Sie weiterführende Hilfe oder Informationen benötigen, finden Sie im letzten Kapitel wertvolle Tipps rund um soziale Hilfen, von der Pflegepauschale über Haushaltshilfe bis hin zu Steuerfreibeträgen.

Im Restaurant

Auch mit einem an Diabetes erkrankten Kind können ohne weiteres Restaurantbesuche stattfinden – es gibt keinen Grund, auf den Lieblingsitaliener oder den leckeren Asiaten ums Eck zu verzichten. Zu Bedenken sind natürlich die KHE-Einheiten, die Ihr Kind dort zu sich nimmt, da diese natürlich auch außerhaus auf die Insulingabe abgestimmt werden müssen.

Im Restaurant verhalten Sie sich nicht anders als zu Hause. Klingt leicht, ist es auch! Sie schätzen die Mahlzeiten auf ihren Kohlenhydratanteil und geben die entsprechende Insulindosis dafür ab. Der Besuch im Restaurant soll nämlich für sie und ihr Kind so normal wie möglich verlaufen. Aus diesem Grund üben Sie zu Hause immer wieder das Schätzen der Nahrungsmittel und überprüfen die Zahlen mit der Waage. So wird sich bei Ihnen und Ihrem Kind eine gewisse Routine entwickeln. Sollten Sie im Restaurant doch Mahlzeiten essen, die sie auf den ersten Blick nicht genau abschätzen können oder deren

WISSEN

Praktisches bei Ausflügen

Ausflüge, Wanderungen, Schullandheimaufenthalte, Exkursionen, Freizeiten – all diese Aktivitäten stellen eine schöne Abwechslung zum normalen Alltag dar, verlangen aber ein flexibleres Vorgehen im Umgang mit dem Diabetes. Grundsätzlich gilt:
- An solchen Tagen häufiger den Blutzucker kontrollieren, um rasch auf Unter-, aber auch Überzuckerungen zu reagieren
- Ihrem Kind immer schnell wirkende Kohlenhydrate in Form von Traubenzucker, Saft oder Riegel mitgeben, damit es drohenden Unterzuckerungen sofort entgegenwirken kann.
- An solchen Tagen eine Reduktion des Verzögerungsinsulins bzw. eine temporäre Verringerung der Basalrate an der Pumpe vornehmen.

Stehen solche Aktivtäten an, dann sprechen Sie im Vorfeld mit Ihrem betreuenden Diabetes-Team über das bestmögliche individuelle Vorgehen bei Ihrem Kind.

Zusammensetzung Ihnen nicht bekannt ist, dann spitzen sie lieber etwas weniger Insulin bzw. geben weniger Insulin als Bolus mit der Pumpe ab. In diesem Fall empfehlen wir engmaschige Kontrollen des Blutzuckers, um gegebenenfalls höhere Blutzuckerwerte rechtzeitig zu korrigieren.

Ist Ihr Kind neben dem Diabetes auch an Zöliakie erkrankt, sollten sie im Vorfeld abklären, ob das Restaurant glutenfreie Speisen anbietet. Erfreulicherweise bieten immer mehr Gaststätten und Restaurants auf ihrer Speisekarte glutenfreie Gerichte an. Oft sind dann – auch im Ausland – die Mahlzeiten auf der Speisekarte als GF = gluten free gekennzeichnet.

Sport

Sport ist für jeden gut, auch für Ihr Kind, das Diabetes hat. Sport ist wichtig, um die Stoffwechseleinstellung zu verbessern und Herz-Kreislauf-Komplikationen zu vermindern. Darüber hinaus gewinnt Ihr Kind durch Sport nicht nur Freunde, sondern auch Selbstvertrauen und baut Stress ab.

Sinkt der Blutzucker während des Sports oder einer anderen körperlichen Aktivität, sorgt der Körper normalerweise durch die Ausschüttung von Glucagon und anderen gegenregulierenden Hormonen wie Stresshormon oder Wachstumshormon dafür, dass der Körper genügend Zucker erhält. Bei Kindern und Jugendlichen mit Typ-1-Diabetes funktioniert diese Reaktion nicht ausreichend, vor allem wenn das Insulin nicht adäquat vor dem Sport reduziert wurde. Aus der Leber kann dann nicht genügend Zucker (Glukose) freigesetzt werden. Sport verbessert auch die Zuckeraufnahme in die Muskelzellen. Es ist damit weniger Insulin notwendig, um die Glukose in die Zellen zu schleusen als unter Ruhebedingungen.

Der Abfall des Blutzuckers ist bei Kindern und Jugendlichen mit Typ-1-Diabetes während des Sports größer als bei gesunden Kindern. Das von außen zugeführte Insulin wirkt länger, somit bleibt die Zuckerproduktion aus der Leber auch länger gehemmt. Die gesteigerte Insulinaufnahme führt zu höheren Insulinspiegeln im Blut.

Während der sportlichen Aktivität sollte regelmäßig der Blutzucker gemessen und auf eine ausreichende Flüssigkeitszufuhr geachtet werden. Wir empfehlen, dass Ihr Kind Kohlenhydrate möglichst in flüssiger Form zu sich nimmt.

WISSEN

Wann sollte beim Sport eine zusätzliche KHE/BE gegeben werden?

- Bei BZ-Werten unter 120 mg/dl immer eine KHE/BE geben.
- Bei BZ-Werten zwischen 120 und 180 mg/dl eine halbe KHE/BE geben.
- Bei BZ-Werten über 180 mg/dl keine zusätzliche KHE/BE geben.
- Bei BZ-Werten von 250 mg/dl und höher einen Aceton-Test im Urin machen, wenn möglich, und Insulin nach dem Korrekturschema nachspritzen.

Als Faustregel gilt, dass pro 30 Minuten Aktivität/Bewegung/Sport von mittlerer Intensität 1 zusätzliche KHE/BE gegessen werden sollte. Dabei ist eine Mischung aus »schneller« und »langsamer« KHE/BE am besten.

Nach der sportlichen Aktivität müssen weiterhin regelmäßige Blutzuckerkontrollen durchgeführt werden. Bei Sport am späten Nachmittag oder frühen Abend sollte auf jeden Fall die abendliche Insulindosis reduziert werden.

Jeder Mensch reagiert auf Sport oder körperliche Aktivität unterschiedlich. Jedes Kind und jeder Jugendliche muss seine eigenen Erfahrungen sammeln.

Tipp

Aktuelle Studien an über 23 000 Kindern und Jugendlichen mit Typ-1-Diabetes haben gezeigt, dass regelmäßiger Sport die Diabeteseinstellung, die Fett- und Blutdruckwerte verbessert.

Niemals Sport bei Ketoazidose!

Eine Ketoazidose sollte auf jeden Fall ausgeschlossen werden! Eine verminderte Insulinwirkung kann auch durch einen unzureichenden Ausgleich des Flüssigkeitsverlustes nach dem Sport bedingt sein. Bei Flüssigkeitsmangel spricht der Körper nämlich schlechter auf Insulin an.

Bei Blutzuckerwerten über 250 mg/dl darf nicht mit dem Sport begonnen werden. Durch einen Urin- oder Bluttest auf Ketonkörper ist eine Ketoazidose unbedingt auszuschließen. Ist diese ausgeschlossen, sollte zunächst mit Insulin korrigiert werden. Erst wenn der Blutzucker eindeutig wieder unter 250 mg/dl abgefallen ist, am besten unter 200 mg/dl, darf mit dem Sport begonnen werden.

Sport und Pumpe

Ist Ihr Kind auf eine Insulinpumpe eingestellt, gelten beim Sport die gleichen Maßnahmen wie bei der intensivierten Insulintherapie. Vor dem Sport (ca. ein bis zwei Stunden vorher) sollte die Basalrate reduziert werden (temporäre Anpassung der Basalrate). Es wird mit ca. 20 Prozent begonnen, siehe hierzu das Kapitel »Insulinpumpentherapie« (Seite 50). Ein eventuell notwendiger Mahlzeitenbolus sollte um etwa 30 Prozent gesenkt werden. Die Basalratenabsenkung und der reduzierte Mahlzeitenbolus müssen für einige Stunden nach dem Sport beibehalten werden! Bei regelmäßig wiederkehrenden Sporttagen kann auch eine sogenannte **Sport-Basalrate** programmiert werden. Isst Ihr Kind vor dem Sport vier KHE mit einem KHE-Faktor von zwei Einheiten pro KHE, so müsste es ohne Korrektur acht Einheiten für diese Mahlzeit abgeben. Eine Reduktion um 30 Prozent bedeutet dann, dass Ihr Kind 2,4 Einheiten weniger spritzen sollte, gerundet wären das 5,5 anstatt früher acht Einheiten Bolusinsulin. Bei einer Extra-Sport-Basalrate müssen alle daran denken, diese am Vortag umzustellen und sie danach wieder auf die normale Basalrate zurückzustellen.

Steigt der Blutzucker nach dem Sport an, kann dies für einen Insulinmangel sprechen, zum Beispiel infolge eines zu starken Absenkens der Basalrate, zu langen Abkoppelns der Insulinpumpe oder Herausrutschens des Katheters.

Andere Ursachen für einen Blutzuckeranstieg nach dem Sport könnte auch die Gabe von zu vielen KHE/BE davor, den sogenannten Sport-KHE/BEs, sein. Ist der Aceton- bzw. Ketontest im Blut oder Urin negativ, kann ggf. eine vorsichtige Korrektur des höheren Blutzuckerwertes erfolgen, der Zielwert sollte dabei aber nicht unter 140 bis 150 mg/dl liegen.

Leistungssport. Auch Leistungssport ist mit Diabetes möglich. Weltmeister und Olympiasieger im Gewichtheben, Weltumsegler, Leistungsschwimmerinnen und Deutscher Meister im 200-m-Sprint sind nur einige Titel und Erfolge, die Patienten mit Diabetes errungen haben. Jedoch muss die Insulinbehandlung dann ganz genau auf die einzelnen Anforderungen des Leistungssportlers abgestimmt werden.

Risiken

Nach dem Sport nehmen die Muskeln wieder verstärkt Energie (Zucker) auf. Durch diesen Muskelauffülleffekt besteht bei Kindern und Jugendlichen mit Typ-1-Diabetes die Gefahr einer spät auftretenden, verzögerten Unterzuckerung. Vor allem bei jungen Kindern unter sechs Jahren und bei Kindern und Jugendlichen mit einer guten Stoffwechseleinstellung steigt die Gefahr der verzögerten, oft sehr späten Unterzuckerung (Hypoglykämie) nach dem Sport. Deshalb sollte das abendliche sowie nächtliche Insulin, insbesondere das lang wirksame Insulin (NPH-Verzögerungsinsulin oder lang wirksames Insulinanalogon), reduziert werden. Um wie viel das Insulin reduziert werden soll, muss bei jedem Kind oder Jugendlichen individuell nach eigenen Erfahrungen festgelegt werden. Eine Reduktionen der Insulindosis um ca. $1/3$ der Dosis kann notwendig sein. An der Pumpe sollte, wie schon erwähnt, die Basalrate vorübergehend (temporär) für vier bis sechs Stunden, vereinzelt auch noch länger, um 20 Prozent abgesenkt werden. In Einzelfällen sind auch stärkere und länger dauernde Absenkungen der Basalrate erforderlich. Besprechen Sie sich hier mit dem Diabetes-Team.

Skifahren und Diabetes

Beim Skifahren reichen Zusatz-KHE nicht aus. Erfahrungsgemäß beginnt man allerdings erst am späteren Vormittag mit dem Skifahren. Deshalb kann Ihr Kind voraussichtlich morgens das Kurzzeitinsulin oder den Insulin-Bolus zum Frühstück unverändert belassen, sollte aber das Verzögerungsinsulin um gut 20 Prozent reduzieren. Andere Jugendliche spritzen trotzdem die gleiche Menge und essen dann einfach mehr.

Langanhaltende Bewegung wie Skifahren führt längerfristig zu einer Absenkung des Blutzuckers. Ihr Kind sollte deshalb vor allem abends daran denken, sowohl das Kurzzeit- als auch Verzögerungsinsulin um wenigstens zehn Prozent zu senken. Mitunter fahren Jugendliche so intensiv Ski, dass ihre Dosis an Verzögerungsinsulin um ein Drittel bis zur Hälfte reduziert werden muss. Patienten mit einer Pumpe sollten die Basalrate zunächst um 20 Prozent, falls notwendig, noch weiter absenken. Anfangs werden Sie mit Ihrem Diabetes-Team sicherlich besprechen, wie die Dosis beim Skifahren anzupassen ist. Später haben Sie dann ihre eigenen Erfahrungen gesammelt und können selbst die notwendigen Vorsichtsmaßnahmen treffen. Wichtig ist es vor allem, dass Sie ihrem Kind auf die Piste ausreichend Traubenzucker oder schnell wirksame »Riegel« mitgeben. Hilfreich wäre es natürlich auch, wenn zwischendurch bei einer Pause in der Skihütte ein Blutzucker-Test gemacht wird.

Auf Reisen

Sie sollten nach dem Auftreten des Diabetes eine anstehende Reise oder einen Urlaub nicht voreilig absagen. Oft zeigt sich nach einigen Wochen und intensiver Schulung, dass Sie und Ihr Kind bereits gut mit dem Diabetes umgehen können und eine Reise medizinisch vertretbar ist.

In der Anfangszeit nach der Diagnose haben Sie vielleicht das Gefühl bekommen, jetzt wegen des Diabetes nicht mehr, vor allem ins Ausland, verreisen zu können. Dies ist aber glücklicherweise nicht der Fall. Wir betreuen viele Kinder und Jugendliche mit Typ-1-Diabetes, die bereits im Ausland waren oder demnächst eine längere Reise zum Beispiel im Rahmen eines Schüleraustausches oder für ein Auslandsschuljahr antreten.

Oft können Sie im Urlaub die Insulindosis Ihres Kindes reduzieren. Gerade in südlichen Ländern mit hohen Temperaturen und viel Bewegung, etwa am Strand, sind die Blutzuckerwerte häufig recht niedrig. Auch ist es zumindest am Anfang recht schwierig, die anderen Speisen im Urlaubsland richtig einzuschätzen. Wichtig ist, dass Sie regelmäßig die Blutzuckerwerte kontrollieren und ggf. die Insulindosis während des Urlaubs reduzieren. Nach dem Urlaub sollten Sie daran denken, in gewohnter Umgebung wieder das alte Insulinregime anzuwenden.

Verhalten bei Flugreisen

Kurze Flugreisen innerhalb Europas stellen kein besonderes Problem dar. Wichtig ist, dass alle Insuline und die für die Behandlung notwendigen Utensilien immer ins Handgepäck genommen werden. Damit Sie beim Einchecken am Flughafen keine Probleme bekommen, hat sich das Mitführen einer sogenannten Zollbescheinigung bewährt. Darin ist eine Aufstellung aller Medikamente, Spritzen oder Pumpenmaterialien, die Ihr Kind mitführen muss, enthalten. Mit dieser Zollbescheinigung gibt es unserer Erfahrung nach am Zoll keine langen Diskussionen.

Vergessen Sie bitte die Glucagonspritze nicht und bedenken Sie, wenn Ihnen das Insulin im Ausland ausgeht, dass es dort evtl. in einer anderen Konzentration vorliegt als bei uns, wir hatten dies im Kapitel Konzentration der Insuline (Seite 36) schon angesprochen.

Zeitverschiebung

Bei Flugreisen über mehrere Zeitzonen, zum Beispiel nach Amerika oder Australien, ist eine Anpassung der Basalinsulindosis an den verkürzten (beim Flug nach Osten) oder den verlängerten Tagen (beim Flug nach Westen) erforderlich. Anhand der Flugdaten sollte das Diabetes-Team für jedes Kind oder Jugendlichen und für seine Familie einen individuell zugeschnittenen »Reiseplan« für den Hin- und Rückflug von erstellen. Als Beispiel haben wir im Folgenden einen solchen Plan für einen Flug nach San Francisco für eine Jugendliche mit Pumpentherapie erstellt.

Wichtig bei Fernreisen ist vor allem, dass in der ersten Nacht das Langzeitinsulin oder die Basalrate an der Pumpe deutlich reduziert wird, um mögliche Hypoglykämien zu vermeiden.

Individueller Flugplan

» Flug nach San Francisco/Kalifornien, USA

Hallo Carolin,

hier ist Dein Plan für das Diabetes-Management beim Flug nach Amerika. Dein Tag wird sich ja um neun Stunden verlängern.

Am Abflugtag (06.08., Abfluguhrzeit 10.40 Uhr) normale Insulin-Bolusgaben und Basalrate. Während des Fluges alle drei Stunden den BZ kontrollieren, ggf. korrigieren, für Mahlzeiten normal Insulin nach Bolusfaktoren verabreichen.

Nach Ankunft (06.08., 13:10 Uhr Ortszeit) Umstellung der Uhr auf Ortszeit.

Basalrate vor der ersten Nacht temporär auf 50 % absenken und bis zum nächsten Morgen so belassen. Mahlzeiten nach üblichem Bolusfaktor, ggf. korrigieren.

Am nächsten Morgen die Basalrate wieder wie sonst einstellen, Mahlzeiten nach Bolusfaktoren.

Am Rückflugtag (31.08, Abfluguhrzeit 15:25 Uhr) mahlzeitenbezogene Bolusgaben wie sonst, Basalrate auch wie sonst. Während des Fluges alle drei Stunden den BZ kontrollieren, ggf. korrigieren, für Mahlzeiten ganz normal Insulin nach Bolusfaktoren verabreichen

Nach Ankunft (01.09, 11:25 Uhr Ortszeit) Zeitumstellung auf Ortszeit.

Basalrate auf neue Zeit einstellen. Auch in der ersten Nach nach Deiner Rückkehr die Basalrate temporär auf 50 % absenken und bis zum nächsten Morgen so belassen. Mahlzeiten nach üblichen Bolusfaktoren. Verzögert sich der Flug, dann Basalrate erstmal nach amerikanischer Zeit belassen.

Viel Erfolg und tolle Erlebnisse!
Dr. Martin Holder

PS: Ansichtskarten bitte an das Diabetes-Team im Olgäle, z. Hd. von Dr. M. Holder Kriegsbergstr. 62, 70174 Stuttgart ▬

Soziale Hilfen und Diabetes – wo gibt es Unterstützung?

Das Sozialgesetzbuch (SGB IX) ermöglicht Menschen mit Diabetes in einigen Lebensbereichen finanzielle Erleichterungen. Sie und Ihr Kind können von diesen sogenannten »Nachteilsausgleichen« profitieren, wenn Sie einen Antrag auf einen Schwerbehindertenausweis stellen.

Der Begriff »Schwerbehinderung« im Zusammenhang mit Diabetes löst häufig Unverständnis und Ablehnung aus. Es gibt Familien, die deshalb darauf verzichten, und manche Jugendliche möchten nicht mit so einem Ausweis auffallen und nutzen ihn deshalb kaum. Ein Argument für den Ausweis ist, dass damit einige Nachteile der chronischen Erkrankung etwas ausgeglichen werden. Allerdings sollten Sie und Ihr Kind gemeinsam entscheiden, ob sie den Ausweis beantragen möchten oder nicht.

Tipp

Treffen Sie die Entscheidung für oder gegen einen Schwerbehindertenausweis unbedingt immer gemeinsam mit Ihrem Kind!

Kinder und Jugendliche mit Diabetes erhalten auf Antrag beim Versorgungsamt einen Schwerbehindertenausweis. Der wird ab einem Grad der Behinderung (abgekürzt GdB) von 50 ausgestellt. Das kennzeichnet die Schwere der Behinderung. Er ist entsprechend der Grunderkrankung zu bemessen. Gemäß den »Anhaltspunkten für die ärztliche Gutachtertätigkeit im sozialen Entschädigungsrecht und nach dem Schwerbehindertenrecht« wird der Behinderungsgrad bei Typ-1-Diabetes wie folgt bemessen:

- Behinderungsgrad 30 bis 40: Je nach Behandlungsaufwand und Stoffwechseleinstellung. Dieser GdB gilt bei Kindern und Jugendlichen, deren Therapie eine Hypoglykämie auslösen kann und die mindestens einmal täglich eine dokumentierte Überprüfung des Blutzuckerspiegels durchführen.
- Behinderungsgrad 50: Wird bei Kindern und Jugendlichen vergeben, die eine Insulintherapie mit täglich **mindestens vier Insulininjektionen erhalten**, wobei die Insulindosis in Abhängigkeit vom aktuellen Blutzucker, der folgenden Mahlzeit und der körperlichen Belastung selbstständig variiert werden muss. Die Blutzuckermessungen und Insulindosen müssen dokumentiert sein.

In dem Schwerbehindertenausweis werden gegebenenfalls zusätzliche Merkzeichen eingetragen. Kinder erhalten Merkzeichen, die Erwachsene bei derselben Erkrankung nicht bekommen. Durch die Erhöhung des Lebensalters können Kindern und Jugendlichen diese Merkzeichen wieder entzogen werden, obwohl der Behinderungsgrad nicht heruntergesetzt wird.

Das ist wichtig, wenn die Kinder das 16. Lebensjahr vollenden. Bis dahin wird bei Typ-1-Diabetes das Merkzeichen H für »hilflos« vergeben. Die Hilflosigkeit ergibt sich bei Kindern und Jugendlichen aus der Aufsichtsnotwendigkeit wegen Unterzuckerungsgefahr und der Einhaltung der Insulinbehandlung. Dieses Merkzeichen fällt mit dem 16. Lebensjahr weg, weil der Gesetzgeber mit diesem Alter die Selbstständigkeit voraussetzt. Der Behinderungsgrad bleibt aber weiter bestehen.

Tipp

Der Erstantrag für den Schwerbehindertenausweis ist nicht an eine Frist gebunden. Sie können also auch erst nach Entlassung aus dem Krankenhaus und nach reiflicher Überlegung entscheiden, ob Sie ihn beantragen möchten.

Schwerbehindertenausweis

Kinder und Jugendliche mit Diabetes sind zwar in ihrer Leistungsfähigkeit nicht eingeschränkt, aber Behinderung bedeutet auch »Beeinträchtigung in der (altersmäßigen) Teilhabe am Leben in der Gesellschaft«. Familien, in denen Kinder/Jugendliche an Diabetes erkrankt sind, wissen nur allzu gut um die Einschränkungen und Belastungen im Alltag durch die Diabetestherapie. Die Möglichkeiten, die der Schwerbehindertenausweis bietet, sollen hier einen Ausgleich für diese Nachteile darstellen. Die möglichen Vorteile durch den Schwerbehindertenausweis mit Diabetes betreffen die Bereiche: Steuer, Mobilität, Berufswahl und Arbeitsplatzsicherung. Ob ein Ausweis für ein an Diabetes erkranktes Kind ratsam ist oder nicht, muss jede Familie individuell für sich entscheiden. Vor- und Nachteile sollten gegeneinander abgewogen werden. So wird zum Beispiel der Steuerfreibetrag nicht vom Finanzamt ausbezahlt, sondern das zu versteuernde Einkommen gemindert. Hat man kein oder nur wenig Einkommen, bringt der Steuerfreibetrag nicht viel. Je jünger das Kind beim Antrag auf Schwerbehinderung ist, desto länger kann es davon profitieren, je älter die Kinder sind, desto mehr ist zu überlegen, ob der Schwerbehindertenausweis, nachdem ab dem 16. Lebensjahr das Merkzeichen H entfällt, überhaupt noch genügend Vorteile bringt. Es gibt Familien, die die Vorteile des Schwerbehindertenrechtes nutzen, aber auch Familien, die Angst haben, Sie könnten ihr Kind damit belasten. Was Ihnen der Schwerbehindertenausweis bietet, lesen Sie im Folgenden.

Steuerfreibetrag

Unabhängig vom GdB können die Eltern einen steuerfreien Pauschalbetrag von jährlich 3 700,– € geltend machen, anstelle des Pauschalbetrages können die tatsächlichen Aufwendungen infolge der Behandlung als außergewöhnliche Belastung geltend gemacht werden, wenn dies steuerlich günstiger ist (bei höheren Aufwendungen). Die Aufwendungen müssen dann im Einzelnen durch Belege nachgewiesen werden. Der Pauschalbetrag wird immer für ein ganzes Kalenderjahr gewährt, er muss jährlich neu beim Finanzamt beantragt werden.

Erforderliche Unterlagen dazu sind der Schwerbehindertenausweis bzw. die Feststellungsurkunde, also die Diagnose.

Pflegepauschale

Sie können einen Pauschalbetrag von 924,– € für Pflegepersonen geltend machen. Voraussetzung ist, dass die Pflegeperson keine Einnahmen durch die Pflege erhält. Der Pflegepauschalbetrag ist ein Jahresbetrag. Haben die Voraussetzungen nicht während des ganzen Jahres vorgelegen, erfolgt keine Kürzung. Die Zuständigkeit liegt beim Finanzamt. Erforderliche Unterlagen sind der Schwerbehindertenausweis bzw. der Feststellungsbescheid.

Haushaltshilfe

Ebenso kann man Aufwendungen für eine Haushaltshilfe von jährlich 924,– € absetzen. Für jeden vollen Kalendermonat, in dem die Voraussetzungen nicht vorgelegen haben, ermäßigt sich der Höchstbetrag von 924,– € im Jahr um je $1/_{12}$.

Die Zuständigkeit liegt beim Finanzamt. Erforderliche Unterlagen sind der Schwerbehindertenausweis bzw. der Feststellungsbescheid sowie ein Nachweis über die geleisteten Arbeiten der Haushaltshilfe (Quittungen).

Kraftfahrzeugsteuerbefreiung von 100 Prozent

Das Fahrzeug, für das der behinderte Mensch eine Steuerbefreiung beantragt, muss auf seinen Namen zugelassen sein. Dies ist auch bei Minderjährigen möglich, aber: Das Auto muss ausschließlich für die Belange des behinderten Kindes eingesetzt werden.

Achtung! Keine Nutzung durch ein Elternteil für die Fahrten zwischen Wohnung und Arbeitsstätte. Auch wenn Güter oder entgeltlich Menschen befördert werden, erlischt die Steuerbefreiung. Die Zuständigkeit liegt beim Finanzamt. Die erforderlichen Unterlagen sind Schwerbehindertenausweis bzw. Feststellungsbescheid. Mit der 100-prozentigen Kfz-Steuerbefreiung ist evtl. auch ein Nachlass bei der Kfz-Versicherung verbunden. Sie können bei Ihrer Kfz-Versicherung nachfragen, ob sie einen Rabatt gewährt. Beim Neuwagenkauf gibt es bei einigen Automobilherstellern/Autohändlern einen Rabatt.

Freifahrt
Auf Anforderung übersendet das Versorgungsamt ein Beiblatt mit Wertmarke zur unentgeltlichen Beförderung. Gleichzeitig kann zur Freifahrt auch die Kfz-Steuerbefreiung beantragt werden.

In Baden-Württemberg können Eltern eines behinderten Kindes, für das sie Kindergeld erhalten (unabhängig von der anerkannten Hilflosigkeit), den Landesfamilienpass beantragen. Mit diesem können Familien staatliche Schlösser, Gärten und Museen kostenlos bzw. mit einem ermäßigten Eintrittspreis besuchen.

Die Zuständigkeit liegt bei der Gemeinde des Wohnorts. Erforderliche Unterlagen: Schwerbehindertenausweis bzw. Feststellungsbescheid.

Versicherungen

In Versicherungsverträgen wird nach dem Gesundheitszustand bzw. nach Krankheiten oder Behinderungen gefragt, die Fragen müssen vollständig und wahrheitsgemäß beantwortet werden, sonst ist die Versicherung im Fall der Fälle nicht zahlungspflichtig.

Vor Versicherungsabschlüssen empfiehlt es sich, Angebote zu vergleichen oder sogar einen Versicherungsmakler zu beauftragen.

Private Krankenversicherung. Viele private Krankenversicherungen verlangen Risikozuschläge.

Gesetzliche Krankenversicherung. Keine gesetzliche Krankenversicherung darf Diabetiker ablehnen.

Zuzahlungen zur gesetzlichen Krankenversicherung

Chronisch Kranke müssen im Gesundheitssystem weniger zuzahlen als andere Patienten. Man kann bei der Krankenkasse beantragen, dass die Zuzahlungen auf höchstens ein Prozent des jährlichen Bruttoeinkommens begrenzt werden. Die Zuzahlungen werden als »Familienzuzahlungen« betrachtet, d.h. es werden die Zuzahlungen des Versicherten mit den Zuzahlungen seiner Familienmitglieder, die im gemeinsamen Haushalt leben, zusammengerechnet. Überschreiten die Zuzahlungen ein Prozent des jährlichen Bruttoeinkommens einer Familie, kann man sich von Zuzahlungen befreien lassen. Die Zuzahlungsbefreiung gilt dann für die gesamte Familie. Die Zuständigkeit liegt bei Ihrer Krankenkasse.

Erforderliche Unterlagen: Ärztliche Bescheinigung (Formular auf Zuzahlungsbefreiung der Krankenkasse), Zuzahlungsquittungen.

Dieser Überblick ist eine erste Information über soziale Hilfen. Zögern Sie nicht, sich an Ihr Diabetes-Team zu wenden, um mehr Details zu erfahren. Bestimmt gibt es dort auch einen Sozialdienst, der Sie bei individuellen Fragen berät.

Service

Blutzuckerwerte in mg/dl und mmol/l in Beziehung zu beiden HbA1c-Maßeinheiten und HbA1c.

mittlerer BZ in mg/dl	HbA1c-Wert in mmol/ mol Hb	HbA1c-Wert in %	mittlerer BZ in mmol/l
122,0	42	6,0	6,4
127,7	44	6,2	6,8
133,5	45	6,3	7,0
139,3	48	6,5	7,3
145,1	50	6,7	7,7
150,9	51	6,8	7,9
156,7	53	7,0	8,2
162,5	54	7,1	8,4
168,3	56	7,3	8,8
174,1	58	7,5	9,1
179,8	60	7,6	9,3
185,6	62	7,8	9,7
191,4	64	8,0	10,0
197,2	65	8,1	10,2
203,0	67	8,3	10,5
208,8	68	8,4	10,7
214,6	70	8,6	11,1
220,4	73	8,8	11,4
226,2	74	8,9	11,6
232,0	76	9,1	12,0
237,7	78	9,3	12,3
243,5	79	9,4	12,5
249,3	81	9,6	12,9
255,1	83	9,7	13,0
260,9	85	9,9	13,4
266,7	87	10,1	13,8

mittlerer BZ in mg/dl	HbA1c-Wert in mmol/ mol Hb	HbA1c-Wert in %	mittlerer BZ in mmol/l
272,5	88	10,2	13,9
278,3	90	10,4	14,3
284,1	92	10,6	14,7
289,9	93	10,7	14,8
295,7	96	10,9	15,2
301,4	97	11,0	15,4
307,2	99	11,2	15,8
313,0	101	11,4	16,1
318,8	102	11,5	16,3
324,6	104	11,7	16,7
330,4	105	11,8	16,8
336,2	108	12,0	17,1
342,0	110	12,2	17,5
347,8	111	12,3	17,7
353,6	113	12,5	18,1
359,4	115	12,7	18,4
365,1	116	12,8	18,6
370,9	119	13,0	19,0
376,7	120	13,1	19,1
382,5	122	13,3	19,5
388,3	124	13,5	19,9
394,1	125	13,6	20,0
405,7	127	13,8	20,4
408,2	130	14,0	20,8

Glossar

Acetonurie. Ausscheidung von Aceton und anderen Ketonkörpern. Deshalb wird auch von »Ketonurie« gesprochen (s. Ketonurie). Nachweisbar bei Infekten oder bei nicht ausreichend behandeltem Diabetes (schlechter Stoffwechseleinstellung), bei stoffwechselgesunden Kindern bei unstillbarem Erbrechen oder beim Fasten.

Acidose. Übersäuerung des Körpers durch Überschuss saurer Stoffwechselprodukte wie z. B. Ketonkörper. Dann auch »Ketoazidose« genannt.

ADHS. Aufmerksamkeits-Defizit-Hyperaktivitäts-Syndrom ist eine weit verbreitete Störung im Kindes- und Jugendalter, die Konzentrationsstörungen und Verhaltensprobleme betrifft.

Adrenalin. Stresshormon, gebildet im Nebennierenmark, hebt den Blutzuckerspiegel an, wird auch beim Gesunden bei Krankheit oder Stress vermehrt ausgeschüttet.

Albuminurie (Mikroalbuminurie). Ausscheidung von Albumin, einem Eiweiß im Urin. Kann auf eine Nierenbeteiligung durch den Diabetes hindeuten und ist deshalb ein hervorragender Indikator beim Test auf eine mögliche Mikroangiopathie an den Nieren.

Aminosäuren. Bausteine des Eiweißes.

Auto-Antikörper. Antikörper, die gegen den eigenen Organismus gerichtet sind.

Autoimmunthyreoditis. Häufigste Begleiterkrankung bei Kindern und Jugendlichen mit Typ-1-Diabetes. Auftreten von Auto-Antikörpern gegen Schilddrüsengewebe.

Basis-Bolus-Konzept. Andere Bezeichnung für die intensivierte konventionelle Insulintherapie ICT. Kombination aus Basalinsulin mit schnell wirksamem Insulinanalogon nach KHE/BE-Faktoren zu den Mahlzeiten.

Basalrate. Menge an Insulin, die für den Grundbedarf des Körpers ohne Nahrungszufuhr gebraucht wird. Sie macht je nach Alter des Kindes oder Jugendlichen 25 bis 45 Prozent der gesamten Insulin-Tagesmenge aus.

Bauchspeicheldrüse (Pankreas). Drüsiges Organ mit etwa 75 bis 150 g Gewicht, dient zu 98 Prozent der Verdauung, in den restlichen Zellen werden lebensnotwendige Hormone wie Insulin und Glucagon gebildet.

Beta-Zelle. Bestimmte Zellen der Langerhans'schen Inselzellen in der Bauchspeicheldrüse, die das lebensnotwendige Hormon Insulin produzieren.

Blutzucker (BZ). Gehalt des Zuckers (= Glukose) im Blut. Kapillär messbar, d. h. durch einen Stich z.B.in die Fingerbeere, oder venös, d. h. durch Entnahme von Blut aus der Vene.

Bolus. Insulingabe zum Essen oder zur Korrektur höherer Blutzuckerwerte.

Broteinheit (BE). Herkömmlicher Begriff für eine Berechnungseinheit oder Schätzgröße der Nahrung, bezieht sich auf die in einem Nahrungsmittel enthaltenen Kohlenhydrate. 1 BE entspricht 12 Gramm Kohlenhydraten.

Cortisol. Hormon, wird v. a. bei Stress ausgeschüttet und dient der Energiebereitstellung für den Körper in Belastungssituationen.

C-Peptid. Connecting peptid. Als Peptid wird eine Aneinanderreihung bestimmter Aminosäuren bezeichnet. Das C-Peptid verbindet die A-und B-Kette des Insulins, es dient als Maß für die Restaktivität des Pankreas.

CGM. Kontinuierliche Glukosemessung, engl. »continuous glucose monitoring«.

Closed-Loop. Synonym für »geschlossener Kreislauf« oder »künstlicher Pankreas«, bestehend aus Insulinpumpe, CGM und computergesteuertem System, welches unabhängig vom Patienten die Insulindosierung regelt.

CSII. Continuous subcutaneous insulin infusion (engl. Wort für »Insulinpumpentherapie«).

Dawn oder »Morgengrauen-Phänomen«. Anstieg der Blutzuckerwerte in den frühen Morgenstunden durch die Ausschüttung kontrainsulinärer Hormone, vor allem des Wachstumshormons. Dieses Phänomen tritt vor allem in der Pubertät, also in der Zeit des größten Längenwachstums und der stärksten hormonellen Veränderungen, auf.

Diabetisches Koma. Lebensbedrohlicher Zustand infolge massiver Blutzuckererhöhung mit schwerster Ketoazidose.

Diabetes mellitus. Zuckerkrankheit. Das Wort »Diabetes« stammt aus dem Griechischen und bedeutet »Hindurchfließen«, das Wort »mellitus« ist lateinisch und bedeutet »honigsüß«. Chronische, unheilbare Stoffwechselstörung (Autoimmunerkrankung) durch Insulinmangel. Im englischen Sprachraum: insulin dependent diabetes mellitus = IDDM.

Diabetologie. Medizinische Fachrichtung, die sich mit der Behandlung und Erforschung der Zuckerkrankheit (Diabetes mellitus) beschäftigt.

Diagnose. Erkennen und Benennen einer Krankheit.

Dialyse. Nierenersatztherapie im Endstadium des Nierenversagens (Nephropathie).

Dosis. Menge eines Medikamentes, verabreicht als Tabletten oder in einer Spritze.

DPV. Diabetes-Patienten-Verwaltungssystem: spezialisiertes, computergesteuertes Dokumentationssystem für Kinder, Jugendliche und junge Erwachsene mit Diabetes, welches in der Pädiatrie (Kinderheilkunde) in Deutschland und Österreich nahezu flächendeckend eingesetzt wird.

Eiweiß. Aufbaustoffe aller Körpergewebe, setzen sich aus Aminosäuren, den Eiweißbausteinen, zusammen.

Eiweiß = Protein ist ein lebensnotwendiger Grundnährstoff, kommt vor in Fleisch, Fisch, Milch, Ei, Getreide und anderen pflanzlichen Stoffen. 1 g Eiweiß liefert 4,1 kcal an Energie.

Enuresis noctura. Einnässen, meist nachts (nocturna = lat. nächtlich). Kommt mitunter in der Zeit unmittelbar vor der Diagnosestellung vor, wenn nachts solch große Urinmengen anfallen, dass das Kind sie nicht mehr halten kann.

FPE-Einheit. Fett-Eiweiß-(Protein)-Einheit: 1 FPE = 100 kcal, d.h., eine Fett-Protein-Einheit entspricht der Menge an Fett und Eiweiß, die 100 kcal liefert.

Fruktose. Fruchtzucker. Wird als Zuckeraustauschstoff verwendet, weil er weitgehend insulinunabhängig in der Leber verwertet wird.

Gentechnik. Modernes Verfahren zur Herstellung von Insulin und Insulinanaloga.

Glucagon. In den Alpha-Zellen des Pankreas gebildetes Hormon, sozusagen der »Gegenspieler« des Insulins. Es setzt aus der Leber den dort gespeicherten Zucker frei. Wird deshalb bei einer schweren Unterzuckerung als Notfall-Spritze eingesetzt. Kann subkutan, intramuskulär und intravenös verabreicht werden.

Glukose. Traubenzucker.

Glukosevariabilität. Unterschiede zwischen den Blutzuckerwerten.

Von einer hohen oder starken Glukosevariabilität spricht man, wenn die Blutzuckerwerte stark schwanken. Um eine gute Stoffwechseleinstellung zu erzielen, sollten die Schwankungen der Blutzuckerwerte möglichst gering sein. Neben dem HbA1c gilt eine geringe Glukosevariabilität als weiterer wichtiger Faktor für die Langzeitprognose.

Glukosurie. Zuckerausscheidung im Harn. Gesunde scheiden keinen Zucker aus.

Glykogen. Speicherform des Zuckers in Leber und Muskulatur.

Glykämischer Index. Hilfe zur Abschätzung der Wirkung von Nahrungsmitteln auf den Blutzuckerspiegel.

Hämoglobin. Roter Blutfarbstoff in den roten Blutkörperchen. Abkürzung: Hb.

HbA1c. Abkürzung für Hämoglobin A1c. »Verzuckerter« Anteil des roten Blutfarbstoffes. Zeigt die durchschnittliche Blutzuckerhöhe der letzten zwei Monate an und stellt somit einen hervorragenden Langzeitwert für die Stoffwechseleinstellung dar. Manche sprechen auch vom individuellen Blutzuckergedächtnis.

Hormone. Körpereigene Botenstoffe. Werden von bestimmten Drüsen produziert und direkt ins Blut abgegeben. Sie steuern unseren Körper.

Humaninsulin. Insulin, das in seiner Zusammensetzung dem menschlichen Insulin entspricht. Die Herstellung von Humaninsulin erfolgt heute ausschließlich biosynthetisch durch Gentechnik.

Hyperglykämie. Überzuckerung, erhöhter Zuckergehalt im Blut.

Hypoglykämie. Unterzuckerung, stark herabgesetzter Zuckergehalt des Blutes.

Infektion. Entzündung im Körper.

Insulin. In den Beta-Zellen der Bauchspeicheldrüse gebildetes lebensnotwendiges Hormon, senkt den Blutzucker. Besteht aus 51 Aminosäuren.

Insulinanaloga. Gentechnisch veränderte Insuline, die so in der Natur nicht vorkommen. Durch Veränderung in der Abfolge der einzelnen Aminosäuren lässt sich die Wirkweise gegenüber dem natürlichen Insulin verändern.

Insulinantikörper. Gegen Insulin gerichtete, vom Körper produzierte Antikörper.

ICT. Intensivierte konventionelle Insulintherapie oder Mehrfachspritzentherapie.

IE. Internationale Einheit. Dies ist die auf der ganzen Welt gültige Einheit für Insulin.

Intramuskulär. In den Muskel hinein; fehlerhafte Injektion des Insulins kann z.B. am Oberarm passieren, deshalb sollte nicht routinemäßig dort gespritzt werden.

Intravenös. In die Vene (Blutgefäß) hinein; schnellster Weg, den Blutzucker bei einer schweren Unterzuckerung anzuheben. In die Vene hinein über einen Perfusor wird auch das Insulin bei einer schweren Stoffwechselentgleisung (diabetische Ketoazidose) gegeben.

Kapillär. Kleinste Blutgefäße betreffend. Blutentnahme am Finger, Ohrläppchen oder Handballen im Gegensatz zur »richtigen« venösen Blutentnahme.

Kardiovaskulär. Das Herz und das Gefäßsystem betreffend.

Ketone, Ketonkörper. Abbaustoffe des Fettstoffwechsels. Da sie chemisch organische Säuren sind, kommt es bei massivem Anfall dieser Stoffe nicht nur zur Ketonurie, sondern schließlich auch zur Ketoazidose.

Ketonurie. Ausscheidung von Ketonkörpern im Urin.

Ketoazidose. Übersäuerung des Körpers durch Ketonkörper im Rahmen einer schweren Stoffwechselentgleisung. Sofortige Hilfe ist erforderlich.

Körpergewicht (KG). In der Regel wird der Tagesinsulinbedarf eines Kindes in IE = Insulineinheiten pro Kilogramm (kg) Körpergewicht (KG) pro Tag angegeben = IE/kg KG/Tag.

Kohlenhydrate (KH). Ein Hauptbestandteil unserer Nahrung: wichtiger Grundnährstoff und Kalorienlieferant, 1 g KH liefert die Energie von 4,1 Kilokalorien.

Kohlenhydrateinheit-Faktor (KHE-Faktor). Berechnungseinheit der Kohlenhydrate zur besseren Abstimmung mit der Insulindosis. 1 KHE = 10 g Kohlenhydrate.

Kontrainsulinär. Dem Insulin entgegenwirkend.

Langerhans-Inseln. Hormonproduzierende Zellinseln im Pankreas. Benannt nach einem Göttinger Studenten, der sie im letzten Jahrhundert zum ersten Mal beschrieb. Sie enthalten u. a. Alpha-Zellen, die Glucagon produzieren, und Beta-Zellen, in denen die Produktion des Insulins stattfindet.

Lanzette. Stechhilfe. Notwendig zum »Piksen« beim Messen des Blutzuckers.

Makroangiopathie. Veränderungen der großen Blutgefäße.

Manifestation. Auftreten (in diesem Fall der Diabetes-Erkrankung).

Mikroalbuminurie. Ausscheidung kleinster Eiweißmengen im Urin. Hinweis auf beginnende Nierenschädigung. Bestätigung des Befundes durch wiederholte Tests erforderlich.

Mikroangiopathie. Veränderungen der kleinsten Gefäße (=

Kapillaren). Die Netzhaut und die Nierenkörperchen sind besonders davon betroffen. Deshalb sind regelmäßige Untersuchungen des Augenhintergrundes und der Mikroalbuminurie erforderlich.

MODY-Diabetes. »Maturity onset of diabetes in the young«, engl. Abkürzung für angeborene, genetisch bedingte Störungen der Funktion der Beta-Zellen in der Bauchspeicheldrüse.

Nierenschwelle. Maximale Blutzuckerkonzentration, bei der die Niere den im Blut fließenden Zucker noch zurückhalten kann. Ab diesem Wert, der bei etwa 160 bis 180 mg% Blutzucker liegt, wird Zucker mit dem Urin ausgeschieden.

Nykturie. Nächtlicher Harndrang, kommt bei hohen Blutzuckerwerten (Hyperglykämie) vor.

Pankreas. Bauchspeicheldrüse.

Pathophysiologisch. Die Lehre von den krankhaft veränderten Körperfunktionen und ihrer Entstehung und Entwicklung.

Perfusor. Gerät zur Verabreichung größerer Mengen an Medikamenten, zum Beispiel Insulin in 50-ml-Spritzen.

Phobie. Angstreaktion, die durch bestimmte Situationen (zum Beispiel Fahrstuhl, Brücke) oder durch bestimmte Ereignisse (Prüfung, Zahnarzt) hervorgerufen wird. Schon der Gedanke daran löst starke Ängste aus, die in keinem Verhältnis zu den wirklichen Gefahren stehen. Eine Phobie kann das Leben der Betroffenen deutlich einschränken. Die Behandlung erfolgt meist durch eine Verhaltenstherapie.

Polydipsie. Vermehrtes Trinken.

Polyurie. Vermehrtes Wasserlassen.

Proteinurie. Eiweißausscheidung im Harn.

Remissionsphase (»honeymoon period«). Zeitraum unmittelbar nach dem Auftreten der Diabetes-Erkrankung, in der die Insulindosis deutlich reduziert werden kann.

Resorption. Aufnahme.

Retina. Netzhaut des Auges.

Somogyi-Effekt. Anstieg der Blutzuckerwerte durch überschießende Gegenregulation nach stattgefundener Hypoglykämie, benannt nach dem Arzt Somogyi, der diese Beobachtung als Erster gemacht hat.

Subkutan. Im Unterhautfettgewebe liegend, typischer Ort der Insulingabe.

Süßstoff. Chemische Stoffe mit hoher Süßkraft wie Saccharin, Cyclamat, Aspartam. Enthalten keine Kohlenhydrate, sind deshalb nicht anrechnungspflichtig.

Transplantation. Übertragung von Zellen, Gewebe oder Organen von einem Spender auf einen Empfänger.

Verzögerungsinsulin. Insulin mit verzögertem Wirkeintritt. Wird auch als NPH-Insulin bezeichnet.

Wachstumshormon. Steuert und stimuliert das Wachstum und erhöht den Blutzucker.

Zelle. Kleinste lebende Einheit jedes Organismus.

Zöliakie. Erkrankung des Dünndarms mit einer Überempfindlichkeit gegenüber Gluten (Gliadin). Gluten, oder auch Klebereiweiß genannt, ist in allen Getreidearten enthalten.

Zuckeraustauschstoffe. Zuckeraustauschstoffe sind süß schmeckende Kohlenhydrate, die insulinunabhängig verstoffwechselt werden, aber den Blutzuckerverlauf beeinflussen. Verwendet werden sie zur Geschmacksgebung in Kaugummis, Bonbons und zuckerreduzierten Lebensmitteln.

Links

www.artificialpancreasproject.com

Offizielle Webseite der Forschungsgruppe »Juvenile Diabetes Research Foundation«, die sich das Ziel gesetzt hat, Forschungen im Diabetes-Bereich zu unterstützen. Ein Hauptanliegen ist die Weiterentwicklung des Closed-Loops, des »künstlichen Pankreas«.

www.bund-diabetischer-kinder.de

BdKJ e.V. (Bund diabetischer Kinder und Jugendlicher e.V.). Schulung der an Diabetes mellitus erkrankten Kinder und Jugendlichen und Aufklärung und Information über den Diabetes.

www.childrenwithdiabetes.com

Internationale Internetseite zur Information und zum Erfahrungsaustausch für Kinder und Jugendliche.

www.das-zuckerkranke-kind.de

Gemeinnützige Stiftung, fördert und ermöglicht wissenschaftliche Projekte zur Vorbeugung und Heilung von Diabetes bei Kindern.

www.diabetes-deutschland.de

Ausführliche Informationen zu allen Gebieten des Diabetes mit Experten, Stellungnahmen und Links.

www.diabetes-eltern-journal.de

Alles Wissenswerte für Kinder mit Diabetes mellitus und ihre Eltern, herausgegeben von Prof. T. Danne und Frau Prof. K. Lange. Seit neuestem offizielles Organ der Arbeitsgemeinschaft für Pädiatrische Diabetologie (AGPD).

www.diabetes-kids.de

Private und größte virtuelle deutschsprachige Selbsthilfegruppe für Kinder und Jugendliche mit Diabetes mellitus und deren Eltern.

www.diabetes-kinder.de

Offizielle Internetseite der Arbeitsgemeinschaft für Pädiatrische Diabetologie (AGPD). Sie hat sich zur Aufgabe gemacht, die Verbesserung der Versorgung von Kindern und Jugendlichen mit Diabetes voranzutreiben. Sie vermittelt Wissen über den Diabetes mellitus und seine Behandlung sowie über alle damit zusammenhängenden medizinischen, pädagogischen, sozialen und psychologischen Probleme. Wissenschaftliche Tätigkeiten auf diesem Gebiet werden von der Arbeitsgemeinschaft unterstützt. Die AGPD ist verankert in der Deutschen Diabetes Gesellschaft (DDG) sowie in der Deutschen Gesellschaft für Kinderheilkunde und Jugendmedizin (DGKJ).

www.diabetes-sport.de

Webseite der Arbeitsgemeinschaft Diabetes & Sport der Deutschen Diabetes Gesellschaft (DDG). Eines der Ziele dieser Arbeitsgemeinschaft ist es, für Typ-1-Diabetiker eine Anleitung und praktische Erfahrungen für den Umgang mit Insulin bei körperlicher Aktivität zu vermitteln.

www.diabetes-teens.net

Information und Erfahrungsaustausch vor allem für Jugendliche mit Diabetes.

www.diabetologieportal.de (ehemals www.diabetes-world.net)

Informationsseite von Sanofi-Aventis Deutschland GmbH rund um das Thema Diabetes.

www.diabetesde.org

DiabetesDE ist eine gemeinsame Dach-Organisation von Ärzten, Wissenschaftlern, Beratern und Patienten. Ziel von DiabetesDE ist es, die zahlreichen Aktivitäten zu bündeln und gemeinsam wirkungsvoller einzusetzen.

www.diabetikerbund.de

Deutscher Diabetiker Bund e.V. ist die größte Selbsthilfeorganisation für Menschen mit Diabetes in Deutschland. In jedem Bundesland vertreten mit Jugendreferenten für Fragen rund um den Diabetes bei Kindern und Jugendlichen.

www.d-p-v.eu

Datenbank, in die fast alle deutschen und österreichischen Diabetes-Zentren für Kinder und Jugendliche ihre anonymisierten Behandlungsdaten eingeben.

www.dzg-online.de

Internetseite der Deutschen Zöliakie Gesellschaft (DZG). Bietet viele Hilfen und praktische Tipps für die Durchführung der glutenfreien Diät« bei zusätzlicher Zöliakie-Erkrankung an.

www.familienratgeber.de

Familienratgeber für Menschen mit Behinderungen und ihre Familien.

www.idf.org

Internationale Diabetes Gesellschaft (International Diabetes Federation).

www.ispad.org

Internetseite der Internationalen Gesellschaft für Diabetes bei Kindern und Jugendlichen (International Society for Pediatric and Adolescent Diabetes).

www.runsweet.com

Internationale Informationen über Sport und Diabetes, insbesondere auch gute Informationen für Leistungssportler.

www.stiftung-dianino.de

Hilft betroffenen Kindern und Jugendlichen und ihren Eltern mit einer Hotline und bundesweiten Einsätzen von Diabetes-Nannies in schwierigen Lebenssituationen.

www.sweet-project.eu

Genaue Angaben über die Behandlung von Kindern und Jugendlichen mit Diabetes in Europa.

Literatur

Allgemein

Arbeitsgemeinschaft für Pädiatrische Diabetologie (AGPD) und Deutsche Diabetes-Gesellschaft (DDG). **Leitlinien zu Diagnostik, Therapie und Verlaufskontrolle des Diabetes mellitus im Kindes- und Jugendalter;** 2009

IDF/ISPAD. **Global Guideline for Diabetes in Childhood and Adolescence;** 2014

Robert Koch-Institut. **KiGGS-Studie:** Langzeitstudie zur Gesundheit von Kindern und Jugendlichen in Deutschland

diabetesDE. **Deutscher Gesundheitsbericht Diabetes 2014.** Mainz: Verlag Kirchheim + Co GmbH; 2014

Hürter, Kordonouri, Lange, Danne, Hrsg. **Kompendium pädiatrische Diabetologie.** Heidelberg: Springer-Verlag GmbH; 2007

Betschart-Roemer, J. **Diabetes? Packen wir's an.** 5. Aufl. Stuttgart: Hirzel Verlag, 2009

Neu A, Dietz U, Ehehalt S. **Steigende Diabetesinzidenz: Ein Ende in Sicht?** Aktuelle Zahlen aus dem Baden-Württemberger Inzidenzregister (DIARY). Monatsschr Kinderheilk 2013

Ehehalt S, Dietz K, Willasch AM, Neu A. **Baden-Württemberg Diabetes Incidence Registry (DIARY) Group.** Epidemiological perspectives on type 1 diabetes in childhood and adolescence in Germany: 20 years of the Baden-Württemberg Diabetes Incidence Registry (DIARY). Diabetes Care 2010; Feb;33(2):338-40 (Fallzahl nach Altersgruppe)

Ehehalt S, Dietz K, Willasch AM, Neu A. **For the DIARY-Group Baden-Württemberg.** Prediction model for the incidence and prevalence of type 1 diabetes in childhood and adolescence: evidence for a cohort-dependent increase within the next two decades in Germany. Pediatr Diabetes 2011 (Inzidenzrate nach Jahren)

Diabetes und Ernährung

Alexy U, Clausen K, Kersting M. **Die Ernährungspyramide des FKE für Kinder.** Ernährungs Umschau 2008; 55(3): 168–177

Alexy U, Claussen K, Kersting M. **Die optimierte Mischkost;** Kinderernährung aktuell. Umschau 2009; 29–39

Nestle (Hrsg.). **Kalorien mundgerecht.** 14. Aufl. Neustadt: Umschau Buchverlag; 2010

Kasper H, Burghardt W. **Ernährungsmedizin und Diätetik.** 11. Aufl. München: Urban & Fischer; 2008

Kersting M. **Kinderernährung aktuell.** Ernährungsumschau 2009

Reinehr T, Kersting M, van Teeffelen-Heithoff A, Widhalm K. **Pädiatrische Ernährungsmedizin.** Stuttgart: Schattauer; 2012

Unilever Deutschland. **Nutrition Letter.** Ausgabe 15, Herbst 2011

Register

**Bibliografische Information
der Deutschen Nationalbibliothek**
Die Deutsche Nationalbibliothek verzeichnet diese Publikation in der Deutschen Nationalbibliografie; detaillierte bibliografische Daten sind im Internet über http://dnb.d-nb.de abrufbar.

Programmplanung: Simone Claß

Redaktion: Monika Naumann
Bildredaktion: Christoph Frick

Umschlaggestaltung und Layout:
CYCLUS Visuelle Kommunikation, Stuttgart

Bildnachweis:
Umschlagfoto vorn: Corbis (S. 3 Coverwiederholung)
Fotos im Innenteil: F1 online/Photo Alto
Die abgebildeten Personen haben in keiner Weise etwas mit der Krankheit zu tun.

Zeichnungen: Jelka Lerche, Lüneburg

1. Auflage

Wichtiger Hinweis: Wie jede Wissenschaft ist die Medizin ständigen Entwicklungen unterworfen. Forschung und klinische Erfahrung erweitern unsere Erkenntnisse. Ganz besonders gilt das für die Behandlung und die medikamentöse Therapie. Bei allen in diesem Werk erwähnten Dosierungen oder Applikationen, bei Rezepten und Übungsanleitungen, bei Empfehlungen und Tipps dürfen Sie darauf vertrauen: Autoren, Herausgeber und Verlag haben große Sorgfalt darauf verwandt, dass diese Angaben dem Wissensstand bei Fertigstellung des Werkes entsprechen. Rezepte werden gekocht und ausprobiert. Übungen und Übungsreihen haben sich in der Praxis erfolgreich bewährt. Eine Garantie kann jedoch nicht übernommen werden. Eine Haftung des Autors, des Verlags oder seiner Beauftragten für Personen-, Sach- oder Vermögensschäden ist ausgeschlossen.

© 2015 TRIAS Verlag in MVS
Medizinverlage Stuttgart GmbH & Co. KG
Oswald-Hesse-Straße 50, 70469 Stuttgart

Printed in Germany

Repro und Satz: Fotosatz Buck, Kumhausen
gesetzt in Adobe InDesign CS5
Druck: Grafisches Centrum Cuno GmbH & Co. KG,
Calbe (Saale)

Gedruckt auf chlorfrei gebleichtem Papier

ISBN 978-3-8304-6977-3   1 2 3 4 5 6

Auch erhältlich als E-Book:
eISBN (PDF) 978-3-8304-6978-0
eISBN (ePub) 978-3-8304-6979-7

SERVICE

Liebe Leserin, lieber Leser,

hat Ihnen dieses Buch weitergeholfen? Für Anregungen, Kritik, aber auch für Lob sind wir offen. So können wir in Zukunft noch besser auf Ihre Wünsche eingehen. Schreiben Sie uns, denn Ihre Meinung zählt!

Ihr TRIAS Verlag
E-Mail Leserservice: kundenservice@trias-verlag.de
Lektorat TRIAS Verlag, Postfach 30 05 04, 70445 Stuttgart, Fax: 0711-8931-748

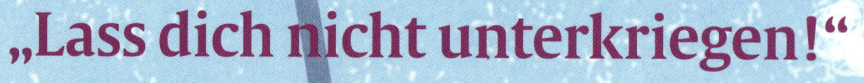
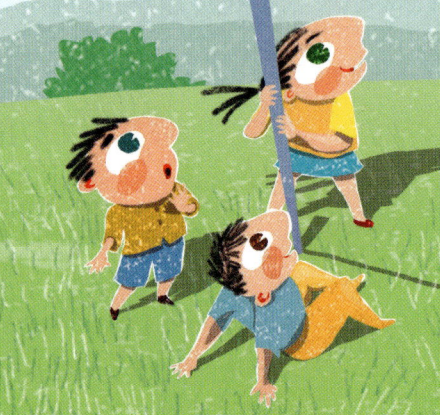
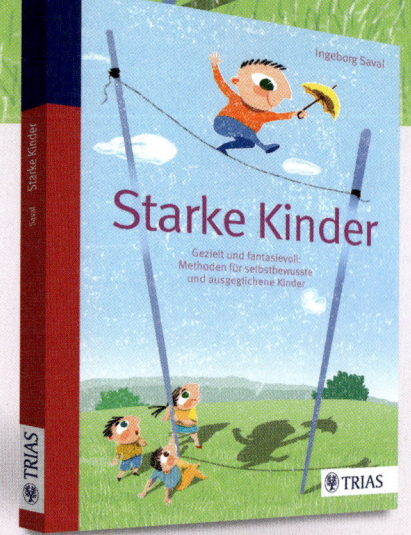
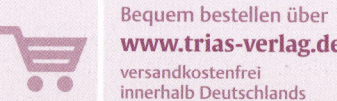
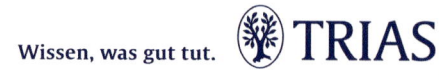

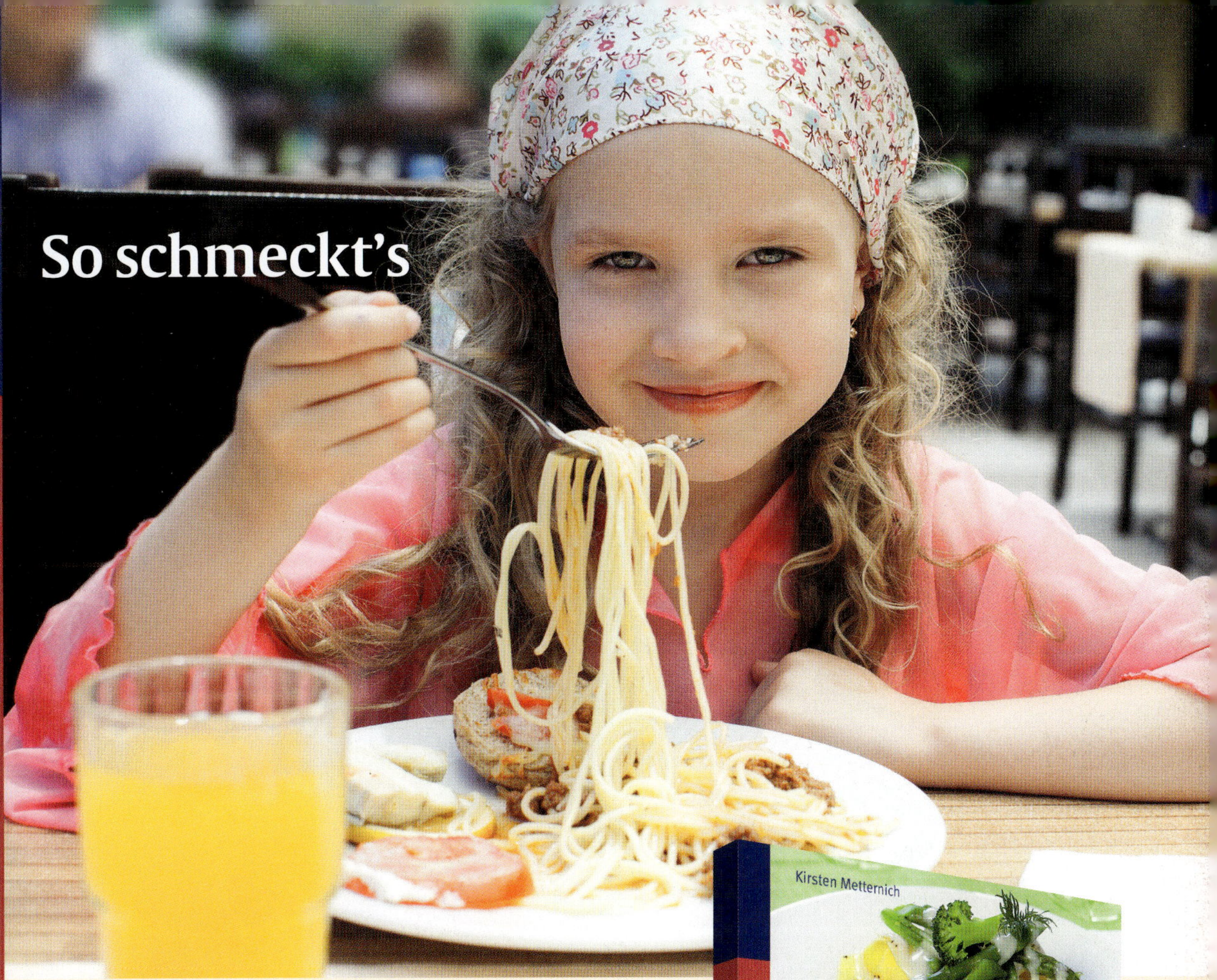

So schmeckt's

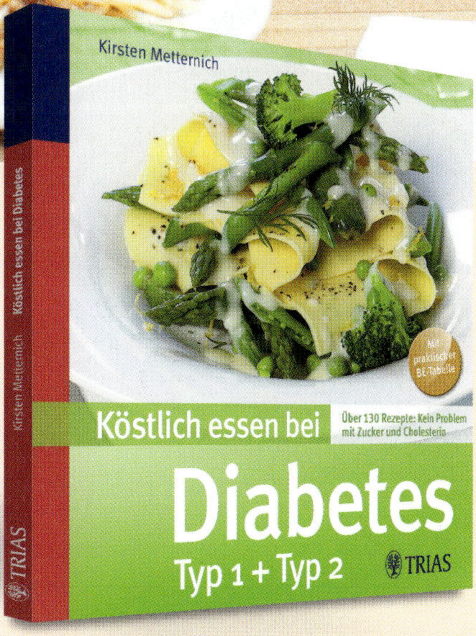

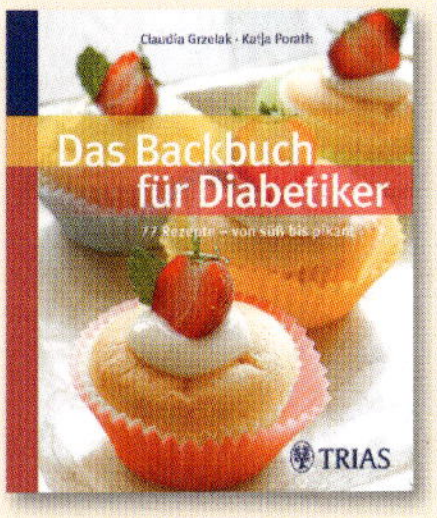

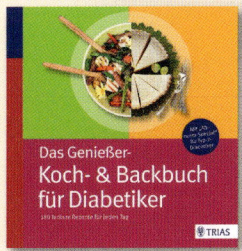

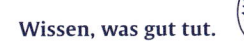
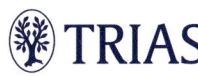